DIE
CHIRURGISCHEN ERKRANKUNGEN DER NIEREN UND HARNLEITER

EIN KURZES LEHRBUCH

VON

PROFESSOR DR. MAX ZONDEK

MIT 80 ABBILDUNGEN

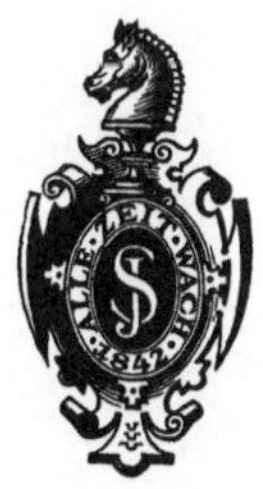

BERLIN
VERLAG VON JULIUS SPRINGER
1924

ISBN-13: 978-3-642-47328-9   e-ISBN-13: 978-3-642-47798-0
DOI: 10.1007/978-3-642-47798-0

Vorwort.

Das vorliegende Buch dient ausschließlich praktisch klinischen Zwecken. Es soll sowohl dem Chirurgen und Urologen, als auch dem praktischen Arzt und Studierenden den gegenwärtigen Stand der Nieren- und Ureterenchirurgie darlegen. Im Anschluß an eine kurze Übersicht über die wichtigsten Punkte der Anatomie dieser Organe habe ich die aus ihnen sich unmittelbar für die Chirurgie ergebenden praktischen Schlußfolgerungen angegeben. In besonderen Kapiteln werden alsdann die Untersuchungsmethoden, die allgemeine Nieren-Operationslehre und die einzelnen Gebiete der Nierenchirurgie behandelt (Lage-Anomalien und Mißbildungen, Verletzungen der Niere, Hydronephrose, Pyonephrose, Pyelitis und Pyelonephritis, Epi- und Paranephritis, Tuberkulose, Steine, Tumoren der Niere, Ureterenerkrankungen, chirurgische Behandlung der Nephritis). Hierbei dürfte hinsichtlich der Pathogenese sowie der Diagnostik und Therapie der Nierenerkrankungen manches Neue sich finden, dessen Bedeutung für die Nierenchirurgie mir eine nunmehr 25 jährige chirurgische Praxis gezeigt hat. Ich habe mich bemüht, dies alles in möglichster Kürze darzustellen.

Von Beschreibungen und Abbildungen urologischer Instrumente sowie zystoskopischer Befunde habe ich abgesehen. Man findet solche in zahlreichen deutschen und ausländischen Lehrbüchern. Dagegen glaube ich durch Aufnahme bemerkenswerter anatomischer und operativ gewonnener Präparate und seltener Röntgenbilder eine Anzahl bisher nicht bekannter Tatsachen zu bringen, deren Kenntnis für die Pathologie, Diagnose und Therapie der Nieren- und Ureterenerkrankungen von Nutzen sein dürfte.

Berlin, im August 1924.

Max Zondek.

Inhaltsverzeichnis.

Berichtigung.

Seite 14, Zeile 7 von unten, statt: Pyelitis, Calculose lies: Pyelitis calculosa.
Seite 145, Abb. 48 Unterschrift, statt: zur Abb. 55 lies: zur Abb. 47.
Seite 167, Abb. 62 Unterschrift, statt: nach Nephrotomie lies: nach Nephrectomie.
Seite 168, Zeile 7 von oben, statt: Abb. 66 lies: Abb. 65.

Erstes Kapitel

Chirurgische Anatomie der Niere.

Wer Nierenchirurgie treiben will, muß über die Lage der Niere, über ihre äußere Form und ihren inneren Bau unterrichtet sein, er muß zunächst die normalen Verhältnisse kennen. Normalerweise liegt die Niere bei allen Menschen in derselben Körpergegend, in derselben Richtung, grenzt sie mit denselben Teilen an bestimmte Nachbarorgane, nur sehr selten aber findet man zwei Personen, bei denen die Lageverhältnisse in allen Einzelheiten übereinstimmen. Den Verschiedenheiten der Lage entsprechen stets auch Verschiedenheiten der äußeren Form, und diesen wieder Verschiedenheiten des inneren Baues. Ehe man daran geht, nach krankhaften Abweichungen der Lage, der Form, des Baues usw. zu suchen, muß man die Abweichungen kennen, die innerhalb der noch als normal zu bezeichnenden Grenzen vorkommen. Je genauer der Chirurg mit allen tatsächlich vorkommenden physiologischen Verschiedenheiten vertraut ist, um so schneller und sicherer wird er den Weg zur Diagnose und zum aussichtsvollsten operativen Vorgehen finden.

I. Die Lage der Nieren.

Die Lage der Niere wird am sichersten nach benachbarten Knochenpunkten bestimmt. Lange Zeit hindurch wählte man hierfür den Rippenbogen und Darmbeinkamm. Zwischen diesen beiden sollte die Niere in der Lendengegend liegen. Genauere Anhaltspunkte aber gibt die Wirbelsäule, wie insbesondere die Untersuchungen von HELM zeigten: Die Nieren liegen im allgemeinen in der Höhe des letzten oder des letzten und vorletzten Brustwirbels und der drei oberen Lendenwirbel. Das eine Mal reicht die Niere vom oberen Rande des vorletzten Brustwirbels bis zur Mitte des zweiten Lendenwirbels, das andere Mal vom unteren Rande des letzten Brustwirbels bis zum unteren Rand des dritten Lendenwirbels. Ein drittes Mal von der Mitte des vorletzten Brustwirbels bis zum dritten Lendenwirbel usw. Bei Frauen liegt im allgemeinen, also nicht in jedem Falle, die Niere um etwa einen halben Wirbelkörper tiefer als bei Männern. Aus diesen Lagebeziehungen ergibt sich:

Ist auf einer Röntgenaufnahme die Niere selbst nicht sichtbar, dann kann man auf alle Fälle die Wirbelkörper erkennen und nach ihnen, wenigstens annähernd, die Lage der Niere bestimmen.

Ohne Röntgenbild kann die Lage der Niere auf Grund der Untersuchungen von PANSCH bestimmt werden. Danach trifft die Tangentialebene des oberen Nierenrandes die Mitte oder den unteren Rand des Process. spinos. des 11. Brustwirbels, die untere Nierengrenze liegt in der Höhe des unteren Endes des Dornfortsatzes des zweiten Lendenwirbels.

Bei Männern sowohl wie bei Frauen liegen rechte und linke Niere gewöhnlich nicht auf gleicher Höhe, vielmehr liegt zumeist die rechte etwa ein bis zwei Zentimeter tiefer als die linke.

Beim Neugeborenen liegt zumeist die linke Niere tiefer als die rechte, und höchstens liegen beide Nieren in gleicher Höhe. Da überdies die Nieren des Neugeborenen verhältnismäßig sehr lang sind, so reichen sie im allgemeinen tiefer nach unten als beim Erwachsenen.

Entsprechend ihrer Lage zur Wirbelsäule muß ein Teil der Niere in den Raum des Brustkorbes hineinragen. Man spricht daher von einem thorakalen und einem abdominalen Segment der Niere. Die Größe des thorakalen Segments ist von der Länge der zwölften Rippe abhängig. Diese ist zuweilen so kurz, daß sie kaum bis an die Niere heranreicht. In einem solchen Falle läuft sie oft nicht der elften Rippe parallel, sondern mehr horizontal.

Von der Bestimmung der elften und zwölften Rippe hängt auch die Bestimmung des Verlaufs der Pleura ab. Die Pleura nähert sich acht Zentimeter weit von dem Proc. spin. entfernt der zwölften Rippe, um alsdann aufwärts zur elften Rippe hinaufzuziehen. Dies ist auch der Fall, wenn die zwölfte Rippe sehr kurz ist und den etwa sieben Zentimeter breiten M. sacrospinalis nur so wenig überragt, daß sie bei der Betastung nicht zu fühlen ist.

Da bei der Freilegung der Niere der Operateur öfters Anlaß hat, die unterste Rippe zu resezieren, so muß er vor jeder Operation sich vergewissert haben, ob die anscheinend unterste Rippe wirklich die unterste oder nicht vielmehr die elfte Rippe ist. Bei Resektionen der zwölften Rippe ist die Gefahr einer Verletzung der Pleura nur gering. Bei Resektion der elften ist sie groß.

Geht man von vorn her an die Niere heran, so scheint sie gewöhnlich fast ganz im Thoraxraum zu liegen. Erst im Verlauf einer tiefen Einatmung wird die Niere vom Zwerchfell so weit nach unten gedrängt, daß ihr unterer Pol unterhalb des Rippenbogens den tastenden Fingern zugänglich wird. Indes ergeben sich hier je nach der Körperform innerhalb physiologischer Breiten große Verschiedenheiten, wie insbesondere WOLF BECHER und RUDOLF LENNHOFF nachgewiesen haben. Nach ihnen liegt die Niere um so tiefer und ist um so mehr palpabel, je schlanker die

Rumpfform ist, d. h. je größer das Verhältnis zwischen der Entfernung vom Jugulum bis zum oberen Rand der Symphyse einerseits und dem Taillenumfang anderseits ist. Bei einer dieses Verhältnis ausdrückenden Indexzahl von über 75 ist fast ausnahmslos die rechte, meist auch die linke Niere so tief gelegen, daß man sie fühlen kann; je kleiner die Indexzahlen sind, um so schwerer ist die Niere zu fühlen. Diese Feststellungen von BECHER und LENNHOFF haben — wie wir weiter sehen werden — für die Frage der Wanderniere eine große klinische Bedeutung.

Diesem verschiedenartigen Index entspricht auch die Verschiedenartigkeit der von WOLKOW und DELITZIN näher beschriebenen Nischen, in denen die Nieren extraperitoneal eingelagert sind. Es ist wichtig zu wissen, daß die Unterschiede des Index, bzw. der Nischen nur selten durch pathologische Verhältnisse bedingt sind, vielmehr fast stets von konstitutionellen Erblichkeitsbedingungen bzw. Rasseneigentümlichkeiten abhängen.

Alles bezüglich der Lage der Niere zur Wirbelsäule und damit auch zum Thorax Gesagte gilt nur unter der Voraussetzung, daß die Wirbelsäule einigermaßen normale Richtung hat, daß also keine erheblichen Verbiegungen vorliegen.

Abgesehen von der Höhenlage der Niere, hauptsächlich gemessen an der Wirbelsäule, ist bedeutsam ihre seitliche Entfernung von der Wirbelsäule und ihre Längsrichtung. Beide sind in erheblichem Maße bedingt durch die sie umgebenden Weichteile.

In Betracht kommen in erster Reihe die Weichteile, welche die Wandung der Lendennische bilden, in der die Niere gelagert ist. Das Dach und der oberste Teil der hinteren Wand der Lendennische wird vom Zwerchfell, im übrigen wird die hintere Wand der Nische vom Musc. quadrat. lumborum und vom Musc. psoas gebildet. Da der Musc. psoas von innen und oben nach außen und unten verläuft, ist auch die Längsachse der ihm anliegenden Niere von innen und oben nach außen und unten gerichtet. Dies kommt auch im Röntgenbild deutlich zum Ausdruck, um so mehr, als zwischen dem Außenrand des Musc. psoas und dem Innenrand der Niere ein deutlicher Spalt sichtbar ist. Eine Röntgenaufnahme ist nur dann technisch gut, wenn der Musc. psoas und möglichst auch der helle Spaltstreifen an seinem Außenrande sichtbar sind. In praktischer Hinsicht ist daraus zu folgern:

1. Wenn im Röntgenbild der Nierenschatten nicht sichtbar ist, so zeigt der äußere Rand des Musc. psoas, wo normalerweise in seitlichem Abstand von der Wirbelsäule die Niere zu suchen ist.

2. Ist der Nierenschatten sichtbar, verläuft aber seine Längsachse nicht parallel der schrägen Richtung des Musc. psoas, dann ist die Lage der Niere pathologisch.

Da der mediale Teil der Lendennische, dem die Niere aufliegt, schräg nach vorn geneigt ist, so muß die Niere dieser Richtung folgen. Führt man in beiden Nieren je einen Längsschnitt durch die laterale Konvexität und den medialen Hilusrand (Frontalebene der Niere), so liegen die beiden Schnittflächen nicht in einer Ebene, sondern treffen sich in ihrer Verlängerung in einem nach hinten offenen Winkel, der nach LUSCHKA 60—80° und nach PIROGOFF 65—115° groß ist.

Die allgemein übliche Röntgenaufnahme der Niere mit Tubus gibt eine zu geringe Breite der Niere.

Bei der Röntgenaufnahme der Niere wird der Tubus nämlich fast immer so geführt, daß er von vorn nach hinten und von unten nach oben drückt, ohne Rücksicht auf die Lage der Frontalebene der Niere. Daher erscheint auf der Röntgenplatte die Breitenausdehnung der Niere verkleinert.

Das Dach der Lendennischen wird beiderseits vom Zwerchfell gebildet. Der obere Pol der linken Niere liegt aber in größerer Ausdehnung dem Zwerchfell an als derjenige der rechten Niere (denn die linke Niere liegt im allgemeinen höher als die rechte. Ferner wird der obere Pol der linken Niere nur zum geringen, der obere Pol der rechten Niere dagegen zum großen Teile von der Nebenniere überlagert. Schließlich wird rechts noch ein großer Teil des Zwerchfells von der Leberoberfläche berührt, so daß nur ein kleiner Teil für die Niere übrig bleibt). Es ergibt sich daraus für die Praxis:

Perirenale Abscesse, welche am oberen Pol der Niere sich entwickeln, bzw. sich dorthin verbreiten, können auf der linken Seite eher in die Pleurahöhle eindringen als auf der rechten. Umgekehrt können auch Eiterungen von der Pleurahöhle in die Fettkapsel der Niere leichter links als rechts hineinbrechen.

Das Zwerchfell ist in der Gegend des oberen Nierenpols zuweilen so defekt, daß die Pleura fast direkt in das peripolare Fettgewebe hineinragt.

Soweit die Niere an knöcherne und muskulöse Organe angrenzt, wird ihre Lage und Richtung von diesen beeinflußt. Anders, soweit die Eingeweide die Niere umgeben. Die rechte Niere grenzt mit einem Teile ihrer oberen Kuppel und mit einem Teile ihrer Vorderfläche an die Leber. Das Lebergewebe ist weicher als das der Niere. Die Niere macht einen Eindruck in die Leberoberfläche. Gewöhnlich nicht umgekehrt. Wenn sich in der Nierengegend harte Geschwülste in der Leber bilden (Gummi, Carcinom) kann durch sie die Niere nach unten oder zur Seite geschoben werden. Bei einer solchen Verlagerung muß also, wenn nicht andere offensichtliche Gründe erkennbar sind, auch an eine solche Lebergeschwulst gedacht werden.

Die Vorderfläche der rechten Niere wird von dem rechten Leberlappen bedeckt. Dessen Größe schwankt ebenso sehr innerhalb physiologischer Breiten wie die der Niere. Daher ist das eine Mal ein größerer, das andere Mal ein kleinerer Teil der Niere, im Durchschnitt etwa die Hälfte der Niere von der Leber bedeckt.

Unterhalb der Leber ist die rechte Niere vom Pankreas überlagert. Zwischen beiden liegt lockeres Bindegewebe, bzw. die Umschlagsfalte des Peritoneums. Über dem unteren Pol der rechten Niere liegt in einer Reihe von Fällen das Colon ascendens. In anderen Fällen sind vor dem unteren Pol dünne Darmschlingen gelagert, und medialwärts neben dem unteren Nierenpol führt das Colon ascendens eine Strecke weit nach oben.

Diese Lagebeziehung der rechten Niere kann man zur Diagnostik von Tumoren der rechten Niere verwerten, bei Aufblähung und Betastung oder Füllung des Darmes mit Baryummischung und darauf folgender Röntgenaufnahme.

Liegt das Colon ascendens einem Bauchtumor unten medialwärts dicht an oder zieht es über seinen unteren Pol hinweg, dann ist anzunehmen, daß der Tumor der rechten Niere angehört.

An der medialen Begrenzungsfläche der rechten Niere liegt die Pars descendens duodeni. Sowohl von der verschiedenen Länge dieses Teiles des Duodenums, als auch von der der Niere hängt es ab, ob das Duodenum bis etwa zum unteren Nierenpol oder über diesen hinaus nach unten reicht. Das Duodenum ist in seinem unteren Teile vom Colon ascendens überlagert. Beide Darmteile liegen entweder der Niere sehr innig an und sind dann an der Berührungsstelle mit der Niere frei vom Peritoneum, oder sie liegen sehr locker neben der Niere, und dann ist ein Mesocolon vorhanden.

Die linke Niere wird an ihrer vorderen Wand oben zu einem kleinen Teil von der Nebenniere, darunter zu einem mehr oder weniger großen Teil von der Milz überlagert. Wenn die obere Hälfte der vorderen Nierenwand nicht von Nebenniere und Milz bedeckt ist, so liegt an dieser Stelle der Magen. In anderen Fällen reicht der Magen nicht an die Niere heran.

Vor der oberen Hälfte der linken Niere liegt in einer verhältnismäßig großen Zahl von Fällen das Colon transversum. In anderen Fällen liegt das Colon transversum vor der unteren Hälfte der Niere, in noch anderen Fällen ist die Lage des Colon transversum wieder eine andere, und zwar findet sich das Kolon bisweilen über dem oberen, selten unter dem unteren Nierenpol. Demnach würde in denjenigen Fällen, in denen das Colon transversum vor dem oberen Teil der Niere verläuft, nur ein im oberen Teil der Niere gelegener Tumor das Kolon nach vorn drängen.

Umgekehrt würde in denjenigen Fällen, in denen das Colon transversum vor dem unteren Teil der Niere dahinzieht, nur ein im unteren, nicht aber ein im oberen Teil der Niere gelegener Tumor das Kolon nach vorn verlagern.

In allen diesen Fällen würde ein die ganze Niere einnehmender Tumor das Kolon nach vorn vorschieben.

Das Colon transversum liegt bisweilen, wie bemerkt, über dem oberen, selten unter dem unteren Nierenpol. In diesen Fällen kann dem Sitz des Tumors in der Niere entsprechend das Kolon seine Lage oberhalb bzw. unterhalb der Niere behalten. Dies sei nur deswegen hervorgehoben, weil es allgemein heißt: Bei Tumor der Niere wird das Kolon nach vorn verlagert. Das trifft wohl für die Mehrzahl der Fälle, keineswegs aber für alle zu.

Während die Lage des Colon transversum zur Niere immerhin doch sehr mannigfach ist, zieht das an die hintere Bauchwand fixierte Colon descendens stets im Bereiche der Außenwand der linken Niere, und zwar an einem mehr oder weniger großen Teil der Außenwand der Niere vorüber. Demnach:

Liegt das Colon descendens im Bereich der Außenwand eines Bauchtumors, dann weist dies darauf hin, daß der Tumor der linken Niere angehört.

Die Umschlagsfalte des Peritoneums zur lateralen konvexen Oberfläche der Niere hin reicht — wie ich in mehreren Fällen bei Kindern und bei Erwachsenen mit Nierentieflage festgestellt habe — weit nach hinten, manchmal über die ganze Oberfläche der Niere hinweg.

Bei extraperitonealer Freilegung einer Niere beim Kinde oder einer tiefliegenden Niere beim Erwachsenen muß man also daran denken, daß die Umschlagsfalte des Peritoneums weit nach hinten reicht, um eine Eröffnung der Peritonealhöhle zu vermeiden.

Die Niere liegt den Nachbarorganen nicht unmittelbar an, sondern ist zunächst von der Fettkapsel umgeben. Diese besteht aus zwei verschiedenartigen Fettschichten, die durch ein Fascienblatt, die Fascia renalis voneinander getrennt sind. Die nach der Innenfläche der Fascia unmittelbar um die Niere gelegene Fettschicht bezeichnet man als epi- oder perirenale Fettkapsel. Die der Außenfläche der Fascie anliegende Fettschicht wird als pararenale Kapsel bezeichnet. Die epirenale sieht heller aus und ist wesentlich weicher als die pararenale Fettkapsel. Die Fascia renalis zieht vom Zwerchfell aus abwärts, spaltet sich über der Nebenniere in ein vorderes Blatt, die Fascia praerenalis, und ein hinteres, die Fascia postrenalis. Gelegentlich vereinigen sich beide wieder am unteren Nierenpol, zumeist aber nähern sie sich dort nur, ziehen aber getrennt weiter, bis sie sich im Fettlager der Darmbeingrube verlieren. Daraus ergibt sich die Schlußfolgerung:

Eiterungen können ausschließlich auf die epirenale Fettkapsel beschränkt bleiben; epirenale Eiterungen können aber auch über den unteren Nierenpol hinweg oder längs des Kolon, häufiger längs des Ureters in die

Fossa iliaca, in die Inguinalgegend sich verbreiten, und ebenso können in umgekehrter Richtung Beckenbindegewebseiterungen bis in das para-nephrotische Gewebe hinaufwandern und weiterhin durch die Fascia renalis hindurch in das epinephrotische Fettlager eindringen.

Zur Befestigung der Niere dient im wesentlichen das straffe, die Nierengefäße umgebende Bindegewebe, die Fortsetzung der Tunica fibrosa renalis, das in die Adventitia der Aorta wie in die fibröse Bindegewebsplatte übergeht, welche die Pars lumbalis diaphragmatis überzieht.

II. Die Gestalt und Größe der Niere.

Der Lage der Niere entspricht ihre Gestalt. Dieser wiederum der innere Aufbau des Organs. Die Gestalt der Niere ist in fast allen Lehrbüchern nur unzulänglich beschrieben worden. Dies wird erklärlich, wenn man bedenkt, daß fast nie die lebende, sondern wohl ausschließlich die toten, den Kadavern entnommenen Nieren beschrieben wurden. Die genaueste äußere Beschreibung der Niere verdanken wir His. Diese stützt sich aber nur auf die Untersuchung von Nieren an einzelnen gehärteten Leichen. Demgegenüber ist meines Erachtens folgendes zu erwägen: Die Niere ist äußerst gefäßreich und dementsprechend blutreich. Die Gefäße mit ihrer fibrösen Umhüllung bilden gewissermaßen die Stützpfeiler für das weiche an Bindegewebe sehr arme Parenchym, und ihre größere oder geringere Füllung wirkt bestimmend auf die Gestalt. Die dem Kadaver entnommene Niere ist im Gegensatz zur lebenden überaus blutarm und zeigt deswegen nicht die physiologische Form. Um einen dem lebenden möglichst nahekommenden Zustand zu schaffen, habe ich in die Arteria renalis Flüssigkeit injiziert, bis sie wieder aus der Vena renalis herauskam. Dann wurden Nierenarterie und Vene unterbunden, das Beckenkelchsystem mit Flüssigkeit schwach gefüllt, der Ureter unterbunden. Zunächst fällt nunmehr auf, daß die Niere um ein wenig länger und beträchtlich dicker geworden ist. Die meisten der von mir gemessenen Nieren sind 10—11,6 cm lang, ihre größte Dicke beträgt $3^1/_2$—$4^1/_2$ cm, ihre größte Breite $5^1/_2$—$6^1/_2$ cm. Die vordere Fläche der Niere ist stärker konvex als die hintere, der obere Pol breiter als der untere, der obere Pol und insbesondere derjenige Teil, der oberhalb des Hilus gelegen ist, ist nach vorn geneigt, während der untere Pol und vornehmlich sein unterhalb des Hilus gelegener Teil mehr nach hinten gerichtet ist. Die laterale konvexe Oberfläche der Niere ist oft stumpfkantig vorgewölbt. Diese Kante entspricht aber gewöhnlich nicht der Mitte der lateralen konvexen Oberfläche der Niere. Ich hebe dies besonders deswegen hervor, weil die Mitte der lateralen konvexen Oberfläche die Richtschnur für die Nephrotomia longitudinalis abgibt.

III. Der innere Aufbau der Niere.

1. Das arterielle Gefäßsystem der Niere.

Das arterielle Gefäßsystem der Niere hat als Stamm die Arteria renalis. Genau genommen trifft dies aber nur in etwa zwei Drittel der Fälle zu. In etwa einem Drittel aller Fälle gibt es nicht nur eine, sondern mehrere Arteriae renales. Diese entspringen gewöhnlich nahe aneinander aus der Aorta. Zuweilen sind jedoch die Ursprungsstellen zweier Arter. renales weit voneinander entfernt. Im Macerations-Präparat Abb.-Nummer 1 betrug die Entfernung 3,7 cm. Es ergibt sich also in praktischer Hinsicht:

1. Bei der Nephrotomie klemmt man den Nierenstiel ab, um das Bluten aus der Schnittfläche zu verhindern. Man wird also durch Abtasten einer längeren Strecke feststellen müssen, ob mehrere Arteriae renales abzuklemmen sind.

2 Bei der Nephrektomie wird man in gleicher Weise alle gesondert aus der Aorta entspringenden Arteriae renales unterbinden müssen.

Sind zwei Art. renales vorhanden, dann kann die eine die ventrale, die andere die dorsale Nierenpartie versorgen. Nach HYRTL soll dies stets zutreffen. Das ist jedoch nicht richtig. In Abb. 2 z. B. trifft dies nur für die linke Niere zu, während die rechte zwei Art. renales besitzt, von denen die stärkere obere die ganze Niere bis auf den unteren Pol, die schwächere untere Arterie, die außerhalb des Hilus in die Niere mündet, nur den unteren Pol versorgt. Das gleiche trifft auch bei Abb. 1 zu. Aber auch an dem oberen Teil der Niere läßt sich mit aller Deutlichkeit eine weitere Teilung der Verzweigungsgebiete der Nierenarterie zwischen vorn und hinten nachweisen. Das Gleiche ist der Fall, wo nur eine Arteria renalis vorhanden ist, und diese sich in zwei Äste teilt. Auch hier versorgt der eine Ast den ganzen vorderen, der andere den ganzen hinteren Teil der Niere; zuweilen aber ernährt ein besonderer Ast den ganzen Nierenpol (Abb. 10, S. 45). Ob nun das eine Mal ein vorderer und hinterer, das andere Mal ein oberer großer und ein unterer kleiner Teil der Niere von je einer Art. renalis versorgt werden, stets versorgen die getrennten Arterien getrennte Teile; nur an den Berührungsstellen treffen sich die Verzweigungen, aber dies immer nur, wie sich die feinsten Verzweigungen der Äste eines Baumes kreuzen, nicht im Sinne eines Netzwerkes.

Legt man an den Macerationspräparaten von Nieren mit zwei Hauptarterien die Branchen einer Pinzette zwischen die beiden Arteriae renales oder zwischen die beiden Hauptäste einer Art. renalis, dann werden die beiden Nierenschalen voneinander abgehoben, auch wenn die Injektion bis in die Glomeruli erfolgt ist (Abb. 3). HYRTL nennt dies „die natürliche Teilbarkeit der Niere". In derselben Weise läßt sich auch ein ganzer Pol von der übrigen Niere abheben.

1. Der Teilbarkeit der Verzweigungsgebiete der Nierenarterie in eine vordere und hintere Nierenschale entspricht der gelegentliche Befund bei

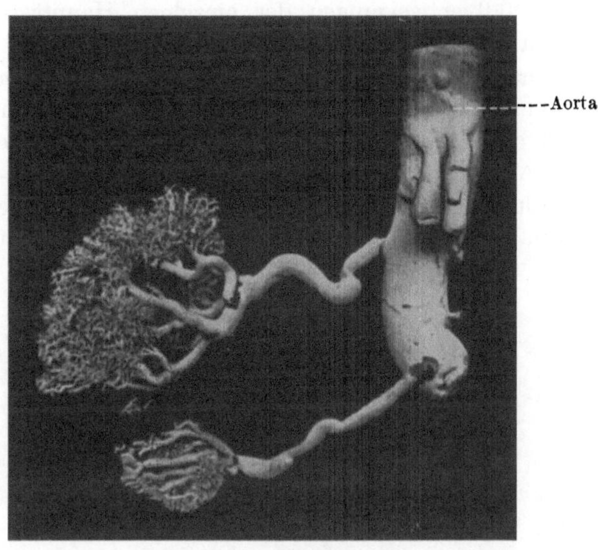

Abb. 1. Rechte Niere mit 2 Arteriae renales. Die untere Arteriae renalis versorgt den unteren Nierenpol.

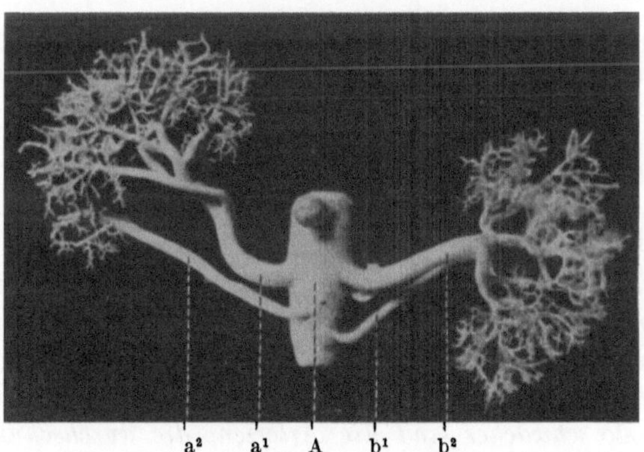

Abb. 2. A Aorta. a^1 und a^2 die beiden Arterien der rechten Niere. b^1 und b^2 die beiden Arterien der linken Niere.

subcutan entstandenen Nierenrissen: an der lateralen konvexen Oberfläche der Niere ein längs verlaufender Einriß in das Gewebe, der mehr oder weniger tief ist. Zuweilen ist die Niere in zwei Schalen geteilt, die nur durch das Becken und die großen Äste der Arteria renalis zusammengehalten werden.

2. Der Ernährung eines Nierenpols durch einen zweiten Hauptstamm oder einen Hauptast bei einfacher Arteria renalis entspricht der gelegentliche Befund bei subcutan erfolgter Nierenverletzung: Abriß eines Nierenpols.

Wie die Gefäßverzweigungen der einzelnen Hauptäste sind auch die der kleinen Äste vollkommen selbständig.

Die Nierenarterien sind bekanntlich Endgefäße. Durchreißung, Durchschneidung, Unterbindung oder Embolie einer Nierenarterie verursacht daher den Infarkt des von ihr versorgten Teils der Niere. Je größer diese Arterie ist, desto größer ist ihr Infarkt.

Die im Hilus der Niere verlaufenden Arterien sind nicht nur sehr stark, sondern verlaufen auch dicht nebeneinander. Vom Hilus der

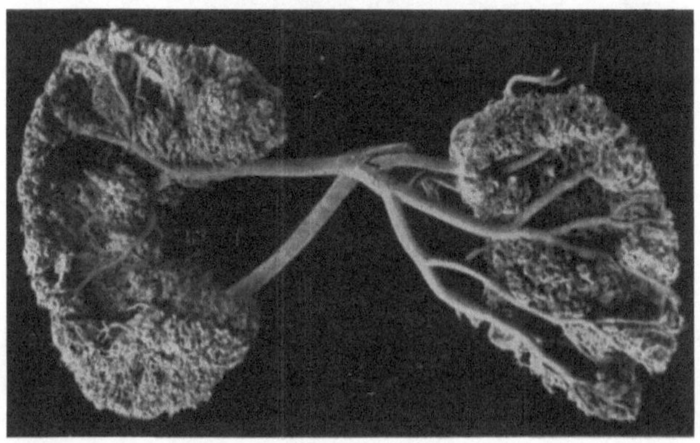

Abb. 3. Die Schalen einer Niere auseinandergeklappt. Links die größere, ventrale, rechts die kleinere, dorsale Schale. Man erkennt die Gefäßgebiete der einzelnen Äste der Nierenarterie.

Niere aus verlaufen die Arterien radiär zur lateralen konvexen Oberfläche hin (s. Abb. 3 und 12), und ihr Lumen wird immer kleiner. Daraus ergibt sich:

1. Ein Schnitt, der die Niere parallel zu ihrer Längsachse in der Hilusgegend trifft, durchschneidet gewöhnlich, auch wenn er sehr klein ist, ein oder selbst mehrere starke Gefäße.

2. Je weiter entfernt vom Hilus ein Schnitt in radiärer Richtung die Niere trifft, desto schwächer sind die Arterien, die durchschnitten werden können, und desto kleiner ist der Niereninfarkt.

Dabei ist aber noch folgendes zu bedenken: Die Nebenäste der Nierenarterie verlaufen radiär nach der lateralen konvexen Oberfläche der Niere hin. Ein Schnitt in gleicher Richtung kann den Raum zwischen zwei benachbarten Ästen treffen, und der Gewebsverlust wäre gering, vornehmlich bedingt und begrenzt durch die nicht zu vermeidende Durchschneidung peripherischer Verzweigungen. Der radiäre Einschnitt könnte allerdings auch, und zwar um so eher, je mehr sich der Schnitt dem Hilus nähert, einen, zuweilen sogar zwei, wohl kaum aber mehr der radiär verlaufenden Äste durchschneiden. Ein der Längsachse der Niere paralleler Einschnitt aber würde stets viele dieser radiär verlaufenden Äste durchschneiden und umfangreiche Teile der Niere zur Nekrose führen, und die Zahl der durchschnittenen Arterien und der dadurch verursachte Infarkt wäre um so größer, je näher dem Hilus der Schnitt in die Niere erfolgt ist.

Die Größe des Infarkts nach einer Nierenverletzung hängt also nicht allein von der Länge des Schnittes, sondern auch von seiner Lage zum Hilus und seiner Verlaufsrichtung ab.

Da die Verzweigungsgebiete der vorderen und hinteren Nierenarterien und die vordere und hintere „Gefäßschale" (HYRTL) vollkommen selbständig sind, würde ein Längsschnitt zwischen die beiden Gefäßschalen keine Arterien durchschneiden und daher keinen Infarkt verursachen.

Die Längsspaltung der Niere, die Nephrotomia longitudinalis, die man operativ zur Entfernung von Steinen und zu anderen Zwecken ausführt, ist also zwischen die beiden Gefäßschalen zu legen.

Um aber die Spaltung genau zwischen den beiden Teilen auszuführen, ist die Kenntnis der Lage der Grenzlinie zwischen den beiden Verzweigungsgebieten der vorderen und hinteren Nierenarterien an der lateralen konvexen Oberfläche der Niere, „der Linie der natürlichen Teilbarkeit" und ferner des zwischen beiden Gefäßschalen liegenden „Raumes der natürlichen Teilbarkeit", wie ich sie genannt habe, notwendig. Die ventrale arterielle Nierenschale ist erheblich dicker als die dorsale (Abb. 3). „Die Linie der natürlichen Teilbarkeit der Niere" liegt dementsprechend dorsalwärts von der Mittellinie der lateralen konvexen Oberfläche der Niere, und zwar in der Höhe des Nierenbeckens etwa ½—1½ cm, je nach der Dicke der Niere und der mehr oder weniger dorsalen Lage des Nierenbeckens.

Die Nephrotomia longitudinalis ist demnach nicht in dem früheren Sektionsschnitt, nicht in der Mitte der lateralen konvexen Oberfläche der Niere, sondern dorsalwärts davon auszuführen.

Die Zweckmäßigkeit dieser Schnittführung zeigen die Nieren, an denen die Arterien der vorderen und diejenigen der hinteren Nierenpartie mit verschiedenfarbiger Leimmasse injiziert sind. „Die Linie der natürlichen Teilbarkeit" liegt nicht in einer Fläche, auf der lateralen konvexen Oberfläche, sondern ist wellenförmig und bei den verschiedenen Nieren verschieden. Man wird also in praxi den Schnitt nicht genau in der „Linie der natürlichen Teilbarkeit" und ebenso nicht genau in den „Raum der natürlichen Teilbarkeit" legen können, man wird aber diesem idealen Ziel mit der oben angegebenen Schnittführung möglichst nahekommen.

Die Nierenarterien verlaufen in einer vom Hilus aus radiären Richtung nach der lateralen konvexen Oberfläche hin. Daraus folgt:

An der vorderen und hinteren Nierenwand würde man mit einem operativ ausgeführten Radiärschnitt die Aussicht haben, den Schnitt in den Raum zwischen zwei radiär verlaufenden Ästen zu legen und damit die Verletzung größerer Arterien zu vermeiden. Dies dürfte um so eher gelingen, je weniger weit der Schnitt bis zum Hilus heranreicht.

Was für den von mir angegebenen Radiärschnitt gilt, trifft auch für den von MARWEDEL angegebenen Querschnitt zu, der ja als eine Vereinigung je eines Radiärschnittes durch die vordere und hintere Nierenschale aufgefaßt werden kann. Überdies empfiehlt MARWEDEL letzthin, den Querschnitt vornehmlich an der Vorderwand der Niere auszuführen. Das wäre also im wesentlichen der von mir empfohlene Radiärschnitt.

Dem vom Hilus der Niere aus radiären Verlauf der Nebenäste der Nierenarterie entspricht auch der verhältnismäßig häufige Befund bei subcutan entstandenen Nierenrissen: radiärer Verlauf der Einrisse an dem vorderen und hinteren Nierenteil.

Die Gleichartigkeit in dem Verlauf der Nierenrisse und dem der Nierenarterien erklärt sich meines Erachtens aus folgender Betrachtung: Die Arterien stellen mit ihrer dichten fibrösen Hülle das Fachwerk im inneren Aufbau der Niere dar, zur Stütze des weichen Parenchyms. Dieses hat eine so wichtige funktionelle Aufgabe, daß es, teleologisch gedacht, keine mechanische Funktion, sondern nur die lebenswichtige Aufgabe der Harnbildung und -ausscheidung hat. Reißt das Nierengewebe infolge einer Sprengwirkung ein, so dürfte der Riß im weichen Gewebe, in der Gegend des geringsten Widerstandes erfolgen, also zwischen den es stützenden, die Arterien umhüllenden Bindegewebspfeilern. Das ist an der vorderen und hinteren Nierenwand in radiärer Richtung.

Da die Nierenrisse also zwischen den größeren Nierenarterien auftreten, wird die Ernährung der Gewebe dadurch nicht erheblich beeinträchtigt. Daraus erklärt sich die klinische Erfahrung, daß die verhältnismäßig häufig vorkommenden Nierenrisse spontan heilen. In einem von GREIFFENHAGEN beschriebenen Fall war der abgerissene Nierenpol an die Niere wieder angenäht worden. Die Heilung war dann so gut erfolgt, daß an dem später entfernten Organ die Nahtstelle nur noch mühsam erkannt werden konnte.

Reißt aber gelegentlich die Niere in anderer Richtung als zwischen den größeren Arterien ein, dann treten Infarkte auf, die der Größe der Verzweigungsgebiete der durchrissenen Arterien entsprechen.

An der Innenfläche einer jeden arteriellen Nierenschale verlaufen strahlenförmig vom Hilus nach dem lateralen konvexen Rand die Äste des vorderen und hinteren Hauptastes. Sie sind an der dem Becken zugewandten Seite unverzweigt, an der entgegengesetzten Wand entspringen zahlreiche kleine Zweige, welche divergent nach der Peripherie hin verlaufen (Abb. 3, 12).

So entstehen keilförmige Vorsprünge, deren Kanten die strahlenförmig verlaufenden Nebenäste bilden, deren Basis in der Peripherie gelegen ist. In der Rinde aber findet die Teilung der arteriellen Äste in gleicher Weise nach der medialen, wie nach der lateralen Seite statt, und es entstehen kegelförmige Gebilde (Abb. 3 und 12).

Resektionen an der Niere wären demnach keilförmig auszuführen, mit der Basis des Keils an der vorderen bzw. hinteren Nierenwand, mit der Kante bzw. kleineren Fläche nach dem Teilungsraum der Niere hin.

Ausschließlich in der Rinde der Niere gelegene Herde wären dagegen kegelförmig zu resezieren.

Die arteriellen Kapselgefäße der Niere.

An den Macerationspräparaten der Nierenarterien kann man gut den Verlauf der Kapselgefäße erkennen. Die Arterien der Nierenfettkapsel, von Nähnadel- bis Stricknadeldicke, entspringen aus der Arteria renalis, ihren Haupt- und Nebenästen bzw. aus den Nierenarterien vor oder nach ihrem Eintreten in die Niere. Dementsprechend ziehen die Arterien zum Teil vor dem Hilus, zum Teil durch das Nierenparenchym hindurch in die Kapsel.

Die Kapselgefäße verlaufen nach der dorsalen, wie nach der ventralen Wand, nach dem oberen und dem unteren Pol der Niere.

Dieser Verlauf der Kapselgefäße hat klinische Bedeutung für die Lehre von der Epi- und Paranephritis (S. 124).

2. Das venöse Gefäßsystem der Niere.

Das Studium der arteriellen Gefäßversorgung der Niere, die natürliche Teilbarkeit der Nierenarterien in eine ventrale und dorsale Partie, die häufig isolierte Ernährung eines Pols bzw. der einzelnen den früheren Renculi entsprechenden Teile, der Verlauf der arteriellen Kapselgefäße haben uns Anhaltspunkte für die Erklärung von verschiedenen Verletzungsfolgen wie für die Technik bei Operationen an der Niere gegeben.

Betrachten wir nunmehr das Venensystem in der Niere, das noch wenig untersucht worden ist. Allerdings ist bei der Mannigfaltigkeit in dem arteriellen Gefäßsystem der Niere die Annahme einer noch größeren Inkonstanz und Ungleichheit in der Anlage ihres Venensystems berechtigt, aber gleichwohl ist es möglich, allgemein gültige, charakteristische Merkmale auch für das Venensystem der Niere herauszufinden, die für die Physiologie, Pathologie und Chirurgie der Niere bedeutsam sind.

Die rechte Vena renalis ist kürzer als die linke. Im Macerations-
präparat (Abbildung Nr. 4) beträgt die Länge der rechten Vena renalis
1,5 cm, die der linken 3,2 cm.

Wie bei den Arterien sind auch bei den Venen zuweilen mehrere
Hauptstämme vorhanden. In Präparat Abb. 4 führen zwei gesonderte
Venae renales in die Vena cava.

Die Venae renales münden mehr oder weniger weit voneinander
entfernt in die Vena cava. In Präparat Abb. 4 beträgt die Entfernung
$2^1/_2$ cm.

Während aber auch die feinsten Verzweigungen mehrfacher Arteriae
renales in gar keinem Zusammenhang miteinander stehen, sind die

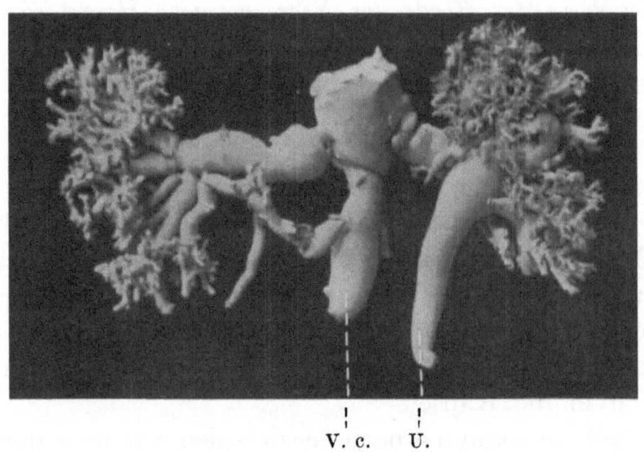

Abb. 4. V. c. Vena cava. Links: 2 Venae renales, miteinander kommunizierend,
Verengerungen an den Einmündungsstellen in die größeren Venenzweige. Rechts:
Kurze Vena renalis. U Ureter.

Venae renales durch Kollateralen miteinander verbunden. In Abb. 4
ziehen von der unteren Vena renalis zur oberen Kollateralen. Es
ergibt sich also:

*Die Kürze der rechten Vena renalis gebietet besondere Vorsicht bei
Exstirpation der rechten Niere, noch dazu, wenn mehrere Venae renales
vorhanden sind und in erheblicher Entfernung von einander in die Vena
cava münden. Diese Vorsicht ist noch notwendiger, wenn die physiologisch
ohnehin kurze Vena renalis noch pathologisch durch Schrumpfung des
Bindegewebes in der Umgebung des Beckens (wie bei Pyelitis, Calculose
usw.) erheblich verkürzt ist, oder wenn bei großem Tumor der Niere
schwer an den Stiel heranzukommen ist.*

Sind zwei Hauptstämme der Vena renalis vorhanden, so hat die
Unterbindung einer Hauptvene keine besonders störende
Folgen, da sie mit dem anderen Hauptstamm durch Kollateralen
verbunden ist.

Bei der natürlichen Teilung der Nierenarterie in eine vordere und eine hintere Partie liegt die Annahme nahe, daß sich auch die Vena renalis in ventrale und dorsale Hauptäste zerlegt. Dem ist jedoch zumeist nicht so. Die Vena renalis zerlegt sich vielmehr gewöhnlich in einen oberen und einen unteren Hauptast.

Haupt- bzw. Nebenäste der Vena renalis umfassen das Nierenbecken gabelförmig. Bei Ausweitung des Beckens werden deshalb, wie die Arterienäste auch die Äste der Vena renalis dem vergrößerten Nierenbecken entsprechend vorgedrängt. Diese Tatsache kann zur Erklärung der Einklemmungserscheinungen herangezogen werden, wie wir bei Betrachtung des hydronephrotischen Beckens sehen werden.

Da, wie schon ausgeführt, sämtliche Zweige der Vena renalis durch Kollateralen, die in den verschiedensten Richtungen verlaufen, miteinander zusammenhängen, so bilden also im Gegensatz zum arteriellen Gefäßbaum die Venen ein dichtes Flechtwerk.

Ein ideal im Raum der natürlichen Teilbarkeit der Arterien angelegter Schnitt würde daher immer zahlreiche Venen durchschneiden; eine Blutung würde also nie zu umgehen sein. Während aber die Durchschneidung eines Astes der Nierenarterie die vollkommene funktionelle Ausschaltung des von diesem Ast versorgten Nierenteils bedeutet, hat die Durchschneidung einer Nierenvene keine dauernde funktionelle Störung zur Folge.

Bei Thrombosierung einzelner venöser Äste findet das Blut in den übrigen geräumigen, dünnwandigen, leicht ausdehnungsfähigen, in verschiedensten Richtungen verlaufenden Kollateralen einen bequemen Abfluß; ferner dürfte eine venöse Blutung bei dem geringen Blutdruck in den Venen im Gegensatz zu einer arteriellen Blutung an der Niere zumeist von selbst zum Stillstand kommen.

Hier sei noch folgender ziemlich konstanter Befund hervorgehoben. In einigen Präparaten ist an der Stelle, wo die Hauptäste sich von der Vena renalis bzw. wo die Nebenäste sich von den Hauptästen abzweigen, eine starke Verengerung vorhanden. In Präparat Abb. 4 hat die in ihrem Verlauf 1,6 cm dicke Vena renalis an ihrer Einmündungsstelle in die Vena cava einen Durchmesser von nur 0,6 cm. Man könnte diese Verengerung vielleicht auf die von LUSCHKA beschriebene Klappe zurückführen. Auch bei den weiteren Verzweigungen der Vena renalis sind an vielen Teilungsstellen derartige Abschnürungen oder klappenähnliche Bildungen vorhanden. In anderen Präparaten sind keine Verengerungen, auch keine klappenartigen Vorrichtungen vorhanden. In noch anderen Präparaten nimmt das Kaliber der Venen nach der Einmündungsstelle in die größeren Gefäße allmählich an Umfang ab (Abb. 5).

Ferner ist zu beachten: Das Gesamtkaliber der Hauptäste der Vena renalis überragt bei weitem das des Hauptstammes. Das Gleiche gilt von den Nebenästen im Verhältnis zu den Hauptästen.

Betrachten wir nun im Zusammenhang damit folgendes: Der Blutdruck in der Arteria renalis ist bekanntlich sehr groß, er beträgt etwa 120—140 mm Hg. Mit großer Geschwindigkeit fließt das Blut, ohne wesentlich große Hindernisse zu finden, bis in die Vasa afferentia; aber dann treten zahlreiche Widerstände auf, welche die Stromgeschwindigkeit herabsetzen und so den überaus subtilen Sekretionsvorgang in der Niere ermöglichen. Virchow hat bereits darauf hingewiesen und in der Art des Ansatzes der Glomeruli an die Vasa afferentia, in der großen Differenz des Lumens der Vasa afferentia und Vasa efferentia usw. eine Erklärung für die Herabsetzung der Stromgeschwindigkeit gefunden. Die hier festgestellte Kaliberabnahme der Nierenvenen nach dem Hauptstamm zu bzw. die Verengerung der Vena renalis an der Einmündungsstelle in die Vena cava darf meines Erachtens ebenfalls als eine Einrichtung angesehen werden, die zur Verminderung der Stromgeschwindigkeit in der Niere und damit zur Ermöglichung der feinen lebenswichtigen sekretorischen Tätigkeit der Niere beiträgt.

Die Venen der Fettkapsel münden in die Vena renalis bzw. ihre Hauptäste direkt, oder sie dringen durch die Nierenoberfläche hindurch und lösen sich mit ihren Verzweigungen in die Arkaden innerhalb der Niere auf. Wie also die Arterien der Nierenfettkapsel Äste des Hauptstammes der Nierenarterie und deren Äste sind, so münden die Venen der Nierenfettkapsel in den Hauptstamm und in Zweige der Vena renalis. Diese Kapselgefäße anastomosieren mit den übrigen Kapselgefäßen, die von den Vasa lumbalia, phrenica usw. herstammen. Daraus ergeben sich diese praktischen Schlußfolgerungen:

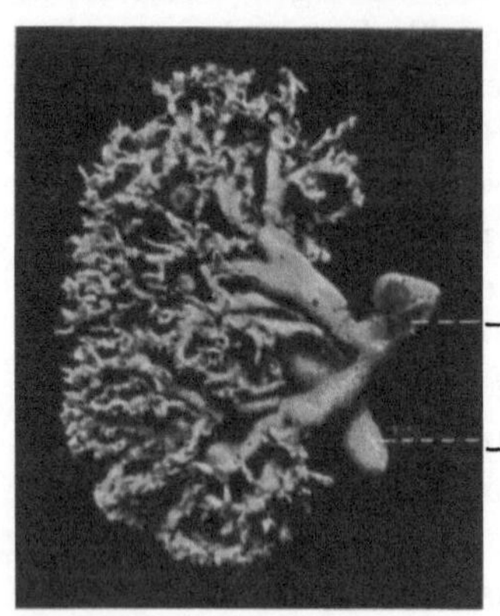

Abb. 5. V Venen. Ur Ureter. Die Venen in der Richtung auf die Einmündungsstellen in die größeren Zweige allmählich an Kaliber abnehmend.

1. Die Kapselgefäße sind ventilartige Schutzvorrichtungen zur Erhaltung des physiologischen Gleichmaßes in der Zirkulation in der Niere. Bei der Dekapsulation erscheint es daher zweckmäßig, die Kapselgefäße möglichst zu schonen.

2. Dem Verlauf der Kapselgefäße entspricht die Lokalisation der Kapselblutungen bei Verletzungen.

Es handelt sich entweder um Zerreißung von direkten Ästen der Nierenvene bzw. der Nierenarterie, die vom Nierenstiel nach der Kapsel hinziehen, oder die Blutung hebt an einer circumscripten Stelle die Fettkapsel von der nicht verletzten Oberfläche der Niere ab. In diesen Fällen dürften Kapselgefäße zerrissen sein, welche aus dem Inneren der Niere hervor- oder in sie hineindringen.

3. Die Lymphgefäße der Niere.

An der Niere verlaufen Lymphgefäße in größerer Zahl: In der Fettkapsel, unterhalb der Capsula fibrosa und im Inneren der Niere. Sämtliche Lymphgefäße kommunizieren miteinander. Die im Inneren der
Niere verlaufenden Lymphgefäße vereinigen sich im Hilus zu 4—9 Sammelröhren. Die Lymphgefäße münden schließlich auf der linken Seite
in die links neben der Aorta und auf der rechten Seite in die rechts neben
der Aorta bzw. vor und hinter der Vena cava liegenden Lymphdrüsen.

Die Kenntnis des Verlaufs der Lymphbahnen ist unter anderem
von Wert für das Verständnis der Wirkung der Dekapsulation bei
Stauungszuständen der Niere (s. S. 84).

4. Nierenbecken und Kelchsystem der Niere.

An Hand der Wirbelsäule kann man sowohl die Lage der ganzen
Niere abschätzen, als auch die der einzelnen, für die Chirurgie besonders
wichtigen Teile, die des Hilus und in ihm des Nierenbeckens. Braune
fand den Hilus vorwiegend in Höhe des ersten Lendenwirbels, Récamier
das Becken vorwiegend in dem Raume zwischen den Querfortsätzen des
zweiten und dritten Lendenwirbels. Daraus ergibt sich:

*Sieht man im Röntgenbild nur einen Schatten, den man für einen
Steinschatten hält, ohne jede Andeutung der umgebenden Niere, dann läßt
sich annähernd vermuten, an welcher Stelle der Niere der zugehörige Stein
gelegen ist. Dabei aber ist folgendes zu beachten. Ist die Aufnahme ohne
Kompressionsblende gemacht worden, so liegt der Stein, falls er im Nierenbecken liegt, in der Höhe zwischen Querfortsatz des zweiten und dritten
Lendenwirbels. Wurde aber eine Kompressionsblende benutzt, dann ist
zu vermuten, daß diese die Niere nach oben gedrängt, also ihre Lage
zur Wirbelsäule verschoben hat. Der Schatten liegt also auf dem Bilde
höher, als es der wirklichen Lage des Steins entspricht.*

Die Entfernung der Mitte des Nierenbeckens vom oberen Polrand
der Niere, die Entfernung der Mitte des Nierenbeckens vom unteren
Polrand und die Länge der Niere verhalten sich nach Untersuchungen
die Hermann Zondek und Schnittkin auf meine Anregung hin ausgeführt haben, zueinander wie $5:4:8$ (Abb. 40 S. 140). Es ergibt sich
daraus in praktischer Hinsicht:

*Wenn im Röntgenbild der Nierenschatten zu sehen ist, dann kann
man die Lage des Nierenbeckens etwas unterhalb der Mitte der Längsachse der Niere annehmen. Zumeist ist allerdings im Röntgenbild die
obere Umrandung des oberen Pols nicht zu sehen. Man kann sich aber
aus der Fortsetzung der äußeren Umgrenzungslinie der Niere die Umrandung
des oberen Pols mit einiger Sicherheit konstruieren.*

Wie die Lage des Beckens in der Längsachse der Niere, so ist auch ihre Lage in der Horizontalachse der Niere klinisch bedeutsam. Das Nierenbecken liegt nämlich gelegentlich vollkommen extrarenal, mehrfach vollkommen intrarenal, zumeist teils intra- und teils extrarenal.

Enthält das vollkommen extrarenal gelegene Becken einen Stein, der operativ entfernt werden muß, dann kann der Stein durch Eröffnung des Nierenbeckens (Pyelotomie) entfernt werden, so groß der Stein auch sein mag. Liegt das steinhaltige Nierenbecken dagegen vollkommen intrarenal, dann ist der Stein zumeist nur durch die Nierenspaltung (Nephrotomie) zu entfernen, die ein wesentlich ernsterer Eingriff ist als die Pyelotomie[1]).

Das Becken liegt zuweilen vollkommen der hinteren Nierenwand an.

Ist in einem so gelegenen Becken ein Stein vorhanden, dann liegt im Röntgenbild der Steinschatten innerhalb des Nierenschattens. Man könnte danach annehmen, daß der Stein nur durch die Nephrotomie entfernt werden könnte. In Wirklichkeit kann aber trotzdem ein an sich großer Stein durch die Pyelotomie herausgeholt werden.

Vor dem Nierenbecken verlaufen die Hauptstämme der Arteria und Vena renalis oder ihre Hauptäste dicht nebeneinander. Die hintere Nierenbeckenwand ist im allgemeinen von Gefäßen nicht überlagert. Öfters zieht allerdings der eine oder der andere Hauptast der Vena renalis an der hinteren Beckenwand vorüber.

An der dorsalen Wand des Nierenbeckens verläuft im Sinus der Niere von oben nach unten der dorsale Hauptast der Nierenarterie (Abb. 57, S. 162) und gelegentlich ein zweiter dorsaler Hauptast im Sinus von unten nach oben.

Alle diese einzelnen anatomischen Tatsachen sind von Bedeutung für die Technik der verschiedenen operativen Eingriffe zur Entfernung von Steinen aus der Niere (Pyelotomia posterior, anterior und inferior s. S. 161).

Das Becken ist als Ganzes in Beziehung zu dem üblichen Sektionslängsschnitt der Niere mehr dorsalwärts gelegen. Ferner ist das Becken gewöhnlich von vorn oben nach hinten und unten gerichtet. Mit seinem unteren Zipfel geht das Becken allmählich (Abb. 6 a) oder unter Bildung einer mehr oder weniger weit vom Hilus entfernten Einschnürung (Abb. 6 b) in den Ureter über. Das Nierenbecken hat, soweit es außerhalb des Hilus gelegen ist, oft die Form eines Dreiecks, dessen Spitze die Übergangsstelle in den Ureter darstellt, dessen Basis im Sinus gelegen ist. Das Ostium pelvicum des Ureters oder ein Kelchhals kann normalerweise sehr eng sein (Abb. 6 c). Hier ist weder das Becken noch der obere Calyx major trotz der Enge des Ostium des Ureters bzw. des Kelchhalses erweitert.

---

[1]) Vgl. Kapitel über Nierensteine S. 133.

Diese anatomischen Tatsachen haben Bedeutung für die Entstehungsweise von Harnretention (Hydronephrose, Pyelonephritis, Pyonephrose), ferner für das Auftreten von Schädigungen der Niere nach Einspritzung von Kollargol in das Nierenbecken, s. S. 34, schließlich von Schädigungen der Niere bei therapeutischen Nierenbeckenspülungen in bestimmten Fällen (s. S. 123).

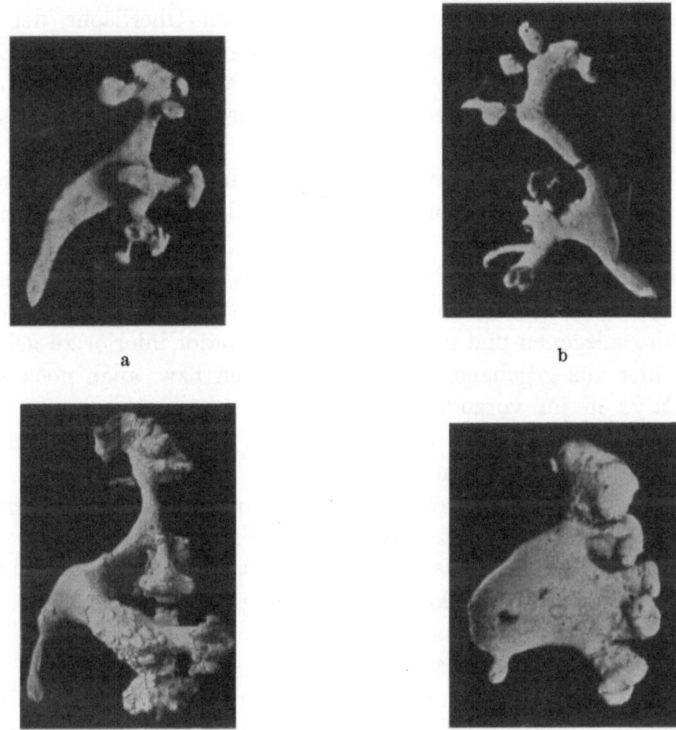

Abb. 6. Ausgüsse des Beckens und der Kelche. a normales Becken. In der Höhe des Nierenbeckens die Kelche nach vorn und hinten gerichtet. Allmählicher Übergang des Beckens in den Ureter. b normales Becken. Unterer Calyx maior dick und kurz, oberer Calyx maior eng und lang. An der Übergangsstelle des Beckens in den Ureter eine Einschnürung. c normales Becken. Enger oberer Kelchhals An der Übergangsstelle des Beckens in den Ureter eine starke Einschnürung. d Erweiterung des Beckens und der Kelche bei Hydronephrose. An der Übergangsstelle des Beckens in den Ureter eine Verengerung.

Der Form des Nierenbeckens entspricht häufig die Form des in ihm liegenden Steines. Dies hat Bedeutung für die Diagnostik der Nierensteine und insbesondere ihre Ortsbestimmung (s. S. 141). Der dorso-anteriore Durchmesser des Nierenbeckens ist gewöhnlich wesentlich, oft um das Mehrfache kleiner als sein Längenoder Breitendurchmesser.

1. Bei der Nephrotomie mittels Längsschnittes ist es also bei nicht erweitertem Becken schwierig, die dicht am Becken verlaufenden großen Gefäße nicht zu treffen. Die direkte Eröffnung des Nierenbeckens zur Entfernung von Steinen, die Pyelotomie ist daher möglichst an Stelle der Nephrotomie vorzunehmen und dann zweckmäßig am unteren Rand des Nierenbeckens auszuführen.

An der längsgespaltenen Niere kann man die Entfernung des Daches des Nierenbeckens von der lateralen konvexen Oberfläche der Niere messen (Abb. 8, S. 44). Sie beträgt im allgemeinen 3 bis 3,4 cm. Eine so dicke Parenchymschicht der Niere muß also durchschnitten werden, wenn man den Längsschnitt nur in der Höhe des Nierenbeckens ausführt, um in dieses zu gelangen.

Das breite Dach des unteren, sehr geräumigen Calyx major liegt dagegen nur 2—2$^{1}/_{2}$ cm von der lateralen konvexen Oberfläche der Niere entfernt (Abb. 8).

Deshalb habe ich empfohlen, einen etwas unterhalb der Mitte der Längsachse der Niere beginnenden Längsschnitt anzulegen, um zunächst in den nahe gelegenen und geräumigen Calyx major inferior zu gelangen, und von hier aus gegebenenfalls in das Becken bzw. auch noch in den oberen Calyx major vorzudringen.

Das Nierenbecken teilt sich gewöhnlich in zwei Calices majores, einen oberen und einen unteren.

Die beiden Calices majores sind in der Form wesentlich verschieden. Der obere Calyx major ist zumeist länger und enger als der untere (s. Abb. 6c). Diese anatomische Tatsache hat eine besondere Bedeutung

1. in anatomisch-physiologischer Hinsicht,
2. in diagnostischer Hinsicht,
3. in operativer Hinsicht.

Die größere Länge des oberen Calyx major erklärt sich daraus, daß das Nierenbecken etwas unterhalb der Mitte der Längsachse der Niere gelegen ist. Die Tatsache, daß der obere Calyx major besonders an der Einmündungsstelle in das Becken erheblich eng ist, erklärt sich meines Erachtens aus folgender physiologischen Betrachtung:

Die Vasa afferentia münden unter Bildung eines nach oben bzw. peripheriewärts konvexen Bogens von oben her bzw. von der der Peripherie zugewandten Seite her in die Glomeruli, und so gibt der arterielle Blutdruck dem Sekretionsdruck in den aus den Glomeruli gerade gegenüber entspringenden Harnkanälchen eine bestimmte Richtung.

In den Kelchen am oberen Pol gesellt sich zu dem Sekretionsdruck, mit dem der Harn in sie entleert wird, die Wirkung der Schwere eines von oben nach unten fallenden Körpers; am unteren Pol dagegen ist dieses Moment sehr gering oder überhaupt nicht vorhanden, wenn nicht gar die Harnmenge noch etwas nach aufwärts getrieben werden muß, um in das Nierenbecken zu gelangen.

Da das Nierenbecken mit seinem horizontalen Durchmesser gewöhnlich etwas unterhalb der Mitte der Niere gelegen ist, muß aus dem oberen Teil der Niere mehr Harn in das Becken entleert werden als aus dem unteren.

Hieraus ist wohl die Tatsache zu deuten, daß die Mündung des oberen Calyx major in das Becken kleiner ist, als die Mündung des unteren Calyx major in das Nierenbecken. Denn da die muskulöse Wandung der oberen Kelche in bezug auf ihre Stärke nicht wesentlich anders sein dürfte als die der unteren, so wird meines Erachtens nur auf diese Weise eine annähernde gleichmäßige Füllung des Nierenbeckens aus allen Teilen der Niere ermöglicht.

Ist nun ein oder sind gar zwei mittlere Calices majores vorhanden, so besteht keine wesentliche Größendifferenz in den Lumina der Einmündungsstellen des oberen und unteren Calyx major. Dann wird ja auch durch den oberen Calyx major weniger Harn in das Becken abgeleitet, als wenn keine mittlere Calices majores vorhanden wären.

Die Formverschiedenheit beider Calices majores hat auch ein diagnostisches Interesse. Wenn ein Beckenstein je einen Fortsatz nach den beiden Calices majores hat, ist der obere Steinfortsatz erheblich enger als der untere.

Schließlich ist die Formverschiedenheit beider Calices majores chirurgisch, und zwar in zweifacher Hinsicht bemerkenswert:

Während das Lumen des unteren Calyx major an der Stelle, an welcher er in das Becken führt, zumeist so groß ist, daß man vom Nierenbecken aus zuweilen mit der Kuppe des kleinen Fingers, zum mindesten mit einer bleistiftdicken Sonde in den Calyx major hineingelangen kann, ist der obere Calyx major an der Einmündungsstelle ins Becken im allgemeinen erheblich enger, zuweilen so eng, daß nur eine feine Knopfsonde vom Becken in den Kelch eingeführt werden kann. Es ergibt sich daraus in praktischer Hinsicht:

1. Nach der Eröffnung des Nierenbeckens (Pyelotomie) kann man vom Becken aus einen im unteren Calyx major vorhandenen Stein leichter fühlen und aus ihm herausholen, als einen im oberen Calyx major gelegenen.

2. Das Dach des Nierenbeckens ist, wie oben dargelegt worden ist, weiter entfernt von der lateralen konvexen Oberfläche der Niere, als dasjenige des unteren Calyx major. Zwar liegt auch das Dach des oberen Calyx major näher der lateralen konvexen Oberfläche der Niere, als das Dach des Nierenbeckens, da aber der untere Calyx major wesentlich geräumiger als der obere Calyx major ist, habe ich empfohlen, den Längsschnitt in der Niere so anzulegen, daß zunächst der untere Calyx major eröffnet wird.

Die Calices majores entsenden Calices minores (I. Ordnung) und diese wiederum weitere Calices minores (II. und III. Ordnung). Die Kelche liegen im allgemeinen nicht, wie das Nierenbecken im Bereich der Mittelebene, sondern verlaufen im vorderen und hinteren Teil der Niere (Abb. 6 a). Wenn man die Niere in der Höhe des Nierenbeckens längs einschneidet, findet man öfters keinen kleinen Kelch, in den man eine Sonde einführen und sicher in das Becken vordringen kann, ohne mit dem Messer neben das Becken zu geraten und die hier dicht nebeneinander verlaufenden großen Arterien zu durchschneiden. Ich habe daher auch aus diesem Grunde empfohlen, den Längsschnitt nicht direkt nach dem Nierenbecken, sondern zunächst nach dem unteren Calyx major hin zu führen.

Bei der Verästelung der Kelche ist es begreiflich, daß man selbst an einer vollkommen längs gespaltenen Niere, die man aus dem Körper herausgenommen hat, von der Schnittfläche aus nur mit Mühe mit der Sonde in jeden einzelnen Kelch gelangen kann. Daraus ergibt sich die praktische Schlußfolgerung:

Spaltet man in vivo die Niere, so kann man leicht einen in einem kleinen Kelch gelegenen Stein übersehen, der gerade die Beschwerden verursacht und die Operation notwendig gemacht hat.

IV. Ureter.

Der Ureter, das Verbindungsrohr zwischen Nierenbecken und Harnblase, liegt in seinem ganzen Verlauf hinter dem Bauchfell. Im oberen Teil verläuft der Ureter an dem Musc. psoas vorüber. Unterhalb der Mitte des Psoas ziehen über ihn lateralwärts die Vasa spermatica int. hinweg. Der rechte Ureter liegt dicht an der Vena cava infer. Weiter unten zieht der Ureter über die Vasa iliaca hinweg, und zwar der rechte Ureter über die Art. iliaca externa, der linke über die Art. iliaca communis. Beim Weibe verläuft der Ureter seitlich vom Gebärmutterhals und an dem vorderen Scheidengewölbe. Die Arteria uterina geht quer vor ihm zur Cervix über. Im kleinen Becken zieht der Ureter nach der Blase hin.

Man unterscheidet am Ureter eine Pars abdominalis und eine Pars pelvina. Die Pars abdominalis ist der Teil des Ureters von seinem Ursprung aus dem Nierenbecken bis zur Kreuzungsstelle mit den Vasa iliaca; den distalen Teil des Ureters bis zur Einmündung in die Blase bezeichnet man als Pars pelvina. Der Übergang des Nierenbeckens in den Ureter ist in vielen Fällen durch eine Einschnürung markiert. In anderen Fällen, und das ist häufiger, geht das Nierenbecken, das mit seinem distalen Teil nach hinten und unten gerichtet ist, unter allmählicher Verengerung seines Lumens in den Ureter über, so daß das proximale Ende des Ureters nicht genau zu fixieren ist. Daher sind die statistischen Angaben über Häufigkeit und operative Maßnahmen wegen eines im Anfangsteil des Ureters gelegenen Steines mit einer gewissen Vorsicht zu beurteilen. Die Verengerung am obersten Teil des Ureters ist, soweit sie vorhanden ist, in den verschiedenen Fällen verschieden stark ausgebildet. Die Verengerung kann hochgradig und trotzdem physiologisch sein. Dies zeigt uns Abb. 6 c. Würde dies eine pathologisch stark ausgebildete Enge sein, dann würde durch sie eine Harnverhaltung und pathologische Ausweitung des Beckens verursacht worden sein. In Präparat Abb. 6 d ist das Beckenkelchsystem stark ausgeweitet und weist die Zeichen der Hydronephrose auf. Wenn wir die Präparate Abb. 6c und 6d miteinander vergleichen, können wir nur annehmen, daß in Präparat 6d die an sich hochgradige Enge des Uretermundes allein nicht die hydronephrotische Ausweitung des Beckenkelchsystems der Niere verursacht hat.

Der Anfangsteil des Ureters, gleichviel ob er scharf abgegrenzt ist oder allmählich aus dem Becken hervorgeht, verläuft zunächst unter Bildung eines nach vorn und oben konvexen Bogens, der Flexura renalis, und wendet sich dann nach unten, medianwärts gerichtet. So nähert sich der Ureter der Wirbelsäule; an der Kreuzungsstelle mit den Vasa iliaca liegen die Ureteren einander am nächsten.

Am pelvinen Teil kann man wiederum zwei Abschnitte voneinander unterscheiden, und zwar zunächst den, der seitlich an der Wand des Beckens verläuft und fixiert ist (parietaler Teil nach WALDEYER) und denjenigen, der sich von diesem Teil ab, unter Bildung etwa eines rechten Winkels, nach vorn und innen zur Blase hin wendet und beweglich ist (visceraler Teil nach WALDEYER). An der Übergangsstelle des parietalen in den visceralen Teil ist der Ureter um seine Längsachse gedreht.

Die Länge des Ureters beim Erwachsenen schwankt nach HENLE zwischen 28 und 34 cm. Nach meinen Untersuchungen zwischen 21 und 33. Die Entfernung vom Ostium vesicale des Ureters bis zur Arteria iliaca ist ebenfalls verschieden groß; sie beträgt zwischen 11 und 16 cm.

Der Ureter ist sehr dehnbar, so daß er die Vorlagerung der operativ freigelegten Niere bis in das Bereich der Hautwunde nicht hindert.

Der Ureter ist nicht, wie schon aus den obigen Darlegungen hervorgeht, ein gleichmäßig zylindrisches Rohr, sondern sein Lumen ist an verschiedenen Stellen seines Verlaufes verschieden weit. Die größte normale Weite beträgt bei verschiedenen Individuen $^{1}/_{2}$—$^{3}/_{4}$ cm, an den engsten Stellen sinkt der Durchmesser des Ureterlumens auf etwa 2 mm herab. Normalerweise hat der Ureter 3 oder 4 enge Stellen. Die oberste physiologische Enge an der Übergangsstelle des Nierenbeckens in den Ureter wurde schon geschildert.

Eine weitere, weniger stark ausgeprägte Enge findet sich an der Kreuzungsstelle des Ureters mit den Vasa iliaca, ferner eine Enge vor der Einmündung des Ureters in die Blase. Diese Enge ist zumeist am ausgesprochensten. Vor den physiologischen Engen ist das Lumen des Ureters verhältnismäßig groß. Schließlich ist der Ureter noch am pelvinen Teil und, zwar bei der Übergangsstelle des parietalen in den visceralen Teil torquiert und dadurch in seinem Lumen verengt.

Aus den Besonderheiten im Bau und Verlauf des Ureters ergeben sich diese praktische Schlußfolgerungen:

1. Entzündliche Schwellung der Ureterschleimhaut und Veränderung des Harns durch corpusculäre Beimischungen können, jede für sich oder

*gemeinsam zur Obturation einer Enge am Ureter und damit zur Harn-
retention wie bei Verlegung einer Ureterenge durch einen Stein führen.*
*2. Die Prädilektionsstellen für die Lokalisation eines Uretersteins
sind die physiologischen Weiten vor den physiologischen Engen des Ureters.*

Zweites Kapitel.

Untersuchungsmethoden.

Für die Diagnostik der chirurgischen Nieren- und Uretererkrankungen
stehen uns abgesehen von der Vorgeschichte, die, wie wir in den einzelnen Abschnitten sehen werden, wertvolle Hinweise auf die Art und
den Sitz der Erkrankung bietet, eine Anzahl von Untersuchungsmethoden
zur Verfügung, von denen ein Teil von jeher zum Rüstzeug des
Arztes gehört, während ein anderer und besonders wertvoller Teil erst
in den letzten Dezennien ausgebildet worden ist. Die erste Gruppe
umfaßt die Inspektion, Palpation und die gewöhnlichen Harnunter-
suchungen. Zur zweiten Gruppe gehören die Zystoskopie nebst Ureterenkatheterismus und Nierenfunktionsprüfung; endlich die Röntgenphotographie.

I. Inspektion.

Normale Nieren sind im allgemeinen nicht sichtbar. Dahingegen
können tiefliegende Nieren dünne Bauchdecken etwas hervorwölben.
Sie wurden daher gelegentlich beim Vorliegen irgendwelcher Beschwerden
mit malignen Tumoren verwechselt, und so wurde manchmal zur
Zeit, als es eine moderne Nierendiagnostik noch nicht gab, auf Grund
einer derartigen irrigen Diagnose eine gesunde Niere exstirpiert. Ein
solcher Irrtum ist besonders verhängnisvoll, wenn es sich um eine Solitärniere handelt, die, da sie die Arbeit beider Nieren allein leisten muß,
größer als normal ist, durch die Verlagerung eine abnorme Gestalt hat
und deswegen leicht für einen malignen Tumor gehalten werden kann.
Ferner finden sich bei eigentlichen Nierentumoren insbesondere bei
Kindern, sowie bei Retentionsgeschwülsten der Niere Vorwölbungen
der Lendengegend und der seitlichen vorderen Bauchwand. Bei sehr
dünnen Bauchdecken sieht man öfter sogar die mediale und untere
Begrenzungswand des Tumors, vornehmlich dann, wenn der Patient
steht. Insbesondere nimmt man dabei oft eine Mitbewegung des Tumors
bei der Atmung wahr.

Auch die Hautbedeckung der Lendengegend bietet manchmal wertvolle diagnostische Hinweise. So sind zuweilen auf der kranken Seite
die Venen stark gefüllt. Ödematöse Schwellung und entzündliche Rötung

finden sich bei Eiterungen der Nierenkapsel. Nimmt man Fisteln in der Lendengegend wahr, so wird man an eine Nierenerkrankung denken. Bei der Inspektion ist ferner darauf zu achten, ob etwa eine Skoliose der Brust- und Lendenwirbelsäule besteht; hierbei handelt es sich gewöhnlich auch um eine Drehung der Wirbelsäule um die Längsachse. Eine solche Verkrümmung der Wirbelsäule hat auch gewöhnlich eine Veränderung der Lage beider Nieren zur Folge. Die eine Niere ist nach unten, medialwärts und nach vorn verlagert, während die andere Niere nach oben verlagert ist und in ihrer ganzen Länge hinter dem Brustkorb verborgen liegen kann. Man muß also in jedem Falle bei einer solchen Wirbelsäulenverkrümmung an die Abhängigkeit der Lage der Niere von der Wirbelsäule denken.

II. Palpation.

Von größerem Nutzen für die Diagnose ist die Palpation. Man untersucht bimanuell, in flacher Rückenlage oder nach Israel in Halbseitenlage des Patienten. Bei letzterer liegt der Kranke auf der gesunden Seite, das untere Bein gestreckt, das obere in der Hüfte und im Knie leicht gebeugt, und den Arm derselben Seite nach oben gehalten. Bei Rückenlage des Patienten sitzt der Arzt auf derjenigen Seite, auf der er die Niere fühlen will. Die eine Hand drückt vorsichtig in die Lendengegend, etwa im Winkel zwischen dem unteren Rippenbogenrand und dem Außenrand der langen Streckmuskeln; die andere Hand ruht auf der vorderen Bauchwand, unterhalb des unteren Rippenbogenrandes, seitlich vom M. rectus. Der Patient atmet ruhig und tief. Auf der Höhe der Einatmung dringt die auf der vorderen Bauchwand ruhende Hand in die Tiefe, und zwar zart, so daß dabei keine reflektorische Kontraktion der Bauchwandmuskulatur ausgelöst wird. Bei mehrfacher Wiederholung gelingt es auf diese Weise, mit den Kuppen der leicht gebeugten Finger tief einzudringen. Gleichzeitig drückt man mit der anderen Hand die Lendengegend nach vorne, indem man zur Entspannung der Lendenmuskulatur ganz leichte Stöße in kurzen aufeinanderfolgenden Zwischenzeiten auf sie ausübt. So gelingt es allmählich, von der Lendengegend aus die Niere so weit nach vorn zu drängen, daß man sie von vorne her fühlt. Bei der Ausatmung bewegt sich die Niere nach oben. Dabei fühlt die tastende Hand das Entgleiten des Organs nach oben, und dieses Entgleiten („Echappement") ist sehr bezeichnend für die Niere. Man kann so nicht allein die Größe der Niere, sondern auch ihre Oberfläche abtasten, ob sie glatt, grob- oder feinhöckrig, ob sie weich oder hart ist.

Zu solcher Palpation gehört allerdings eine gewisse Technik. Die größte Kunst dabei ist die Geduld. Der Arzt muß sich an den Patienten, und dieser an den Arzt gewöhnen.

Ist der Druck auf die Lendengegend im Winkel zwischen unterem Rippenbogenrand und seitlicher Streckmuskulatur besonders schmerzhaft, so weist dies auf eine Erkrankung der Niere hin. Auch die Palpation der normal gelegenen und gesunden Niere verursacht eine unangenehme Empfindung, die sich bei nervösen Leuten sogar bis zum Schmerz steigern kann. Ich hebe dies besonders hervor, weil diese im Bereich des Normalen gelegene Schmerzhaftigkeit bei der Palpation von manchen Ärzten für pathologisch angesehen wird.

An die Untersuchung in Rückenlage schließe ich in jedem Falle die Untersuchung des Patienten in Halbseitenlage an. Liegt der Kranke auf der linken Seite, dann rückt die Leber medialwärts, und es gelingt dann oft die Niere in größerer Ausdehnung als in der Rückenlage zu fühlen. Ja zuweilen kann man die Niere bis zum oberen Polrand abtasten. Ähnliche Vorteile bietet die Palpation der linken Niere bei Halbseitenlage des Patienten.

Auch die Palpation der vorderen Bauchdecken bietet Anhaltspunkte für die Diagnose der Nieren- und Uretererkrankungen. Bei zarter Betastung kann man das Kolon fühlen und z. B. die Kenntnis seiner normalen Lagebeziehung zu den Nieren für die Differentialdiagnose zwischen Tumor der Niere und anderer Bauchorgane verwerten. Druck in derjenigen Gegend, wo der Ureter über die Linea innominata hinweg nach unten zieht, ist bei vielen Nierenerkrankungen schmerzhaft.

Die Palpation per vaginam bzw. bei Männern per rectum ermöglicht, den untersten Teil des Ureters abzutasten, und dies ist besonders wertvoll für die Feststellung pathologischer Veränderungen an der Wand und im Inneren des Ureters.

In bezug auf die Technik ist dabei folgendes zu bemerken: Der Patient liegt auf dem Untersuchungstisch wie bei der bimanuellen gynäkologischen Untersuchung. Bei der Untersuchung per vaginam führt man den Zeigefinger bis in die Mitte zwischen Portio und Douglas ein, dann an der oberen Wand der Scheide entlang schräg nach außen und unten; bei gleichzeitiger Palpation von den Bauchdecken aus gelingt es, den Ureter zu fühlen.

Beim Manne führt man bei der angegebenen Lage des Patienten den Zeigefinger in das Rektum ein und sucht mit der Fingerkuppe bis oberhalb der Prostata und Samenblase zu gelangen. Während nun die Fingerkuppe nach außen und unten gleitet, dringen von den Bauchdecken aus die Finger der anderen Hand seitlich von der Blasengegend in die Tiefe und ziehen von oben und außen nach innen und unten über den im Rectum befindlichen gleitenden Finger hinweg. So gelingt es, zwischen den außen und innen befindlichen Fingern den Ureter abzutasten und durch Tuberkulose verursachte Veränderungen am Ureter (Verdickung) nachzuweisen. In mehreren Fällen habe ich im Ureter an dieser Stelle Steine nachweisen lönnen.

Hervorzuheben ist noch, daß durch das Hinübergleiten der Finger über den normalen Ureter gewöhnlich in der Mitte der Blase ein Schmerzgefühl ausgelöst wird.

III. Zystoskopie und Ureterenkatheterismus.

Ein besonders wertvolles Hilfsmittel für die Diagnose der chirurgischen Nierenerkrankungen stellt die Zystoskopie nebst dem Ureterenkatheterismus und der funktionellen Nierenprüfung dar. Es sollen daher in aller Kürze die allgemeinen Gesichtspunkte dargelegt werden, nach denen diese Untersuchungsmethoden für die Erkennung der chirurgischen Nierenerkrankungen zu verwerten sind. Die Technik dieser Methoden setze ich dabei als bekannt voraus, da sie in zahlreichen Lehrbüchern bereits eingehend behandelt werden. Ich will hier nur auf einzelne Punkte eingehen, die sich auf Grund meiner Erfahrungen mir als praktisch wichtig erwiesen haben. Seit einigen Jahren wende ich das Ringleb-Zeisssche Spülzystoskop an, das zwar ein kleineres Gesichtsfeld, aber eine stärkere Helligkeit hat als die früher gebräuchlichen Zystoskope und im Gegensatz zu diesen aufrechte und seitenrichtige Bilder gibt. In neuerer Zeit gebrauche ich das Ureterkinderzystoskop von nur 15 Charrière Stärke. Was die Desinfektion der Zystoskope anlangt, so vertragen sie bekanntlich weder das Auskochen noch die Sterilisation im strömenden Wasserdampf. Man ist daher auf die mechanische Reinigung mit nachfolgender chemischer Antisepsis angewiesen. Ich gehe in folgender Weise vor: Nach Gebrauch wird zunächst das Zystoskop mit heißem Wasser und Seife gründlich gereinigt, mit Wasser durchspült und hierauf sorgfältig abgetrocknet. Alsdann wird das Instrument mit 70—80%igem Alkohol abgerieben, und darauf in die einzelnen Hohlräume Äther und danach absoluter Alkohol hineingegossen. Doch muß die Optik besonders gegen Benetzung mit Äther geschützt werden. Alsdann kommen die Zystoskope in einen Behälter mit Formalindämpfen, und vor dem Gebrauch werden sie wieder mit sterilem Tupfer abgerieben. Nach Gebrauch bei infektiösen Fällen bringe ich die gereinigten Zystoskope, mit Ausnahme der Okulare, für etwa 12 Stunden in eine mit 5% Lysoformlösung gefüllte Weinflasche.

Als zweckmäßig hat sich mir erwiesen, besondere Zystoskope für aseptische und septische Fälle zu gebrauchen.

Zur Anästhesie der Urethra gebrauche ich 2%ige Novocainlösung. Es werden zunächst 10 ccm davon in die Urethra eingespritzt, und diese Flüssigkeit wird, nach Abklemmung des vorderen Teils der Harnröhre, durch streichende Bewegungen am Damm in die hintere Harnröhre hineingedrückt. Nach einigen Minuten werden weitere 10 ccm der

Novocainlösung in die Urethra injiziert. Bei empfindlichen Patienten werden nach einigen Minuten noch 10 ccm in die Harnröhre hineingespritzt. Besonders wichtig ist es, daß man mit der Einführung des Zystoskops noch etwa 15 Minuten wartet. Sehr empfindliche Patienten bekommen vor der Zystoskopie noch eine subcutane Injektion von 0,01 g Morphium.

Was den Ureterenkatheterismus anbetrifft, so gehe ich bei infektiösen Fällen, um eine Verschleppung der Keime aus der Blase in den Ureter zu verhindern, nach WILDBOLZ in folgender Weise vor: Während der Ureterkatheter durch die Blase in das Ureterostium eingeführt wird, wird durch den Ureterkatheter steriles Wasser durchgespült.

Die Ureterkatheter werden nach dem Gebrauch in derselben Weise wie die Zystoskope mit warmem Wasser und Seife gereinigt und dann unter Druck durchspült, bis sie vollkommen frei durchgängig sind. Die gereinigten, mit Mandrin versehenen Katheter werden in strömendem Wasserdampf sterilisiert und in eigens angefertigten Glasröhren aufbewahrt.

Im allgemeinen wende ich den Ureterenkatheterismus erst dann an, wenn ich mit weniger eingreifenden Untersuchungsmethoden nicht zum Ziele komme. In vielen Fällen gibt schon die einfache Zystoskopie wertvolle Aufschlüsse über den Zustand beider Nieren und die etwaige Erkrankung nur einer Niere. Der geübte Untersucher vergewissert sich sofort darüber, ob die Blase gesund und nur eine Nierenerkrankung vorliegt, oder ob die Blase mit erkrankt ist. Besonders wichtig ist die Betrachtung der Ureterostien. Ist ein Ureterostium mangelhaft entwickelt, dann erweckt dies den Verdacht auf eine kongenitale Anomalie oder eine Erkrankung der Niere. Fehlt das Ureterostium, dann fehlt auch die zugehörige funktionsfähige Niere. Andererseits können auch drei oder sogar vier Ureterostien vorhanden sein. Auf weitere hierher gehörige Einzelheiten werde ich bei der Diagnostik der einzelnen Nierenerkrankungen näher eingehen.

Wichtig ist ferner die Feststellung des Charakters der Harnentleerungen aus den Ureterostien, ob der Harn unter starker Wellenbildung oder träge und in welchen Zwischenzeiten er sich entleert. Ferner erkennt man zystoskopisch, ob der aus einem oder aus beiden Ureterostien entleerte Harn pathologische Beimischungen enthält (Blut, Eiter).

Weiter kommen in der Umgebung der Ureterostien Veränderungen vor, die auf eine bestimmte Erkrankung der Niere hinweisen (Tuberkulose).

IV. Funktionelle Nierendiagnostik.

Die Zystoskopie und der Ureterenkatheterismus sind deswegen von Bedeutung, weil sie uns in den Stand setzen, die Funktion jeder einzelnen Niere gesondert zu prüfen. In erster Linie dient dazu die Chromozystoskopie. Man beobachtet den aus jedem Ureter hervorsprudelnden Harn nach hypodermatischer Injektion bestimmter Farbstoffe. Während man früher dazu Methylenblau verwandte, benutzt man jetzt allgemein nach Völcker-Joseph das Indigocarmin (Carminum caeruleum, indigoschwefelsaures Natrium). Man löst 0,08 g Indigocarmin, die man fertig in Tablettenform mit 0,1 NaCl gemischt erhält, in 20 ccm sterilem Wasser, kocht es kurz auf und injiziert es intramuskulär in das Gesäß. Ich mache die Untersuchung gewöhnlich morgens, bevor der Patient Flüssigkeiten zu sich genommen hat. Normalerweise sieht man nach 6—8 Minuten aus den Ureterostien den Harn zunächst grün, bzw. schwach blau und dann stärker gefärbt hervorsprudeln. Den Höhepunkt erreicht die Färbung in etwa 15 Minuten und bleibt auf dieser Höhe etwa 10 Minuten, um dann allmählich an Intensität abzunehmen. Noch schneller tritt die Ausscheidung nach intravenöser Injektion der $0,4\%$igen Indigocarminlösung auf, nämlich nach 3—5 Minuten. Es genügen dabei 2,5—5 ccm, bei Kindern 1 ccm der Indigocarminlösung. Die Blaufärbung beginnt nach $2^{1}/_{2}$—5 Minuten und erreicht ihr Maximum schon nach 10—12 Minuten. Tritt aber die Blaufärbung des Harns verspätet ein, oder bleibt sie ganz aus, so weist dies im allgemeinen auf eine Funktionsstörung der Niere hin. Man muß jedoch dabei berücksichtigen, daß im alkalischen Harn bei Luftabschluß die Blaufärbung ausbleiben kann. Es beruht dies auf einer Umwandlung des blauen Farbstoffs in eine farblose Verbindung. Um diese Umwandlung des Farbstoffes zu vermeiden, wird in solchen Fällen die Indigocarminprobe mit dem Ureterenkatheterismus kombiniert ausgeführt.

Ferner ist die Chromozystoskopie praktisch von großem Nutzen in denjenigen Fällen, in denen das Ureterostium nicht ohne weiteres sichtbar ist. Der hervorsprudelnde blau gefärbte Harnstrahl zeigt dem Untersucher die Lage des Ureterostiums. So wertvoll also die Indigocarminprobe besonders für die funktionelle Prüfung der Niere ist, so versagt sie doch gelegentlich.

Glücklicherweise verfügen wir noch über weitere Methoden zur Funktionsprüfung der Niere, die zur Sicherung der Diagnose herangezogen werden können. Dahin gehört die Phloridzinmethode (Casper, P. F. Richter). Injiziert man ein Kubikzentimeter einer frisch bereiteten 1%igen Phloridizinlösung subcutan, dann beginnt bei normaler Funktion der Niere die Zuckerausscheidung nach 15—20 Minuten. Bleibt aber die Zuckerausscheidung fort, dann weist das im allgemeinen auf eine ungenügende Nierenfunktion bzw. auf Ausfall von Parenchym infolge von Erkrankung der Niere hin. Da man mit Hilfe des Ureterenkatheterismus in der Lage ist, nach der Phloridzininjektion die Zuckerausscheidung jeder Niere gesondert zu prüfen, so kann man dadurch die Funktion beider Nieren vergleichend feststellen. Es empfiehlt sich, während der ersten Stunde nach der Einspritzung des Phloridzin, den Urin viertelstündlich vergleichend auf Zucker zu untersuchen. Man beginnt damit etwa 20 Minuten nach der Einspritzung. Sind beide Nieren normal, so scheiden sie nach der Phloridzininjektion annähernd die gleiche Zuckermenge aus (CASPER). Zur Zuckerbestimmung bediene ich mich des Gärungssaccharometers von TH. und R. LOHNSTEIN für unverdünnte Urine, bei welchen für eine Zuckerbestimmung schon 0,5 ccm Harn genügt.

Ein Urteil über die Funktion jeder Niere gewährt ferner das spezifische Gewicht des mittels Ureterkatheters aus jeder Niere gesondert aufgefangenen Harns. Dem gleichen Zweck dient die Gefrierpunktsbestimmung. Ein geringes spezifisches Gewicht, bzw. eine geringe Gefrierpunktserniedrigung des Harns weist auf eine geringe Konzentrationsfähigkeit der betreffenden Niere hin.

Eine Verfeinerung dieser Untersuchungsmethode ist die Verdündungsprobe des Harns. Man läßt den Patienten 400—600 g eines Mineralwassers, Tee, Weißbier usw. zu sich nehmen und fängt danach mittels Ureterkatheters den Harn jeder Niere gesondert auf. Das spezifische Gewicht bzw. der Gefrierpunkt wird, falls die Niere gesund ist, der vermehrten Wasserausscheidung entsprechend, kleiner als zuvor. Ist aber die Funktion der Niere herabgesetzt, so wird die Menge wie das spezifische Gewicht des ausgeschiedenen Harns gegenüber dem früheren Zustand wenig oder gar nicht verändert. Schon in der ersten halben Stunde nach dem Trinken zeigt sich bei gut funktionierender Niere diese Beeinflussung der Nierensekretion, um dann schnell abzuklingen. Auf diese Weise läßt sich ein gutes, vergleichendes Urteil über die Funktion beider Nieren fällen.

Hervorheben möchte ich, daß im allgemeinen die Bestimmung des spezifischen Gewichts dasselbe ergibt, wie die Gefrierpunktsbestimmung des Harns, und daher genügt. Nur bei höherem Eiweißgehalt des Harns ist eine Gefrierpunktsbestimmung angezeigt, weil der Eiweißgehalt das spezifische Gewicht erhöht, nicht aber den Gefrierpunkt beeinflußt. Das spezifische Gewicht in kleinen Harnmengen kann man mit dem Pyknometer und Wage oder auch mittels besonderer von SCHLAGINTWEIT angegebener Aräometer bestimmen.

Eine von der Harnuntersuchung unabhängige Methode zur Prüfung der Gesamtfunktion beider Nieren stellt die Bestimmung des Blutgefrierpunktes dar, die von manchen Chirurgen (KÜMMELL) besonders hoch bewertet wird. Normal liegt der Blutgefrierpunkt bei —0,56° C.

Abweichungen um 0,020 nach oben oder unten sind noch als physiologisch anzusehen.

Ist der Blutgefrierpunkt normal (— 0,56°), so beweist dies noch nicht, daß jede Niere für sich allein nach etwaiger Operation an der einen Niere ausreichend funktionieren würde. In diesem Falle ist also noch die getrennte funktionelle Prüfung beider Nieren erforderlich. Ist dagegen der Blutgefrierpunkt stark erniedrigt, z. B. — 0,6, dann kann man annehmen, daß beide Nieren zusammen nicht ausreichend funktionieren. Man wird daher bei einem solchen Befund sich nur im äußersten Notfalle zu einem ernsten operativen Eingriff entschließen.

Neuerdings hat man auch die Bestimmung des Reststickstoffes im Blut für die Beurteilung der Nierenfunktion verwertet.

Schließlich ist noch folgende besonders in Frankreich vielfach angewandte Methode zu erwähnen: Man bestimmt den Harnstoffgehalt des Blutes und die während 24 Stunden im Harn entleerte Harnstoffmenge; ein aus diesen beiden Zahlen und dem Körpergewicht des Patienten zusammengesetzter mathematischer Ausdruck soll bei normaler Nierenfunktion einen konstanten Wert haben (AMBARDsche Konstante).

Die betreffende Gleichung lautet:

$$\frac{Ur}{\sqrt{D \times \dfrac{70}{p}} \times \sqrt{\dfrac{C}{25}}} = K.$$

Hierin bedeutet Ur den Harnstoffgehalt des Blutes, ausgedrückt in Gramm pro Liter, D die in 24 Stunden ausgeschiedene Harnstoffmenge, p das Körpergewicht in Kilogramm, C die Harnstoffkonzentration im Harn in Gramm pro Liter. Die Konstante K soll bei normaler Gesamtfunktion beider Nieren 0,07 bis höchstens 0,1 betragen. Ist der Wert größer als 0,1, so muß man annehmen, daß die Gesamtleistung beider Nieren nicht hinreichend ist. Die Beweiskraft dieser Methode ist indes, ganz abgesehen davon, daß sie sehr umständlich ist, noch sehr umstritten.

Die beschriebenen Methoden setzen uns in den Stand, ein für chirurgische Zwecke im allgemeinen ausreichendes Urteil darüber zu fällen:

1. Ob eine oder beide Nieren erkrankt sind,

2. Ob und inwieweit die Funktion jeder der beiden Nieren normal oder vermindert ist,

3. Ob die Gesamtfunktion beider Nieren zur Ausscheidung harnfähiger Stoffwechselprodukte ausreicht, und

4. Ob bei einseitiger Nierenerkrankung die andere Niere so gut funktioniert, daß diese nach der Operation am Schwesterorgan die sonst von beiden Nieren geleistete Arbeit allein zu leisten vermag.

Nun ist allerdings zuzugeben, daß jede der oben beschriebenen funktionellen Proben nur eine Teilfunktion der Niere zu beurteilen erlaubt.

Die Erfahrung hat jedoch gezeigt, daß wir, wenn mehrere der angegebenen Methoden im gleichen Sinne ausfallen, ein genügend sicheres Urteil über die Funktion jeder Niere gewinnen können. Darum ist es notwendig, mehrere Untersuchungsmethoden gleichzeitig vorzunehmen. In den meisten Fällen, in denen es sich um einen größeren Eingriff an der Niere handelt (Nephrotomie, Nephrektomie), ist die funktionelle Untersuchungsmethode mittels des Ureterenkatheterismus erforderlich. Ich gehe dabei gewöhnlich in folgender Weise vor: Der Katheter wird in den Ureter nur etwa 8—10 cm weit eingeführt; dann beginnt gewöhnlich schon der Harn sich tropfenweise zu entleeren. Die zuerst entleerten Harnportionen werden zur Untersuchung nicht verwendet, da sie pathologische Beimischungen enthalten können, die mit dem Katheter aus dem Blaseninneren in den Ureter hineingebracht worden sind (ISRAEL, CASPER). Die nächstfolgenden 1—2 ccm werden zentrifugiert, und das Sediment wird mikroskopisch und bakteriologisch untersucht. Die weitere aus dem Katheter entleerte Harnmenge wird zur Feststellung des spezifischen Gewichts sowie zur Zuckerbestimmung nach der Phloridzininjektion verwendet, und gleichzeitig bestimmt man dabei die Zeit, wann die Blaufärbung des Harns nach der Indigocarmininjektion einsetzt und ihren Höhepunkt erreicht. Das Phloridzin wird eingespritzt, sobald der Urin sich aus dem Ureter tropfenweise zu entleeren begonnen hat. Einige Minuten darauf wird das Indigocarmin intramuskulär injiziert. In besonderen Fällen mache ich noch in einer zweiten Sitzung die Verdünnungsprobe.

V. Untersuchung mit Röntgenstrahlen.

Einen großen Fortschritt verdankt die Diagnostik der chirurgischen Nierenerkrankungen der Untersuchungsmethode mittels Röntgenstrahlen. Zunächst war es die Diagnostik der Nierensteine, die durch die Röntgenphotographie wesentlich gefördert worden ist. Hier sei nur bemerkt, daß seit der Anwendung der von ALBERS-SCHÖNBERG erfundenen Kompressionsblende es in den allermeisten Fällen von Nierensteinen gelingt, sie im Röntgenbild nachzuweisen. Aber nicht allein dies. Wir können im Röntgenbild oft auch den Nierenschatten sehen, zwar gewöhnlich nicht in ganzer Ausdehnung der Niere, sondern nur etwa in ihren unteren zwei Dritteln, wir können uns aber aus den Umrissen dieses Teils der Niere die Lage und Größe des oberen Drittels der Niere ergänzend zeichnen. Wir müssen uns aber dabei vor Augen halten, daß die Kompressionsblende gewöhnlich in der Richtung von vorn nach hinten und dann noch etwas nach oben aufgesetzt wird. Da aber die Niere von vorn und medial nach lateral und hinten gedreht liegt, erscheint im Röntgenbilde die Ausdehnung der Niere in der

Frontalebene etwas verkürzt. Nichtsdestoweniger ergibt das Röntgenbild genügend Auskunft über die Lage, Größe und Form der Niere. In manchen Fällen ist es schon sehr wichtig, daß auf diese Weise das Vorhandensein der Niere auf der betreffenden Seite sichergestellt wird.

Ist eine Vergrößerung der Niere nachweisbar, so kann man bei der Diagnose eines Nierentumors in zweifelhaften Fällen erkennen, welcher Niere wahrscheinlich der Tumor angehört. Doch darf man aus der Vergrößerung der Niere allein nicht unbedingt auf einen Tumor der Niere schließen. Sie kann auch eine kompensatorische Hypertrophie der Niere darstellen.

Das Röntgenbild zeigt ferner die einzelnen Wirbelkörper sowie den Musc. psoas, und aus der Lagebeziehung der Niere zu diesen können wir die Lage der Niere auch dann erkennen, wenn sie im Röntgenbilde nicht erscheint. So z. B. ist in Fällen, wo nur ein steinähnlicher Schatten auf der Röntgenplatte sichtbar ist, deutlich zu erkennen, ob dieser Schatten im Bereich der Niere gelegen ist.

Ferner erscheint im Röntgenbild öfter das mit Luft gefüllte Kolon mit seiner eigenartigen Haustrenbildung. Im anderen Falle kann man das Kolon durch Füllung mit der üblichen Baryummischung und darauffolgende Röntgenphotographie kenntlich machen. Die typische Lagebeziehung des Kolon zu den Nieren kann bei der Differentialdiagnose zwischen Tumor einer Niere und eines angrenzenden Organs mit verwertet werden (s. S. 5—6).

Um die Umrisse der Niere in denjenigen Fällen, in denen sie im einfachen Röntgenbilde nicht zu sehen ist, kenntlich zu machen, hat neuerdings P. Rosenstein empfohlen, vom Rücken her Sauerstoff in die Umgebung der Niere zu injizieren (Pneumoradiographie). Dadurch gelingt es nicht allein die Niere, sondern zuweilen auch die Nebenniere und den Ureter im Röntgenbild gut zu sehen. Doch scheint die Methode noch nicht so weit ausgebildet zu sein, daß sie als ungefährlich anzusehen wäre. In einigen Fällen kam es, offenbar infolge Eindringens von Sauerstoff in Blutgefäße, zu mehrere Stunden während Blindheit, schweren suffokatorischen Störungen und in einem Falle zu mehrere Wochen währenden Lähmungserscheinungen (Stutzin).

Auch die von Rautenberg angegebene Methode des Pneumoperitoneum, bei der durch eine Kanüle 200 ccm atmosphärischer Luft durch die Bauchdecken in den Bauchraum eingeblasen werden, ermöglicht gute Röntgenbilder der Niere, besonders in ihrer Lage zu den anderen Bauchorganen. Diese Methode ist jedoch zur Zeit noch nicht ganz ungefährlich.

Pyelographie.

Eine sehr wertvolle Erweiterung der Röntgenuntersuchung ist die von v. Lichtenberg und Völcker eingeführte Pyelographie, die sich in neuerer Zeit immer mehr einbürgert, seitdem ihre Technik so weit durchgebildet ist, daß sie im allgemeinen als eine ungefährliche Methode angesehen werden kann. Man führt zystoskopisch einen Katheter in den Ureter ein und injiziert durch ihn eine schattengebende Substanz in das Becken und die Kelche. Das Röntgenbild zeigt danach die Gestalt und Größe des Beckens und der Kelche. Wir erkennen mit einem Blick etwaige Erweiterungen des Beckens und der einzelnen Kelche; ferner können wir in Fällen, in denen die Niere im einfachen Röntgenbild nicht sichtbar war, steinähnliche Schatten in ihrer Lage zur Niere bestimmen.

Was die Technik der Pyelographie anlangt, so verwendete man anfänglich als Kontrastmittel 10% ige, späterhin 5% ige Kollargollösung. Ich habe dabei in einigen Fällen Koliken, sonst aber keine Störungen beobachtet. Die Entstehung der Koliken ist wohl folgendermaßen zu erklären: Die durch enge Kelchhälse in die Kelche hineingebrachte Kollargollösung kann nachher, vermischt mit etwaigen corpusculären Beimischungen des Harns, nur unter starken, schmerzhaften Kontraktionen der Kelchwandung herausgetrieben werden, wobei auch Kollargol in das Parenchym hineingepreßt wird. Wenn ich keine ernsteren Störungen nach der Kollargolinjektion beobachtet habe, so ist dies vielleicht dem Umstand zu verdanken, daß ich dabei folgende, auch anderweitig empfohlene Technik anwende: Es wird ein Katheter von möglichst geringem Umfang (Nr. 4, höchstens Nr. 5) gebraucht, und man spritzt durch ihn die Flüssigkeit in das Becken nicht hinein, sondern läßt sie unter möglichst geringem Druck hineinfließen, und zwar nur so lange, bis der Patient ein Druckgefühl in der Nierengegend empfindet. Sollte hierbei einmal etwas mehr Flüssigkeit als notwendig in das Becken gelangen, dann fließt die überschüssige Menge in dem Raum zwischen Ureterkatheter und Ureterenwand wieder in die Blase ab.

Der Umstand, daß nach Kollargolinjektionen häufiger Koliken auftraten und sogar Todesfälle sich ereigneten, war die Veranlassung, daß man sich nach anderen Kontrastmitteln umsah. v. LICHTENBERG empfahl zur Pyelographie Insufflation von Sauerstoff. Diese Methode eignet sich gut zur Lokalisation von Nierensteinen (s. Abb. 51, S. 147). Späterhin injizierte man kolloidales Jodsilber, das mit Pyelon bezeichnet wurde (Prätorius); ferner Jodkalilösung (Rubritius). Alle diese Mittel wurden aber durch die von BRAASCH angegebene 25% ige Bromnatriumlösung verdrängt. Ich habe sie in sehr zahlreichen Fällen angewendet, ohne danach erhebliche Störungen zu beobachten. Neuerdings hat E. JOSEPH als Kontrastmittel 25% ige Jodlithiumlösung angegeben, diese soll im Röntgenbild stärkere Schatten geben. Da aber die Pyelographie mit Bromnatriumlösung für die Diagnostik vollkommen hinreichend gute Bilder gibt, habe ich bisher keinen Anlaß gehabt, die Jodlithiumlösung anzuwenden.

Für die Differentialdiagnose zwischen Tumor einer Niere und eines angrenzenden Organs kann die Pyelographie besonders nützlich sein, wenn man zuvor den palpablen Tumor an der vorderen Bauchwand mit einem durch Heftpflaster fixierten Metallring umgrenzt. Abb. 7

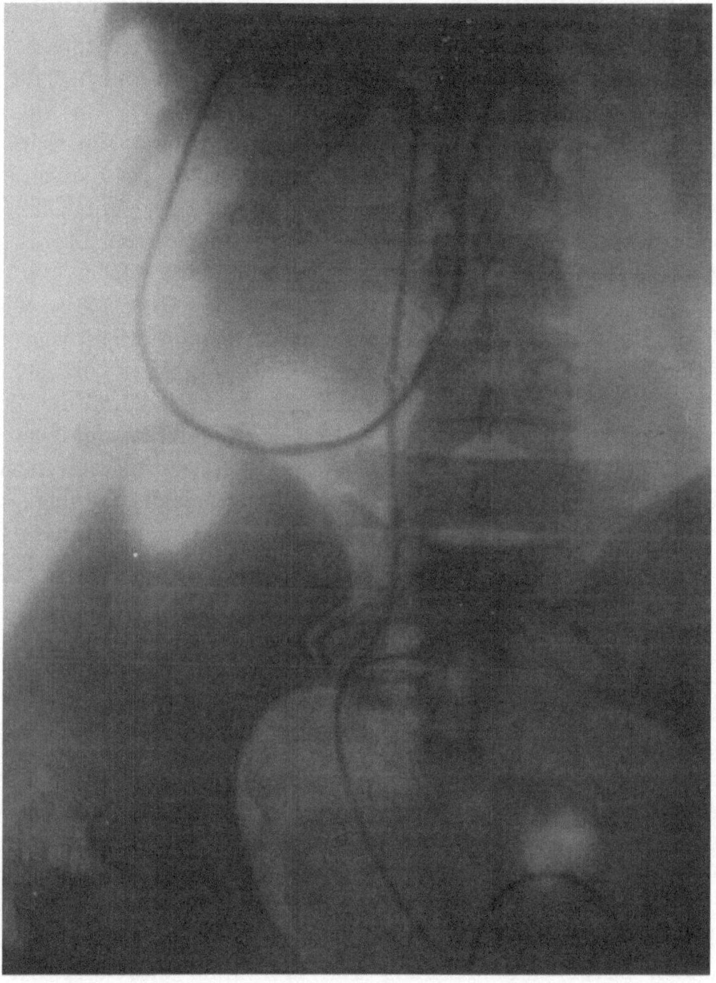

Abb. 7. Um den Tumor ist ein Metallring gelegt. Im Ureter eine Wismutsonde. Pyelographie des Nierenbeckens, das normal ist.

zeigt ein solches Bild (die Pyelographien habe ich gewöhnlich mit Kollegen ARTHUR FRAENKEL in seinem Röntgeninstitut ausgeführt). Der große umgrenzte Tumor gehört zweifellos nicht der Niere an. Es war die vergrößerte Gallenblase, die ich dann exstirpierte.

Drittes Kapitel.

Nierenoperationen.

I. Allgemeines.

1. Vorbereitung des Kranken vor der Operation.

Wie vor jeder größeren Operation ist auch vor Nierenoperationen die Vorbereitung des Kranken von wesentlicher Bedeutung für das Gelingen des Eingriffs. Man regle die Darmtätigkeit. Am Tage vor der Operation bekommt der Patient $1^{1}/_{2}$—2 Eßlöffel Oleum ricini und möglichst schlackenfreie Diät (Bouillon, Suppe, Ei, weißes Fleisch, etwas Weißbrot). Bei den engen Lagebeziehungen der Niere zum Kolon sind die postoperativen Störungen von seiten des entleerten Darms nach einer derartigen Vorbereitung geringer, als ohne eine solche. Bezüglich der Reinigung des Operationsfeldes gelten dieselben Grundsätze, wie bei jeder Operation. Bei fettleibigen Personen empfiehlt es sich, wenn möglich, einige Wochen zuvor eine vorsichtige Entfettungskur vorzunehmen, teils um die technischen Schwierigkeiten der Operation und die Gefahr der Infektion zu vermindern, teils um die Widerstandsfähigkeit des Organismus zu erhöhen und die Gefahren von postoperativen Komplikationen seitens des Herzens und der Lunge einzuschränken. Bei infiziertem Urin sorge man für eine vorherige Desinfektion des Harns durch Darreichung von Urotropin oder ähnlichen Harndesinfizientien. Schlechte Herztätigkeit des Kranken suche man durch Injektion von Digitalispräparaten (Digalen, Digipurat usw.) zu heben.

2. Anästhesie bei der Operation.

Von großer Wichtigkeit ist die Frage der Anästhesie bei Nierenoperationen. Chloroform wende ich dabei nie an, da es die Nierenepithelien schädigen kann. Im Jahre 1898 beobachtete ich als Assistent der Israelschen Abteilung des jüdischen Krankenhauses in Berlin einen Fall, bei dem nach Chloroformnarkose Tod durch Anurie erfolgte; die mikroskopische Untersuchung ergab Nekrose der Nierenepithelien. Im allgemeinen benutze ich die Äthernarkose, nachdem $^{3}/_{4}$ Stunden zuvor eine Mischung von Morphium 0,01 und Atropin. sulfur. 0,001 subcutan injiziert worden ist. Wo eine Allgemeinnarkose nicht angezeigt erscheint, verwende ich eine Kombination der Lokalanästhesie mit kurzem Äther- oder Chloräthylrausch. Das Schnittgebiet wird durch eine Injektion von ungefähr 100 ccm, und gegebenenfalls auch der perirenale Raum mit etwa 60—80 ccm einer $^{1}/_{2}\,^{0}/_{0}$igen Novocainsuprareninlösung unempfindlich gemacht, und zur Luxation der Niere wird ein kurzer Äther oder Chloräthylrausch angewandt (Kappis).

3. Nachbehandlung.

Nach der Operation bekommt der Patient, falls es ein schwererer Eingriff war, eine Injektion von 0,01 einer $10^0/_0$igen Lösung von Coffein natr. benzoic., und sobald Schmerzen auftreten, eine solche von 0,01 Morphium. Wenn Harn in einer Menge von etwa 200 Gramm entleert worden ist, kann erforderlichenfalls zur Schmerzstillung noch eine weitere Injektion von 0,01 Morphium gemacht werden. Zur Verhütung des Erbrechens darf der Patient etwa 12 Stunden lang keine Flüssigkeit per os zu sich nehmen. Hingegen kann dem Organismus durch Tropfklistier 4—500 g Flüssigkeit mehrmals täglich, nötigenfalls vermischt mit Herzmitteln oder Exzitantien in entsprechender Dosierung zugeführt werden. Am zweiten Tage nach der Operation wird dem Patienten Tee und Milch eßlöffelweise verabfolgt und am dritten Tage Suppe, Kakao, Weißbrötchen, Ei usw. Wichtig ist nach Nierenoperationen insbesondere noch die Anregung der Darmtätigkeit. Zwei Tage nach der Operation bekommt der Patient ein großes Klistier und am dritten Tage morgens ein Abführmittel.

II. Die extraperitoneale (lumbale) Freilegung der Niere.

Die operative Freilegung der Niere kann auf zwei Wegen erfolgen, extraperitoneal oder transperitoneal. Die extraperitoneale Methode ist jetzt die allgemein übliche, während die transperitoneale nur für Ausnahmefälle in Betracht kommt.

Vor jeder extraperitonealen Nierenoperation ist zunächst festzustellen, ob die unterste fühlbare Rippe die 11. oder die 12. ist. Dies ist von Bedeutung für die Anlegung des lumbo-abdominalen Schnitts und auch deswegen, weil in manchen Fällen die partielle Resektion der untersten Rippe notwendig ist.

Zur Operation wird der Patient auf die gesunde Seite gelagert. Unter die Lende wird eine gepolsterte Rolle von etwa 25 cm Durchmesser geschoben. Das Bein der gesunden Seite wird in der Hüfte und dem Knie gebeugt, das der kranken Seite stark nach hinten gestreckt. Der Thorax bzw. das Becken des Patienten werden zur Erhaltung der Lagerung von einem Gehilfen gestützt.

Von den meisten Chirurgen wird der schräge Lumbalschnitt angewandt. Der Schnitt beginnt am Winkel zwischen dem unteren Rippenbogenrand und der lateralen Seite der Längsmuskulatur des Rückens, und zwar 1 Querfinger breit unterhalb des unteren Randes der 12. Rippe bzw., wenn die unterst fühlbare Rippe die 11. Rippe ist, 2 Querfinger breit unter dieser. Der Schnitt wird zunächst bis etwa 2 Finger breit über den höchsten Punkt des oberen Darmbeinrandes, erforderlichenfalls bis zur Höhe der Spina ant. sup. und selbst bis in die Nähe des Lig. Pouparti geführt. Je fettleibiger der Patient, je größer der Tumor

ist, und je weiter er nach unten reicht, je größer die Entfernung zwischen
unterster Rippe und oberem Beckenrand ist, desto länger muß man den
Schnitt anlegen. Nach Durchschneidung der Haut und Fascie kommt
man auf den Musculus latissimus dorsi und den Musculus obliquus ext.
Darunter folgt der Musculus obliquus int., hinten die Zacken des Musculus serratus, und zwischen beiden Muskeln liegt die Aponeurose des
Musc. transversus. Durch diese sieht man den 12. Intercostalnerv
hindurchschimmern. Um diesen nicht zu verletzen, schneidet man den Musc.
obliquus int. und serratus posticus hinter dem Nerven ein. Jede Muskel-
schicht wird — ich richte mich hierbei nach dem Vorgehen meines
verehrten Lehrers I. ISRAEL — einzeln durchschnitten und unter
Kompression mit großen Mulltüchern zurückgedrängt. Blutende Gefäße
werden nun unterbunden. Darauf wird die Aponeurose des Musc.
transversus vorsichtig durchschnitten und danach wird der Schnitt
durch den muskulösen Teil des Musc. transversus digital erweitert.
Dieses Vorgehen hat den Zweck, eine Verletzung des unter dem
vorderen Teil des Muskels liegenden nur von einer dünnen Fascie
bedeckten Bauchfells zu vermeiden. Sobald der Transversus eingeschnitten ist, quillt das pararenale Fettgewebe hervor. Es wird
durchschnitten, stumpf abgelöst und mit Faßzangen hervorgezogen.
Dadurch wird die Fascia retrorenalis freigelegt. Diese wird möglichst
weit nach hinten eine kleine Strecke längs eingeschnitten und dann
stumpf durchtrennt, um eine Verletzung des Peritoneums zu verhüten,
da die Umschlagsfalte des Peritoneums zuweilen weit nach hinten hinüber-
reicht. Das ist, wie ich gezeigt habe, besonders bei Kindern und bei
Tieflage der Niere der Fall. Dann wird die Umschlagsfalte des Peritoneums stumpf nach vorn geschoben. Nunmehr wird die der Niere unmittelbar aufliegende, die perirenale Fettkapsel auf der Konvexität
der Niere längs eingeschnitten und von der Niere abgelöst, ohne daß
dabei die Tunica fibrosa verletzt und von der nackten Oberfläche der
Niere abgehoben wird. Soweit Adhäsionen zwischen der Fettkapsel
und der Tunica fibrosa vorhanden sind, werden sie durchschnitten, da
bei ihrer Durchreißung die Tunica fibrosa leicht eingerissen und von der
Niere abgelöst werden könnte. Zumal am oberen Pol der Niere ist in
dieser Hinsicht Vorsicht geboten, da hier die Fettkapsel der Tunica
fibrosa besonders fest anhaftet. Zu diesem Zwecke läßt man bei der
Aushülsung der Niere am oberen Pol einen Teil der perirenalen Fettschicht auf der Tunica fibrosa zurück. Nunmehr wird die aus der Fettkapsel ausgelöste Niere an die Oberfläche luxiert, wobei man zunächst
den oberen Pol der Niere bis in den oberen Wundwinkel vorsichtig
herabgezogen, und indem man diesen mit der einen Hand fixiert,
bringt man mit der anderen Hand den unteren Pol der Niere und damit
die ganze Niere vor die Wundränder. Damit die Niere nicht wieder in
die Tiefe zurückschlüpft, wird unter den unteren Pol ein Mulltupfer

gelegt. Darauf wird der Gefäßstiel vom Becken bzw. dem oberen Teil des Ureters abgelöst, um entweder zur temporären Blutstillung bei der Nierenspaltung gesondert den Gefäßstiel abzuklemmen, oder bei der Nephrektomie zunächst den Ureter isoliert zu durchtrennen, da dadurch die weitere Operation außerordentlich erleichtert wird. Die Isolierung des Gefäßstiels vom Becken bzw. dem Ureter nehme ich in folgender Weise vor: Nach Emporheben des unteren Nierenpols wird der obere Teil des Ureters tastend aufgesucht, von ihm aus das Nierenbecken und gesondert der Gefäßstiel freigelegt.

Bestehen so feste Verwachsungen zwischen der Tunica fibrosa der Niere und der Fettkapsel, daß eine Trennung beider Schichten nicht möglich ist, dann muß man die Niere aus den beiden miteinander verwachsenen Kapseln auslösen. Man durchschneidet vorsichtig die die Niere umhüllende Schwarte, Schicht für Schicht, bis man auf das durch seine bräunliche Färbung kenntliche Nierenparenchym kommt, und löst dann die ganze Kapsel von der Nierenoberfläche stumpf mit den Fingern ab. Dies gelingt aber nur bis zum Hilusrand, mit dem die Schwarte fest verwachsen ist. Um nun das Becken und den Gefäßstiel freizulegen, durchschneidet man zweckmäßig die von der ventralen Oberfläche abgelöste Schwarte in einer dem Verlauf der größeren Nierengefäße parallelen Richtung, bis man an die im Hilus gelegenen Nierengefäße herankommt.

Bei großen Tumoren der Niere, insbesondere wenn die Niere hoch unter dem Rippenbogen gelegen ist, setzt man auf den Schrägschnitt vorn, nachdem man das Peritoneum medialwärts verschoben hat, einen nach der Mitte des Körpers gerichteten Muskelschnitt auf. In anderen Fällen bietet die Resektion der 12. Rippe einige Erleichterung. Hierbei ist aber nicht zu vergessen, daß die unterste fühlbare Rippe öfter nicht die 12., sondern die 11. Rippe ist. Bei der Resektion der 11. Rippe aber könnte sehr leicht die Pleura verletzt werden. An der 12. Rippe genügt es zumeist, nur die vorderen 2—3 cm der Rippe zu resezieren. In manchen Fällen von Lungenemphysem reicht wohl die Pleura etwas weiter nach unten als gewöhnlich. Bei der subperiostalen Resektion des distalen Teils der Rippe dürfte aber die Verletzung der Pleura nicht zu befürchten sein. Zumeist kann man allerdings durch Verlängerung des lumbo-abdominalen Schnittes nach unten den Zugang zur Niere und ihre Aushülsung so erleichtern, daß man auf die Resektion der untersten Rippe verzichten kann. Ferner wird die Freilegung der Niere in schwierigen Fällen durch Durchschneidung des Lig. lumbocostale, das von den Querfortsätzen der obersten beiden Lendenwirbel nach dem unteren Rand der letzten Rippe führt, sehr erleichtert. Dabei ist jedoch Vorsicht geboten. Hinter dem Ligament liegt nämlich die von Fett umhüllte Umschlagsfalte der Pleura. Diese muß erst stumpf von ihrer Unterlage abgehoben werden. Erst dann kann man das Ligament durchschneiden, ohne die Pleura zu verletzen.

War aber bei starken Verwachsungen des oberen Pols der Niere trotz aller Vorsicht eine Verletzung der Pleura nicht zu verhüten — man merkt dies gewöhnlich an dem plötzlichen Auftreten eines hauchenden Geräusches —, so tamponiert man sofort die Einrißstelle mit dem Finger und vernäht sie darauf mit dem umgebenden Gewebe, um ein Einreißen der Stichkanäle zu verhüten. Wenn dies nicht möglich ist, so verschließt man die Öffnung in der Pleura mit einem Mulltampon, der an die Umgebung mit feinen Catgutnähten befestigt wird. Der Tampon ist mit einem Zwirnsfaden durchzogen, der nach außen geleitet wird und dazu dient, daß man durch Zug an ihm, nach etwa 5—7 Tagen, den Tampon wieder herausziehen kann.

Wird bei Verwachsungen der Niere mit ihrer Umgebung das Peritoneum eingerissen, so wird es genäht. Zumeist ist es jedoch zweckmäßiger, die Peritonealwunde zu tamponieren und erst nach vollkommener Freilegung der Niere, bzw. nach der Nephrektomie zu vernähen.

III. Nephrektomie.

Nachdem die Niere in der geschilderten Weise freigelegt und luxiert ist, handelt es sich bei der Nephrektomie um die Durchschneidung des Nierenstiels. Die Operation wird sehr erleichtert, wenn man zunächst den Ureter durchtrennt. Oberhalb und unterhalb der Stelle, an welcher der Ureter durchschnitten werden soll, wird er unterbunden und über einem untergeschobenen Mullstreifen mittels Paquelin durchtrennt. Den Gefäßstiel unterbinde ich in der von ALBARRAN angegebenen Weise. Zunächst lege ich eine Klemme an den Nierenstiel und führe dann eine mit Catgut doppelt armierte DÉCHAMPS-Nadel durch die Mitte des Gefäßstiels hindurch, unterbinde die beiden Teile gesondert und lege noch eine Massenligatur möglichst weit dahinter an. Alsdann werden die Gefäße distal von beiden Unterbindungen durchtrennt.

Bei stark vergrößerter Niere ist die isolierte Unterbindung des Gefäßstiels öfters nicht gut möglich. Ich lege dann möglich weit medialwärts eine Klemme an und lasse etwas Gewebe vor der Klemme stehen, um ein Abgleiten der Ligatur zu verhüten. Die Abtragung der Niere erfolgt zweckmäßig zur Vermeidung einer Infektion mit dem Paquelin. Am Schluß der Operation wird der Stumpf auf etwaige Blutungen nachgesehen, und falls der Stiel durch eine Massenligatur unterbunden werden mußte, werden die Gefäßenden noch einzeln unterbunden. Darauf wird der Stumpf in die Tiefe versenkt.

War die Operation aseptisch und die Blutung gut gestillt, dann kann die Operationswunde etagenweise vollkommen geschlossen werden. Ich ziehe es jedoch vor, die Wunde bis auf eine kleine Öffnung zu vernähen, durch die ein Drain bis in die Nähe des Stumpfes führt. Das Drain wird nach 1 bis 2 Tagen entfernt. Bei Operationen an infizierten Nieren ist die Bauchwunde nur teilweise zu verschließen und im übrigen mit mehreren eingelegten Mullstreifen, die bis in die Nähe des Stumpfes führen, offen zu halten.

Die Nephrektomie, so leicht sie häufig auszuführen ist, kann unter besonderen Umständen recht schwierig sein. Das ist der Fall, wenn die Niere nicht ausreichend luxiert werden kann. Die Ursache hiervon liegt entweder darin, daß der Nierenstiel physiologisch sehr kurz ist, oder daß pathologische Veränderungen der Niere, insbesondere in der Umgebung des Nierenbeckens, den Nierenstiel sehr verkürzt haben. Wie wir oben gezeigt haben, handelt es sich auf der rechten Seite um eine oder mehrere sehr kurze Venae renales, die öfters noch dazu weit voneinander entfernt in die Vena cava münden, und an der linken Niere um eine oder mehrere, verhältnismäßig kurze und weit voneinander entfernt verlaufende Arteriae renales. Bei hochgradiger Verkürzung des Nierenstiels kann bei unvorsichtiger Abklemmung des Nierenstiels rechts die Vena cava, links, wenn auch nicht so leicht, die Aorta mit unter die Klemme geraten. In solchen Fällen zerlege ich den Stiel in einzelne Teile und unterbinde jeden Teil gesondert. Kann man nach Unterbindung eines Teils des Stiels an den übrigen Teil des Stiels nicht gut herankommen, dann kann man zunächst das zu dem unterbundenen Teil des Stiels gehörige Stück der Niere, nachdem es von der übrigen Niere in radiärer Richtung abgeklemmt ist, abtragen. Nunmehr gelingt es eher, einen weiteren Teil des Stiels zu isolieren und zu unterbinden; dann kann man das zugehörige Stück der Niere in gleicher Weise abklemmen und abschneiden. Auf diese Weise gelingt es schließlich die ganze Niere zu entfernen. Man bezeichnet dieses Vorgehen als Nephrektomie par morcellement.

In anderen Fällen ist man genötigt, unter Verzicht auf Abbindung der Gefäße, die Klemmen für 7—8 Tage liegen zu lassen. Man sichert sich dabei gegen Abgleiten der Klemmen dadurch, daß man die Branchen an den freien Enden zusammenbindet. Bei großen Nieren ist man zuweilen genötigt, nach Abklemmung des Stiels zunächst nur einen Teil der Niere abzutragen und einen Stumpf der Niere am Stiel zurückzulassen. Dadurch läßt sich der Stiel besser freilegen und versorgen, und hierauf ist der zurückgebliebene Rest der Niere leichter zu entfernen. Ist trotz aller Vorsicht die Vena cava verletzt worden, so ist sie sofort digital zu komprimieren, und die Gefäßwunde in typischer Weise zu vernähen. In einzelnen solchen Fällen ist die Vena cava ohne Nachteil für den Patienten unterbunden worden. In solchen Fällen könnte es sich wohl um eine Unterbindung der Vena cava unterhalb des Ursprunges einer Vena renalis, oder vielleicht zufällig bei doppelt angelegter Vena cava, um Unterbindung nur einer von beiden gehandelt haben. Daß die Vena cava doppelt angelegt sein kann, hat Marzynski in einer unter meiner Leitung geschriebenen Arbeit aus der Sammlung von L. Pick gezeigt.

Die Menge des nach der Nephrektomie in 24 Stunden entleerten Harns wird im wesentlichen bedingt durch den Grad der Erkrankung der exstirpierten Niere. War die Niere hochgradig destruiert, so hat die restierende Niere schon im Verlaufe des chronischen Krankheitsprozesses vor der Operation die Funktion der erkrankten Niere im wesentlichen mit übernommen, so daß die Harnmenge nicht erheblich vermindert ist. War aber an dem exstirpierten Organ nur ein geringer Teil erkrankt, handelte es sich um ein Frühstadium der Erkrankung, so vermag die restierende Niere der erhöhten funktionellen Inanspruchnahme in einigen Fällen sogleich, zumeist aber nur allmählich zu folgen: Die 24stündige Harnmenge ist in den ersten Tagen bis auf die Hälfte, sogar bisweilen bis auf ein Drittel herabgemindert. Allmählich wird sie dann wieder größer und ist nach etwa 6—7 Tagen völlig normal.

Die in der zweiten, besonders in der dritten oder vierten Woche nach der Operation in der restierenden Niere auftretenden Schmerzen, die sich bei Bewegungen steigern, sind als eine Folge der kompensatorischen Hypertrophie und nicht etwa einer frischen Erkrankung der Niere anzusehen.

IV. Die transperitoneale Freilegung der Niere.

Die transperitoneale Operationsmethode ist von den deutschen Chirurgen wohl im allgemeinen verlassen worden. Sie verbietet sich von vornherein bei allen eitrigen Nierenerkrankungen, und auch bei sehr großen Geschwülsten, vielleicht abgesehen von solchen bei kleinen Kindern, ist die Exstirpation der Niere technisch auf extraperitonealem Wege im allgemeinen nicht schwieriger als bei der Ausführung der Laparotomie. Gelegentlich wurden auf Grund irrtümlicher Diagnose Nierentumoren transperitoneal entfernt. Aber auch in solchen Fällen ist es zweckmäßiger, nach Erkennung des Irrtums, d. h. nach Feststellung, daß es sich um einen Nierentumor handelt, die Bauchhöhle zu schließen und die Niere mit dem Tumor lumbal zu entfernen. Ebenso lassen sich kongenital heterotope Nieren, bei denen von verschiedenen Autoren die transperitoneale Methode empfohlen wird, wie ich bei mehreren Fällen habe feststellen können, sehr gut retroperitoneal freilegen und entfernen. So habe ich auch die Hufeisenniere lumbal freilegen und die Pyelotomie bzw. die Resektion eines Schenkels der Hufeisenniere ausführen können. Nur bei hochgradiger Tieflage der Niere, bei Beckenniere dürfte die transperitoneale Operationsmethode vorzuziehen sein, da sie bessere Übersicht gewährt und bei etwaiger Nebenverletzung der Gefäße vielleicht bessere Beherrschung der Blutung (Gefäßnaht) ermöglicht. Schließlich hat man auch als einen Vorzug der transperitonealen Methode angegeben, daß man vor allem auch die andere Niere von der Bauchhöhle aus abtasten und ihre etwaige Erkrankung feststellen kann. Aber einmal können auf diese Weise feine Veränderungen der Niere oder im Inneren des Organs gelegene Erkrankungsherde der Feststellung entgehen, sodann aber sind wir mittels unserer modernen Untersuchungsmethoden zumeist in der Lage, schon vor der Operation über den Zustand beider Nieren Aufschluß zu erhalten. Somit kommt die transperitoneale Operationsmethode bei Nierenoperationen nur ausnahmsweise in Frage, und zwar sind als Anzeigen zu nennen, außer der schon erwähnten Beckenniere, Fälle von Nierenverletzungen, bei denen gleichzeitig Verletzungen anderer Bauchorgane anzunehmen sind, weil man in solchen Fällen von einem Schnitt aus die sämtlichen verletzten Organe versorgen kann. Die Operation wäre in folgender Weise auszuführen. Die Bauchhöhle wird bei Rückenlage des Patienten entweder in der Mittellinie oder am lateralen Rande des Musculus rectus der erkrankten Seite oder durch einen parallel dem Rippenbogen geführten Schrägschnitt eröffnet. Das Colon ascendens bzw. descendens wird hervorgezogen, und lateralwärts davon wird nach Abdeckung der Umgebung das über der Niere liegende viscerale Blatt des Peritoneums eingeschnitten, die Peritonealränder werden mit Klemmen gefaßt. Nach Spaltung der Nierenkapsel, deren Ränder mit Klemmen gefaßt werden, wird die Niere freigelegt, möglichst weit vorgezogen, lateralwärts gedreht, so daß man leicht an den Nierenstiel herankommen kann. Darauf wird der Ureter aufgesucht, doppelt unterbunden und, am besten mit Paquelin, durchtrennt. Nunmehr werden die Nierengefäße mit Klemmen gefaßt, durchschnitten und unterbunden. Nach Entfernung der Niere wird das viscerale Blatt des Peritoneums, falls das Auftreten einer Infektion im retroperitonealen Raum nicht zu befürchten ist, vernäht und die Bauchhöhle geschlossen. Im anderen Falle wird die retroperitoneale Höhle drainiert, und zwar entweder durch einen Gazestreifen, der durch die freie Bauchhöhle nach außen geleitet wird, oder durch ein Drain, das nach hinten durch eine Gegenöffnung in die Lendengegend führt, wonach das viscerale Peritoneum und die Laparotomiewunde verschlossen werden.

V. Nephrotomie.

An der operativ freigelegten und luxierten Niere werden zunächst die Stielgefäße abgeklemmt. Man muß dabei darauf achten, daß nicht das Becken, bzw. der Ureter gleichzeitig mit abgeklemmt wird, denn dadurch würde es nach Spaltung der Niere unmöglich sein, vom Becken aus den Ureter zu sondieren. Der vom Becken bzw. Ureter isolierte Gefäßstiel wird entweder digital, oder mit einer Klemme, deren Branchen mit Gummidrains umhüllt sind, gefaßt oder mittels eines dünnen Gummischlauches umschnürt. Wie Israel verwende ich zur Abklemmung bei der Nephrotomie nur die letztgenannte Methode, wobei der Nierenstiel nur so stark komprimiert wird, als es zur Unterbrechung der Zirkulation notwendig ist. Man muß aber darauf achten, daß auch entfernt vom Hilus in die Niere mündende Gefäße mit abgeklemmt werden (s. S. 9). Alsdann schneidet man die Niere an der lateralen konvexen Oberfläche ein. Früher schnitt man die Niere auf der Höhe des Nierenbeckens ein, um in dieses zu gelangen. Das Nierenbecken liegt aber etwas unterhalb der Mitte der Längsachse der Niere; man müßte also, um in das Becken zu gelangen, das Messer etwas mehr nach unten als früher anlegen.

Nun aber habe ich schon 1903 darauf hingewiesen, wie verhältnismäßig sehr klein oft der Dickendurchmesser des Beckens und des etwa in ihm liegenden Steines ist, wie leicht es darum möglich ist, beim direkten Einschneiden auf das Becken durch eine 3—3,4 cm große Parenchymschicht hindurch neben das Becken zu geraten und die hier verlaufenden starkkalibrigen Hauptäste der Nierenarterie zu verletzen. Wenn behauptet wurde, daß man bei der früheren Schnittführung

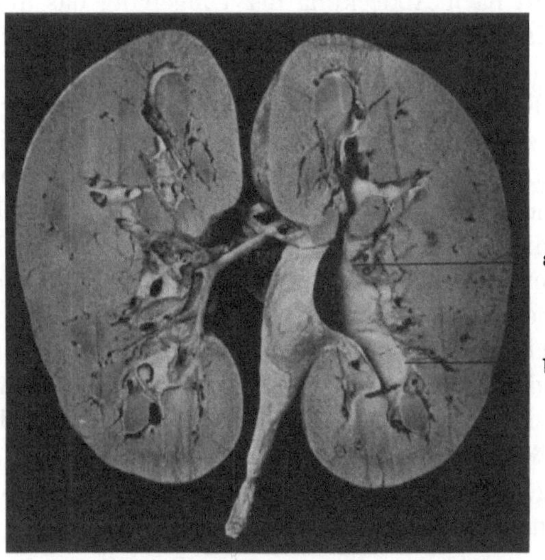

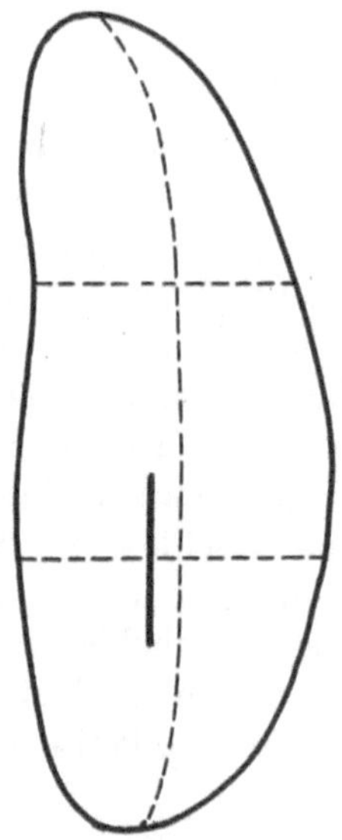

Abb. 8. Entfernung des Dachs des Nierenbeckens (a) und des Calyx major inferior (b) von der lateralen konvexen Oberfläche der Niere.

Abb. 9.
Längsschnitt in der Niere.

sich den Weg zum Becken oft dadurch bahnen konnte, daß man, sobald man beim Einschneiden in die Niere auf einen Kelch traf, in diesen eine Sonde einführte und an ihr entlang bis in das Becken vordrang, so zeigt ein Blick auf Abbildung 6 a, daß im allgemeinen in der Höhe des Nierenbeckens die Calices minores nicht nach der Mitte, sondern nach der Vorder- und Hinterwand hin gerichtet sind. Das Dach des unteren Calyx major ist dahingegen ziemlich sicher zu treffen.

Er ist breiter und liegt näher der lateralen konvexen Oberfläche der Niere, als das des Nierenbeckens (Abb. 8). Man schneidet daher nach meinem Vorschlage, um direkt in den unteren Calyx major zu gelangen, die Niere an der Grenze zwischen unterem und mittlerem Drittel etwa 4—5 cm lang ein. Ferner legt man den Schnitt nicht wie früher in der Mitte der Horizontalerstreckung der lateralen Oberfläche der Niere an, sondern etwa dorsalwärts davon (Abb. 9), da man damit die meiste Aussicht hat, die starkkalibrigen in der Tiefe verlaufenden großen Arterien nicht zu verletzen. Die Durchschneidung kleiner, in der Rinde verlaufender arterieller Gefäße ist gar nicht zu vermeiden. Darauf kann es natürlich nicht ankommen. Es sollen nach Möglichkeit nur große Nierenarterien nicht verletzt werden, und dieser Zweck ist erreicht. Ich habe bei Nephrotomien niemals so große Arterien verletzt, daß deswegen die Nephrektomie sofort hätte gemacht werden müssen.

Trotzdem ist, wie ich wiederholt bemerkt habe, die Operationsmethode keine harmlose, da die Gefahr der Nachblutung auch bei Durchschneidung von mehr kleinkalibrigen Arterien bei Arteriosklerose, hämorrhagischer Diathese, wie Hämophilie, bei Herzkrankheiten vorhanden ist. Schließlich darf hierbei nicht unerwähnt bleiben, daß selbst bei ideal ausgeführter Nephrotomie starkkalibrige Zweige des Nierenvenennetzes durchschnitten werden müssen.

Zur Entfernung von Steinen aus Kelchen habe ich 1903 den **Radiärschnitt** an der vorderen oder hinteren Wand der Niere empfohlen und seitdem vielfach kombiniert mit dem Längsschnitt oder der Pyelotomie ausgeführt. Die Arterien verlaufen vom Hilus aus radiär nach der lateralen konvexen Oberfläche der Niere hin, und mit dem Radiärschnitt hat man die meiste Aussicht, keine

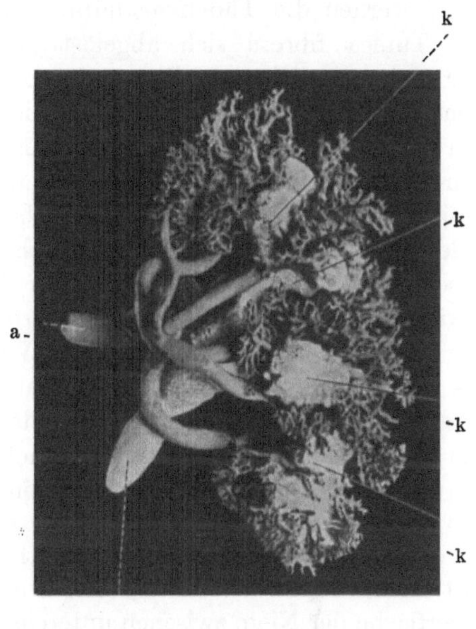

Abb. 10. Macerationspräparat, das die Lage der Arterien (a), zum Ureter (b), zum Becken und zu den Kelchen (k) darstellt. Gleichzeitig geben die Linien k die Richtung für den Radiärschnitt an.

größeren Gefäße zu verletzen. Unter Bezugnahme auf meine Ausführungen (S. 12) sei hier nur auf die Abb. 10 hingewiesen, die die Vorzüge des radiären Schnitts ohne weiteres zeigt. Später hat MARWEDEL den Querschnitt angegeben. Dieser stellt offenbar nichts anderes dar, als eine Vereinigung eines vorderen und hinteren Radiärschnittes. In neuerer Zeit hat MARWEDEL empfohlen, den Schnitt vornehmlich an der vorderen Wand der Niere auszuführen.

Das weitere Vorgehen nach dem Einschnitt in die Niere hängt von der Art der Erkrankung ab. Handelt es sich um eine aseptische

Erkrankung, dann ist die Naht angezeigt. Sie wird bei der Nephrotomie
mittels Längsschnitt in folgender Weise ausgeführt: (Mutatis mutandis
gilt dies auch für die etwaige Naht beim Radiärschnitt).

Eine Nadel mit doppeltem Catgutfaden wird 1 cm vom Schnittrand
entfernt durch die ganze Wandschicht bis auf den Grund des Einschnittes
dicht oberhalb der Wandung des Beckens bzw. des Kelches gelegt und
in gleicher Weise durch die andere Wandung durchgeführt. Mehrere
solcher Nähte werden etwa $1\frac{1}{2}$ cm voneinander entfernt angelegt,
und erst dann, wenn die beiden Nierenhälften gut aneinander adaptiert
sind, werden die Fäden geknüpft. Wenn im Bereich der Nahtlinie
die Tunica fibrosa sich abgelöst hat, dann wird sie vor Anlegung
der Naht möglichst an ihre normale Stelle gebracht. Man darf aus
dem gleichen Grunde auch dann die Fäden nicht zu stark anziehen,
um das Nierengewebe vor Quetschungen zu schützen. Um die Tunica
fibrosa gut aneinander zu bringen, werden noch, soweit erforderlich,
einige oberflächliche Nähte gelegt. Nach Entfernung der um die Niere
gelegten Tücher löse ich nun nicht, wie es sonst wohl allgemein
geschieht, die Umschnürung des Stiels, solange die Niere noch
luxiert ist, sondern erst nach Reposition der Niere. Denn durch
die Luxation der Niere wird die Vena renalis stärker komprimiert
als die Arteria renalis. Dadurch entsteht eine Stauung in der Niere,
und eine noch so kleine Nierenwunde blutet stark. Wenn aber zuvor
die Stauung durch die Reposition gehoben ist, wird die Blutung erheblich
schwächer. Nach Einlegen eines Drains in die Gegend der Naht wird
die Bauchwand bis auf das Drain vollkommen vernäht.

Eine andere Methode der Nephrolithotomia longitudinalis ist folgende:
Mit einem dünnen schmalen Messer dringt man an der lateralen konvexen
Oberfläche der Niere zwischen unterem und mittlerem Drittel der Längsachse der Niere und etwa 2—4 mm dorsalwärts von der Mittellinie in
die Tiefe ein, um mit der Messerspitze direkt auf den Stein zu kommen
und an ihm entlang das Messer nach dem Becken hin zu führen.

ALBARRAN führt im allgemeinen die Nephrotomie so aus, wie ich
angegeben habe. Er näht jedoch die Nierenwunde nicht ganz, sondern
nur bis auf ein Loch, durch das ein Drain nach dem Becken hin führt.
Das Drain wird nach 3 Tagen entfernt. ALBARRAN glaubt auf diese
Weise die Hämaturie nach der Nephrotomie verhüten zu können.

Das gleiche Ziel verfolgt E. REHN mit einer vor kurzem angegebenen
Methode. Er geht von folgender Erwägung aus: Eine Hauptursache
für die Entstehung einer Nierenblutung ist Behinderung des Harnabflusses mit sekundärer Stauung in der Niere. Er führt daher von der
Nephrotomiewunde retrograd in den Ureter einen verhältnismäßig dicken
Ureterkatheter ein, der durch die Blase und die Urethra nach
außen geleitet wird. Damit aber bei den respiratorischen Bewegungen
der Niere der Ureterkatheter nicht die an den Gefäßen gebildeten Thromben abstößt, fixiert er die Niere an ihre Umgebung.

Da ich die Nephrotomie, insbesondere die Nephrotomia longitudinalis trotz der Verbesserungen, die sie auf Grund meiner Untersuchungsergebnisse erfahren hat, von jeher für nicht ganz ungefährlich gehalten habe, habe ich sie verhältnismäßig selten ausgeführt, und zwar nur dann, wenn ich mit weniger ernsten Operationen nicht zum Ziel gelangte. Ich habe unmittelbar nach der Operation nie eine Blutung erlebt, die die Nephrektomie notwendig machte. Einer meiner Patienten ging an Lungenembolie zugrunde. ISRAEL vermutet, daß die Lungenembolie, die er nach der Nephrotomie ebenfalls beobachtet hat, entweder durch eine Thrombose, bzw. Embolie verursacht wird, welche durch die bei der Nephrotomie unvermeidliche Durchschneidung von Arterien und Venen der Niere entsteht, oder auf die Kompression der Nierenstielgefäße bei der Operation zurückzuführen ist. Meines Erachtens dürfte die Lungenembolie mehr durch in die Zirkulation gelangte Thromben aus starkkalibrigen Nierenvenen verursacht sein, die bei jeder Nephrotomie durchschnitten, bzw. bei der Naht durchstochen werden (s. S. 15).

Handelt es sich um eine eitrige Erkrankung der Niere, dann wird die Nierenwunde nicht vernäht, sondern tamponiert. Auch hier wird die Umschnürung des Stieles erst nach Reposition der Niere gelöst. Um den Abfluß des Nierensekretes nach außen möglichst zu sichern, ist es oft zweckmäßig, die Schnittränder der Niere an die durchschnittene Muskulatur der Operationswunde zu nähen. Es wird dann aus der Nephrotomie eine Nephrostomie.

Der Tampon wird vom 5. Tage nach der Operation an nach vorheriger Durchtränkung mit Wasserstoffsuperoxyd gelockert, in den darauffolgenden Tagen allmählich entfernt und durch einen neuen ersetzt. Man muß dabei sehr vorsichtig vorgehen, um eine Nachblutung zu vermeiden. Die Heilung der Wunde wird durch tägliche Berieselung mit Borsäure und Argentumlösung beim Verbandwechsel sehr gefördert. Die Operationswunde schließt sich gewöhnlich nach etwas mehr oder weniger langer Zeit, wenn der Harnabfluß aus der Niere frei ist. Ist dies aber nicht der Fall, dann bleibt eine Nierenfistel zurück, und ihre Heilung gelingt erst nach Beseitigung des Abflußhindernisses. Meist handelt es sich um eine Verengerung bzw. Verlegung des Ureterlumens.

In manchen Fällen ist eine Nephrostomie als selbständige Operation notwendig, um den Harn dauernd nach außen abzuleiten, z. B. bei doppelseitiger hochgradiger Pyonephrose, bei Anurie infolge von Kompression des Ureters durch nicht zu beseitigende Beckentumoren. Ferner ist die Nephrostomie angezeigt in vielen Fällen als Vorbereitung zu plastischen Operationen am Nierenbecken. Will man die Nephrostomie für längere Zeit anlegen, so wird an der im Bereich der Wunde gelagerten Niere die Fettkapsel in der Ausdehnung eines Daumenballens von der Nierenoberfläche abgelöst und mit der Haut vernäht. Alsdann wird die Niere etwa 2 cm lang incidiert und ein Drain wird in das Nierenbecken eingeführt. Die Wundränder werden bis auf das Drain vernäht. Dieses wird späterhin in einen Rezipienten geleitet, der am Rücken befestigt wird.

VI. Die Resektion der Niere.

Die Resektion der Niere ist angezeigt in vielen Fällen bei partieller Erkrankung der Niere (gutartige Tumoren, Echinokokkus, Eiterungen usw.). Die Ausdehnung des zu resezierenden Teils der Niere wird bestimmt durch die Umgrenzung seines arteriellen Gefäßgebietes. Sehr anschaulich

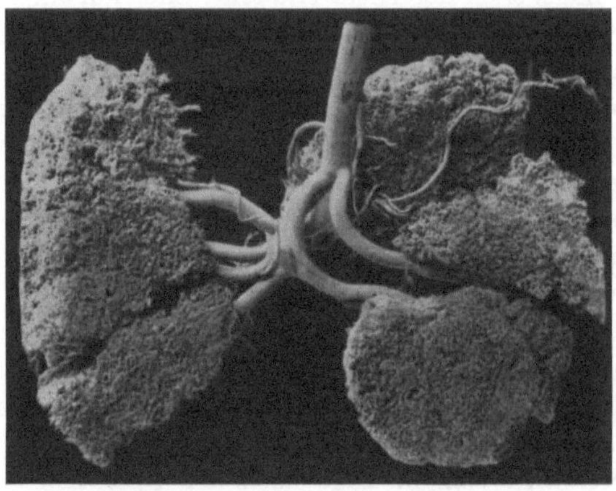

Abb. 11. Verteilungsgebiete der einzelnen Äste der Nierenarterie (von außen gesehen).

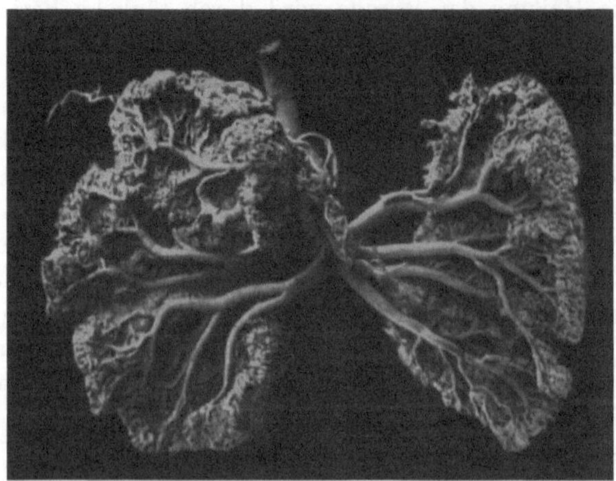

Abb. 12. Verteilungsgebiete der einzelnen Äste der Nierenarterie (von innen gesehen).

zeigen uns dies Abb. 11 und 12, bei der einzelne große Arterien mit ihren Gebieten künstlich etwas voneinander isoliert sind. Die den zu resezierenden Teil versorgende Arterie wird, wenn möglich, vorher abgeklemmt bzw. unterbunden. Nach der Excision der erkrankten Partie wird die Nierenwunde vernäht bzw. tamponiert.

VII. Nephropexie.

Die Nephropexie, d. i. die Befestigung der Niere in der Lendengegend bzw. an der untersten Rippe, wurde ursprünglich zur Heilung der sog. Wanderniere ausgeführt. Als weitere Indikation kamen diejenigen Fälle von Hydronephrose hinzu, in denen man als ihre Ursache eine Knickung des Ureters infolge der Wanderniere annahm. Ich kann mich dieser Indikationsstellung schon deshalb nicht anschließen, weil ich, wie ich auf S. 69 darlegen werde, die erworbene Wanderniere als morbus sui generis nicht anerkennen kann. In einigen Fällen mag es vielleicht gelingen, durch Nephropexie eine Knickung des Ureters und damit die Ursache zur Hydronephrosenbildung zu beseitigen. Über eigene Erfahrungen in dieser Hinsicht verfüge ich nicht, da es mir stets gelungen ist, Knickungen des Ureters in anderer Weise zu beseitigen. Was die Ausführung der Nephropexie betrifft, so wurden zahlreiche Methoden bzw. Modifikationen hierfür angegeben. Sie beruhen im wesentlichen darauf, daß man die retroperitoneal freigelegte Niere, an der die Tunica fibrosa vom Parenchym nicht abgelöst wird, durch quer verlaufende Nähte entweder an die Muskulatur der hinteren Bauchwand oder an die 12. Rippe annäht, oder daß man die Tunica fibrosa partiell vom Nierenparenchym abhebt und mittels dieser die Niere an der 12. Rippe gewissermaßen aufhängt. Die Wunde wird gewöhnlich ohne Drainage geschlossen.

VIII. Sekundäre Freilegung der Niere.

Bei einer zweiten Freilegung derselben Niere muß man im Auge behalten, daß im allgemeinen die Tunica fibrosa der Niere mit dem peripherisch von ihr gelegenen Gewebe verwachsen ist, dem Nierengewebe aber locker aufliegt. Es kommt dabei also in erster Reihe die subkapsuläre Freilegung der Niere in Betracht. Gewöhnlich sind in der Umgebung des unteren Nierenpols weniger Verwachsungen vorhanden, und das Fettgewebe ist hier weniger verändert, als an den übrigen Stellen der Nierenumgebung. Man verlängert daher den lumbo-abdominalen Schrägschnitt etwas nach unten. Man tut im allgemeinen gut, etwas mehr nach der Rückwand hin in die Tiefe vorzudringen, um eine Verletzung des Peritoneums zu vermeiden, da dieses gewöhnlich mit der

Tunica fibrosa verwachsen ist und sich nicht wie bei der ersten Freilegung leicht nach vorn verschieben läßt. Da die schon einmal operierte Niere mit ihrer Umgebung verwachsen ist, liegt sie der vorderen Bauchwand näher als normal. Man dringe daher beim Einschneiden nur langsam und vorsichtig in die Tiefe ein, bis die Niere erscheint, die an ihrer bräunlichen Farbe erkennbar ist. Alsdann dringt man subkapsulär ein, was gewöhnlich leicht gelingt, und löst die Kapsel von der Niere ab. Trifft man auf eine Stelle, an der die Tunica fibrosa mit der Niere verwachsen ist, so umschneidet man sie und setzt die Ablösung der Tunica fibrosa an einer anderen Stelle fort, bis schließlich die Niere freigelegt ist. Soweit man extrakapsulär vorzugehen genötigt ist, ist besondere Vorsicht wegen der Verwachsungen der Niere mit den anliegenden Teilen, insbesondere der Aorta und Vena cava geboten.

Viertes Kapitel.

Lageanomalien und Mißbildungen der Niere.

Wie die Kenntnis der normalen Anatomie der Niere die Voraussetzung ist für das Verständnis ihrer pathologischen Veränderungen und für die zweckmäßige Ausführung der operativen Eingriffe an der Niere, so trifft dies in erhöhtem Maße für das Verständnis der Lageveränderungen, der Mißbildungen der Niere und der bei solchen Nieren vorkommenden Erkrankungen zu. Denn einmal verursachen Erkrankungen an anomalen Nieren oft andere Gestaltsveränderungen als an normalen Nieren und fordern gegebenenfalls bei den Operationen ein anderes als das gewöhnliche Vorgehen, ferner können Anomalien der Niere, ohne daß diese erkrankt wäre, in diagnostischer und therapeutischer Hinsicht zu folgenschweren Irrtümern führen.

Bei Anomalien der Niere sind häufig auch Mißbildungen an den Genitalorganen vorhanden.

Man hat Kryptorchismus, Uterus didelphys, Uterus bicornis, Uterus septus, Vagina septa, Fehlen des Uterus und der Tube, Fehlen sämtlicher innerer Genitalien, ferner infantiles Becken und Kyphose kombiniert mit Anomalien der Niere beobachtet.

Ferner hat man Hypoplasie oder Fehlen des Ovariums, des Uterushorns bei Uterus unicornis, des Testis, des Vas deferens, der Vesicula seminalis, Hypo- und Epispadie, Kleinheit der Prostatahälfte einer Seite kombiniert mit einer Anomalie der Niere derselben Seite gefunden.

Durch die einseitige Anomalie an den Genitalorganen werden wir an die hier besonders vorhandene Möglichkeit gemahnt, daß auch die Niere derselben Seite eine mangelhafte Entwicklung durchgemacht hat, daß sie vielleicht überhaupt nicht vorhanden ist. Eine genaue

Untersuchung der äußeren und inneren Genitalien auf etwaige Anomalien ist darum vor jeder Nierenoperation vorzunehmen.

Finden sich also Mißbildungen an Genitalorganen, so müssen wir auch an das Bestehen von Anomalien der Niere denken.

I. Die Solitärniere

ist ein im allgemeinen seltener Befund. Sie kommt jedoch weit häufiger vor als ein Solitärorgan bei anderen paarigen Organen; so dürfte z. B. die Anlage nur einer Lunge zu den allergrößten Seltenheiten gehören, wenn eine derartige Anomalie überhaupt beobachtet worden ist.

Die Solitärniere ist mit seltenen Ausnahmen vergrößert. Es handelt sich um eine kompensatorische Hypertrophie, und zwar um eine Vergrößerung der Niere in allen ihren Teilen (eine diffuse Vergrößerung), nicht um eine partielle, eine lobäre Hypertrophie.

Die Solitärniere ist zuweilen so beträchtlich vergrößert, daß sie gelegentlich schon für eine Geschwulst gehalten und operativ entfernt wurde.

Bei dem Nachweis abnormer Größe einer Niere muß man daher zunächst feststellen, ob die zweite Niere vorhanden ist.

Fehlt eine Niere, so fehlt gewöhnlich der Ureter derselben Seite in ganzer Ausdehnung oder er ist als ein mehr oder weniger langer solider oder partiell durchgängiger Strang vorhanden. Zumeist ist die Einmündungsstelle des Ureters in die Blase vorhanden und dann auch durchgängig. Zuweilen fehlt sie und die Plica ureteris ist ebenfalls nicht vorhanden oder mangelhaft ausgebildet.

Ergibt also die Cystoskopie, daß das Ostium eines Ureters fehlt, dann kann man auch den congenitalen Mangel einer funktionsfähigen Niere auf derselben Seite annehmen.

Meines Wissens ist noch kein Fall beobachtet worden, in dem die Ureteren beider Nieren sich zu einem gemeinsamen Kanal vereinigten und an einer Stelle in die Blase mündeten.

Ferner kann man schon an einer mangelhaft entwickelten Plica ureteris, aus der sich kein Nierensekret entleert, erkennen, daß auch die zugehörige Niere mangelhaft entwickelt ist, es sei denn, daß die Niere lange Zeit zuvor operativ entfernt worden ist.

II. Hypoplasie einer Niere.

Verhältnismäßig häufig werden Fälle von Hypoplasie einer Niere beobachtet. Die Hypoplasie kommt in den verschiedensten Graden vor. In hochgradigen Fällen ist das Organ außergewöhnlich klein, und mikroskopisch sind Glomeruli oder Harnkanälchen gar nicht oder nur in minimaler Menge vorhanden. Bei Hypoplasie einer Niere besteht eine vikariierende Hypertrophie der anderen Niere.

Wie bei Fehlen, kann auch bei Hypoplasie einer Niere die andere kompensatorisch so beträchtlich vergrößert sein, daß sie klinisch leicht für einen malignen Tumor gehalten werden kann. Palpation, Röntgenphotographie bzw. Pyelographie und funktionelle Nierenprüfung werden die Sachlage aufklären.

III. Nieren mit doppeltem Ureter.

An den Nieren mit doppeltem Ureter müssen wir zwei verschiedene Gruppen von Anomalien voneinander unterscheiden, die in entwicklungsgeschichtlicher, morphologischer und klinischer Hinsicht beachtenswert erscheinen.

In den Fällen der ersten Gruppe sind für eine Niere zwei Ureteren gesondert angelegt. Es ist aus der dorsalen Wand des WOLFFschen Ganges nicht ein, sondern es sind zwei Ureteren hervorgegangen, die nach einer Niere hin führen. Es ist daher in der Blase gewöhnlich noch ein drittes Ureterostium vorhanden, in das der Ureter der anderen Niere mündet. Zuweilen sind auch an der anderen Niere zwei gesondert in die Blase mündende Ureteren vorhanden, so daß dann im ganzen in der Blase vier Ureterostien vorhanden sind.

In den Fällen der anderen Gruppe ist gewöhnlich für jede Niere nur ein Ureter vorhanden. Beide Nieren sind miteinander verwachsen.

Die Nieren der ersten Gruppe sind nur sehr selten Solitärnieren, dies sind aber stets die Nieren der zweiten Gruppe, die Verwachsungen beider Nieren miteinander darstellen.

Die Nieren der ersten Gruppe fielen mir mehrfach durch ihre längliche Gestalt auf. Die Becken liegen in allen Fällen an der Hilusseite der Niere und stets übereinander. Die Gestalt der Nieren der zweiten Gruppe und das Lageverhältnis ihrer Nierenbecken zueinander aber sind in den Einzelfällen sehr verschieden und hängen von der jeweiligen Art der Verschmelzung beider Nieren ab.

1. Nieren mit doppeltem Ureter der ersten Gruppe.

Zu jedem Ureter gehört ein besonderer Teil der Niere, der seine eigene arterielle Ernährung hat und vollkommen selbständig ist.

In Fällen mit doppeltem Nierenbecken kann also der zu dem einen Nierenbecken gehörige Teil der Niere gesund, der zu dem anderen Nierenbecken gehörige Teil der Niere aber so erkrankt sein, daß seine operative Spaltung oder Entfernung geboten ist.

Ich habe mich in zwei solchen Fällen auf die operative Entfernung des pyonephrotischen Teils der Niere beschränkt. In diesen Fällen war auch die andere Niere vorhanden und gesund. Die Entfernung ausschließlich des erkrankten Teils der Niere ist in allen Fällen, in denen die andere Niere schwer erkrankt ist, schlecht funktioniert, sehr hypoplastisch ist oder fehlt, dringend geboten, da die Erhaltung des gesunden Restes der Niere für die Erhaltung des Lebens notwendig ist.

Wenn eine Niere zwei Ureteren hat, so hat jeder, wie ich feststellen konnte, ein abnorm enges Lumen. Dies kommt offenbar daher, daß jeder Ureter nur das Sekret eines Teils der Niere abzuleiten hat. Dementsprechend ist auch gewöhnlich jedes der beiden zugehörigen Becken kleiner als normal. Wenn nun noch das an sich sehr kleine Becken intrarenal liegt, kann bei der Operation der Ureter leicht mit einer in die Niere führenden Nierenarterie verwechselt werden. Das Aussehen des Strangs, vor allem das Fehlen von Pulsation im Strang bei seiner Entspannung bringt in solchen Fällen Klarheit.

Die beiden Ureteren kreuzen sich stets auf ihrem Wege bis zur Blase. Der obere Ureter mündet an einer tieferen Stelle in die Blase als der untere Ureter. Es ergibt sich also:

1. Wenn zystoskopisch in der Blase drei Ureterostien nachweisbar sind, dann ist nicht etwa das Vorhandensein von drei Nieren anzunehmen, sondern zwei Ureteren gehören zu einer Niere.

2. Von beiden zu einer und derselben Niere gehörigen Ureteren gehört der tiefer mündende zu dem oberen, und der höher mündende Ureter zu dem unteren Teil der Niere.

Weit häufiger kommt folgende Anomalie vor.

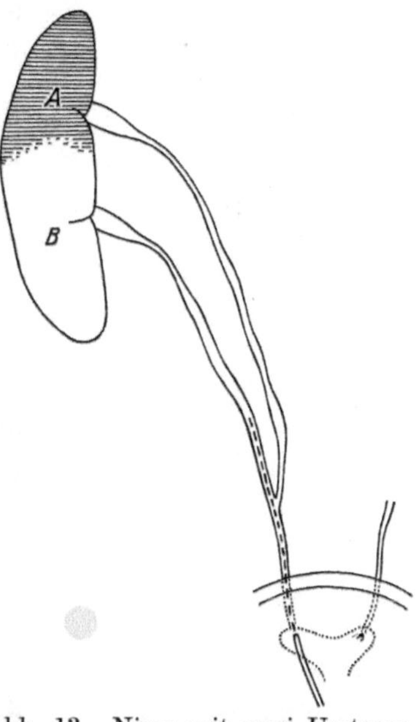

Abb. 13. Niere mit zwei Ureteren, die sich vor der Einmündung in die Blase vereinigen. In dem unteren Ureter ist ein Katheter eingeführt.

Beide Nieren sind an normaler Stelle vorhanden, eine (Abb. 13) Niere (oder beide) haben je zwei Becken mit je zwei Ureteren, und diese vereinigen sich in mehr oder weniger großer Entfernung vom Hilus der Niere je zu einem gemeinsamen Kanal, der an normaler Stelle in die Blase mündet. Nehmen wir nun einmal an, der in Abb. 13 mit A bezeichnete Teil der Niere wäre tuberkulös verändert. Das Krankheitsbild weist auf eine Erkrankung der rechten Niere hin. Ein Katheter wird in den rechten Ureter, etwa 8 cm weit, vorgeschoben. Da kann es leicht vorkommen, daß er in den Ureter gelangt, der zu dem mit B bezeichneten gesunden Teil der Niere gehört. Der mittels des Katheters aufgefangene Harn wäre dann klar und die funktionelle Prüfung fiele befriedigend aus. Es ergibt sich also die praktische Schlußfolgerung:

Ist der mittels Katheters aus der Blase entleerte Harn pathologisch verändert, der durch Ureterkatheter aus beiden Nieren entleerte Harn aber normal, dann ist, falls keine Eiterung seitens der Blase, Prostata, eines Blasendivertikels vorliegt, an folgendes zu denken: Es handelt sich um eine Niere mit doppeltem Becken. Der zu dem einen Becken gehörige Teil der Niere ist erkrankt, der zu dem anderen Becken gehörige Teil der Niere aber gesund. Der Ureterkatheter ist nicht in den Ureter des kranken, sondern in den Ureter des gesunden Teils der Niere gelangt, und nicht das Sekret des erkrankten, sondern des gesunden Teils der Niere wurde aufgefangen. Man führe daher den Katheter nur eine kurze Strecke in den Ureter ein, und untersuche dann den aufgefangenen Harn mikroskopisch und auf die Funktion der Niere hin.

Erweist sich aber auch dann noch der mittels Ureterkatheters aufgefangene Harn als normal, dann besteht noch die entfernte Möglichkeit, daß beide Ureteren sich so dicht über der Einmündung in die Blase vereinigen, daß der Ureterkatheter bei noch so kurzer Einführung in das Ureterostium bereits in einen der beiden Ureteren gelangt. In der Tat habe ich einen solchen Fall beobachtet.

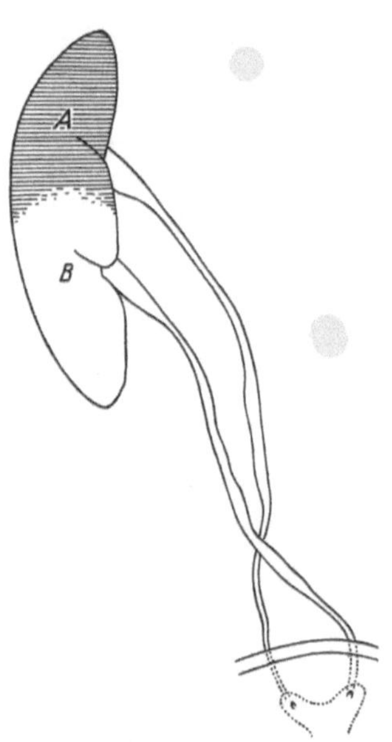

Abb. 14. Solitärniere mit zwei Ureteren, die an normaler Stelle in die Blase münden.

2. Solitärniere mit doppeltem Ureter.

Es kommen, allerdings selten, Fälle vor, in denen eine Solitärniere zwei Ureteren hat, die gesondert und noch dazu an den für beide Ureterostien normalen Stellen in die Blase münden (Abb. 14).

Der cystoskopische Nachweis zweier normaler Uretermündungen, aus denen sich klarer Harn regelmäßig entleert, und der Nachweis der normalen Funktion des zu beiden Uretern gehörigen Nierenparenchyms beweist somit noch nicht absolut sicher das Vorhandensein zweier gesonderter Nieren, sondern es kann sich nm eine Niere mit zwei Ureteren handeln.

Kann man demnach cystoskopisch und durch funktionelle Untersuchung feststellen, daß der aus dem einen Ureterostium sich entleerende Harn normal ist und das dazugehörige Nierenparenchym gut funktioniert, daß dagegen der aus dem anderen Ureterostium sich entleerende Harn pathologisch verändert ist, und das dazugehörige Nierenparenchym schlecht funktioniert, so darf man nicht daraus mit absoluter Sicherheit folgern, die eine Niere ist gesund und funktioniert gut, die andere Niere ist krank und funktioniert schlecht. Denn es kann sich ausnahmsweise nicht um zwei getrennte Nieren, sondern nur um Teile einer Niere, einer Solitärniere handeln, von welcher der eine Teil erkrankt, der andere Teil gesund ist. Es käme hier nicht die Spaltung oder gar die operative Entfernung der ganzen Niere, sondern nur die des erkrankten Teils der Niere in Betracht.

Wenn man an diese Anomalie denkt, dann wird man, auch ohne sie vor der Operation diagnostiziert zu haben, nach Freilegung des Organs die partielle Erkrankung erkennen.

3. Nieren mit doppeltem Ureter der zweiten Gruppe (Verschmelzung beider Nieren).

Hierbei müssen wir wiederum zwei verschiedene Untergruppen voneinander unterscheiden:

Die Nieren liegen 1. auf derselben Körperseite,

2. auf verschiedenen Körperseiten.

1. Die Nieren liegen auf derselben Körperseite. Sie sind in so großer Ausdehnung miteinander verwachsen, daß das Organ eine mehr rundliche oder glatte, schalenförmige Gestalt oder auch nur ein ganz formloses Aussehen gewonnen hat. Man bezeichnet das so entstandene Gebilde als „Kuchenniere" oder „Schildniere". Oder sie sind nur zum Teil miteinander verwachsen. Mit dem unteren Pol der normal gelegenen Niere ist der obere Pol der anderen verlagerten Niere verwachsen. Hierbei gibt es wiederum zwei Verschiedenheiten. Die verlagerte Niere ist mit dem Hilus ebenso wie die andere medial, Ren elongatus simplex (MORRIS) oder nach der entgegengesetzten Seite, Ren sigmoideus (BROESICKE) gerichtet. Jedes Nierenbecken hat in letzterem Falle die sonst normale Richtung und der von dem vorn gelagerten Nierenbecken ausgehende Ureter kreuzt nicht allein die Gefäße, sondern auch den Ureter der anderen Niere.

2. Die Nieren liegen auf beiden Körperseiten und sind an ihren unteren Polen zur Hufeisenniere miteinander verschmolzen.

Die Verschmelzung beider Nieren zur Hufeisenniere erfolgt in einem frühen embryonalen Stadium, in dem beide Nieren im Vergleich zur Lage der Nieren beim Neugeborenen verhältnismäßig tief liegen und in ihrer physiologischen Verlagerung nach oben behindert worden sind. Beide Nieren bleiben dadurch dauernd kongenital heterotop. Die Hufeisenniere stellt also eine Verschmelzung beider kongenital heterotopen Nieren an ihren unteren Polen dar. Zum Verständnis der Anatomie und klinischen Bedeutung der Hufeisenniere betrachten wir daher zunächst die Anatomie und Pathologie der kongenital heterotopen Niere.

Die kongenitale Heterotopie der Niere.

Die kongenitale Heterotopie der Niere, welche früher gelegentlich nur bei Sektionen festgestellt wurde, hat ein großes klinisches Interesse gewonnen, seitdem man Operationen an Bauchorganen ausführt. Da die kongenital heterotope Niere der vorderen Bauchwand näher liegt als die normal gelagerte, erscheint sie oft vergrößert. Man hat sie mehrfach, besonders in denjenigen Fällen, in denen sie vom Patienten bis dahin nicht gefühlt worden war, als einen malignen Tumor angesehen, operativ entfernt und oft dann erst ihre vollkommene Gesundheit erkannt. Außerdem kann die kongenital heterotope Niere ebenso wie die normal gelegene Niere erkranken und eine Operation notwendig machen. Die Diagnose der kongenitalen Heterotopie der Niere hat daher eine um so größere Bedeutung, als man die Niere nicht nur transperitoneal, sondern nach meinen Erfahrungen auch extraperitoneal freilegen kann, selbst wenn die Niere nahe der Wirbelsäule liegt. Auf Grund embryologischer und morphologischer Betrachtungen habe ich eine Reihe diagnostischer Merkmale für die kongenitale Heterotopie der Niere feststellen können, mittels deren ich mehrfach die Diagnose auf kongenitale Tieflage der Niere gestellt habe, die dann durch die Operation bestätigt wurde.

Bei einem Embryo von etwa 2 cm Länge ist die Nierenanlage zum geringen Teil noch caudal von der Arteria iliaca gelegen. Bei der weiteren Entwicklung kommt die Niere immer höher zu liegen. Gleichzeitig wechselt sie ihre Lage in Beziehung zur Längsachse der Wirbelsäule, und außerdem dreht sie sich um ihre eigene Längsachse. Bei einem 2 cm langen Embryo ist „der kranielle Teil der Nierenanlage stark in dorsaler Richtung und lateral gezogen, während die caudalen Pole näher aneinander mehr ventral liegen" (Hauch). Nun ändert sie ihre Lage so, daß schließlich im bleibenden Zustande die Längsachse der Niere von innen und oben nach außen und unten gerichtet ist. Ferner macht sie Drehungen um ihre Längsachse. Zunächst liegt das Nierenbecken an der Vorderwand der Nierenanlage. Bei einem sechs Wochen alten Embryo nimmt die Niere eine frontale Stellung ein, und der Sinus der Niere ist nach der Mittellinie hin gerichtet. Später erfolgt wieder die Drehung nach außen, und die Niere gewinnt schließlich die endgültige Stellung, die etwa in der Mitte zwischen frontaler und sagittaler Stellung liegt.

Die physiologischen Lageveränderungen der Nieren können nun durch irgend eine Störung gehemmt werden. Es entsteht so die kongenitale Heterotopie des Organs. Die Niere bleibt dann an einer abnorm tiefen Stelle liegen und ihre Form paßt sich der jeweiligen Umgebung an. Im allgemeinen findet man bei der kongenital heterotopen Niere folgende Merkmale, auf deren klinische Verwertbarkeit ich hingewiesen habe (Abb. 15).

1. Die Niere ist nach unten, medialwärts und nach vorn verlagert.
2. Das Becken ist an der vorderen Wand des Organs gelegen.
3. Der Ureter ist verkürzt und verläuft dicht neben der Wirbelsäule.

In einer Reihe von Fällen fand ich in der seitlichen Bauchgegend eine tumorartige Resistenz, die erheblich tiefer und etwas mehr medialwärts lag als eine normal gelagerte Niere. Da auf derselben Seite in der Lendengegend die Niere weder palpatorisch noch röntgenologisch nachweisbar war, so lag die Annahme nahe, daß der gefühlte Tumor die verlagerte Niere war. War dies der Fall, so mußte man eine abnorme Kürze des Ureters und die Möglichkeit, diese durch den Ureterenkatheterismus nachzuweisen, annehmen. Man konnte weiter folgern: Der Ureter wäre kurz, wenn der Katheter bei wiederholten Untersuchungen nicht so weit wie normal in den Ureter hineingeführt werden könnte, der Ureter wäre aber normal lang, wenn der Katheter normal weit in den Ureter hineingebracht würde. Diese Annahme wäre im allgemeinen richtig. Es gibt aber auch Ausnahmen. Der Katheter kann nämlich auf dem Wege bis zum Becken in einer Tasche der Ureterwand oder vor einer pathologischen Verengerung am Ureter stecken bleiben und am weiteren Vordringen behindert sein. Anderseits kann der Ureter, wie in einem von ISRAEL beobachteten Falle, geschlängelt verlaufen und dadurch trotz der Tieflage der Niere normal lang sein. Ich habe darum in solchen Fällen einen Schatten gebenden Katheter

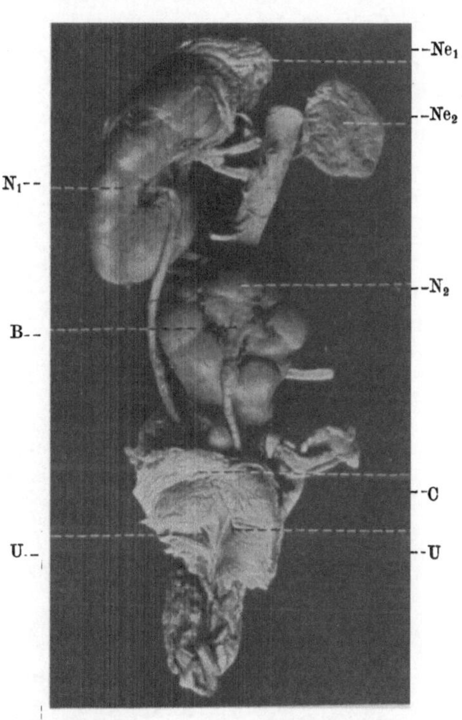

Abb. 15. N₁ Niere an normaler Stelle, N₂ Beckenniere, B zu N₂ gehöriges Becken. Ne₁ und Ne₂ Nebennieren an normaler Stelle, C Blase, U Ureterostien,.

in den Ureter eingeführt und die Grenzen des Tumors durch einen um ihn auf der Bauchwand gelegten Metallring fixiert. Die Röntgenphotographie ergab nun, daß der Katheter bis in das Innere des Umrisses des Tumors führte. Demnach war der Tumor als die Niere anzusehen (Abb. 16). Die dann ausgeführte Operation bestätigte die Diagnose.

Weiterhin kommt hier noch folgendes in Betracht: Findet man auf einer Bauchseite einen Tumor, der tiefer und etwas mehr medialwärts liegt, als es der normalen Lage der Niere entspricht, ist aber in der

Lendengegend derselben Seite die Niere nachweisbar, dann kann man wohl im allgemeinen annehmen, daß der Tumor nicht der Niere angehört.

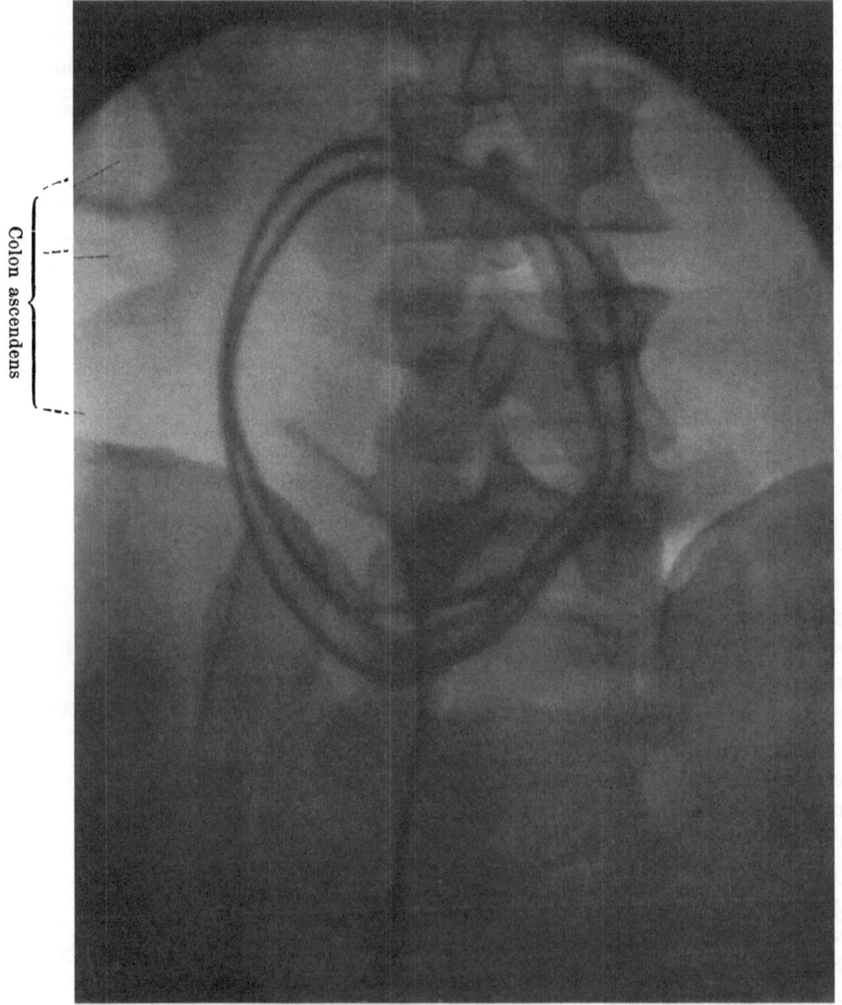

Abb. 16. Ein Metallring ist um den Tumor gelegt. Der Ureterkatheter verläuft innerhalb der Umgrenzung des Tumors.

Ausnahmsweise könnte es aber doch die andere, hierher verlagerte Niere sein. Die oben angegebenen Merkmale werden darüber Klarheit bringen.

In anderen Fällen fand ich eine Resistenz in der Gegend unterhalb der Leber. Mit zart auf die vordere Bauchwand aufgelegter Hand fühlte ich hinter dem Musc. rectus die Resistenz und konnte ihre Umgrenzung besonders gut durch Finger-Perkussion nachweisen, wobei es gewöhnlich nicht so sehr auf das Hören der Dämpfung, als auf das Fühlen der Resistenz ankommt. In einigen dieser Fälle war zwischen unterem Leber- und Gallenblasenrand einerseits und der Resistenz andererseits ein heller tympanitischer Schall nachweisbar. Auch gelang es hier mit den Fingern tief einzudringen und so die Unabhängigkeit des Tumors von der Leber (also kein Schnürlappen der Leber) festzustellen. War in der Lendengegend auf derselben Seite keine Niere nachweisbar, so konnte in gleicher Weise, wie oben dargelegt, durch Einführung eines schattengebenden Katheters in den Ureter bzw. Pyelographie (wobei bei der Röntgenphotographie der Tubus der Lage des Tumors entsprechend mehr nach unten und medialwärts als bei der gewöhnlichen Nierenaufnahme aufgesetzt wurde), die kongenitale Heterotopie der Niere nachgewiesen werden.

Besonders ist diese Untersuchungsmethode in denjenigen Fällen angezeigt, in denen der Tumor der Leber und Gallenblase so dicht anliegt, daß seine Zugehörigkeit zu diesen Organen durch die Palpation nicht ausgeschlossen werden kann. In einem von mir beobachteten Fall handelte es sich bei einer so verlagerten Niere um eine epinephritische Eiterung, die ich dann mit Erfolg beseitigte. Aus dem Gesagten ergibt sich also:

1. Kann man weder palpatorisch noch röntgenologisch in der normalen Nierengegend die Niere feststellen, dann muß man an Fehlen oder Verlagerung der Niere denken. Die Niere kann kongenital heterotop auf derselben Seite liegen, oder auf die andere Bauchseite verlagert sein.

2. Da die kongenital heterotope Niere nach unten, medialwärts und nach vorn verlagert ist, ist dementsprechend die Palpation, die Perkussion und die Röntgenaufnahme vorzunehmen. Man wende auch die Finger-Finger-Perkussion an. Bei der Röntgenphotographie lasse man den Tubus mehr nach unten und medialwärts gerichtet als gewöhnlich aufsetzen.

3. Die abnorme Kürze des Ureters kann man mit Sicherheit nur im Röntgenbild nach Anfüllung des Ureters mit einer schattengebenden Substanz nachweisen.

Im Röntgenbild spricht für die Niere die scharfe Umrandung des Schattens.

Die Hufeisenniere.

Die Hufeisenniere entsteht, wie schon bemerkt, durch Verschmelzung beider kongenital heterotopen Nieren an ihren unteren Polen. Die kongenitale Heterotopie beider Nieren ohne Verschmelzung miteinander kommt überaus selten vor, dahingegen findet man die Hufeisenniere verhältnismäßig oft. Während STRUBE aus der Literatur nur vier Fälle zusammenstellen konnte, in denen beide Nieren kongenital heterotop und voneinander gesondert waren, findet man unter 800—1000 ausgeführten Sektionen im Durchschnitt einmal eine Hufeisenniere.

Beim Nachweis der kongenitalen Heterotopie beider Nieren kann man also mit großer Wahrscheinlichkeit die Diagnose auf Hufeisenniere stellen.

Die Verbindungsbrücke zwischen den beiden unteren Polen ist verschieden stark; es finden sich alle Übergänge von verhältnismäßig großer Dicke bis zu einem bandartigen Streifen.

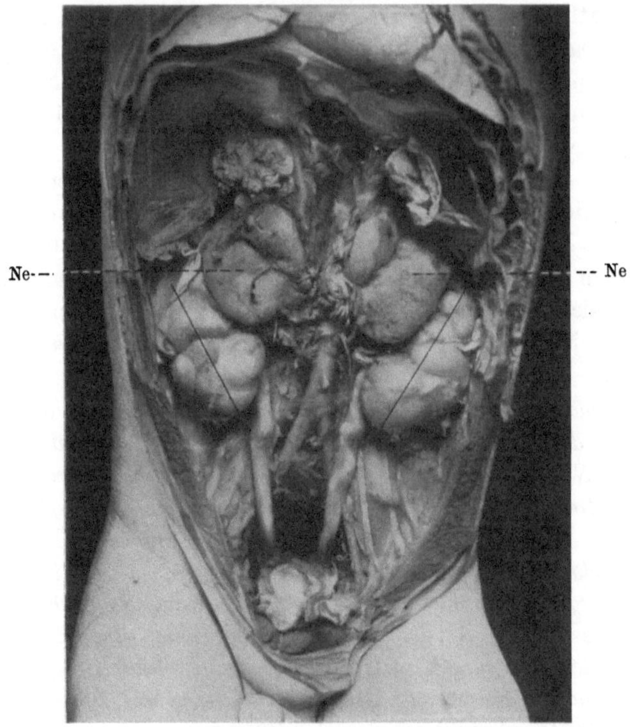

Abb. 17. Lage der Niere beim 3 Monate alten Foetus. Die schrägen Striche zeigen die Richtung der Längsachsen der Nieren an. Ne Nebennieren.

Die Brücke ist daher auch unter günstigen Palpationsbedingungen nur in einem Teil der Fälle zu fühlen.

Da die Hufeisenniere durch Verschmelzung beider Nieren bereits in einem frühen Stadium der Entwicklung miteinander entsteht, behalten ihre Schenkel auch weiterhin ihre annähernd embryonale Lage (Abb. 17) zur Wirbelsäule bei. Die Längsachse jedes Schenkels ist nicht, wie bei Erwachsenen, von innen und oben nach außen und unten gerichtet (Abb. 18), sondern entweder

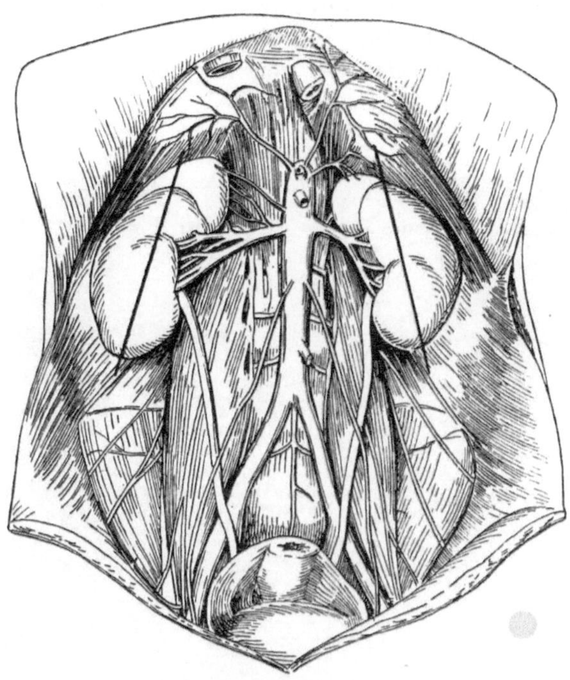

Abb. 18. Lage der Niere beim Erwachsenen. Die schrägen Striche zeigen die
Richtung der Längsachsen der Nieren an.

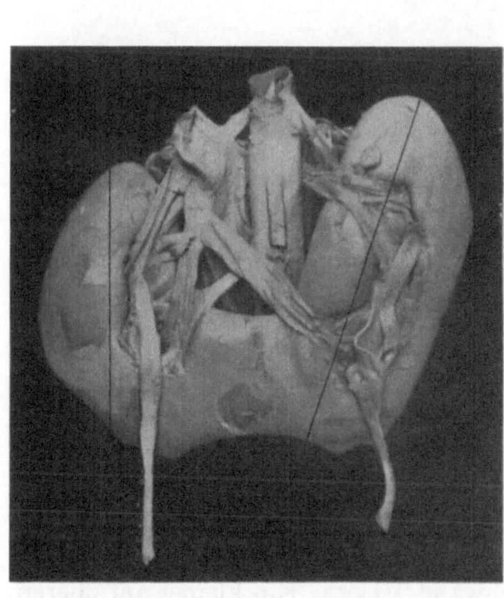

Abb. 19. Lage der Schenkel einer Hufeisenniere. Die Striche zeigen die Richtung der
Längsachse der Schenkel an.

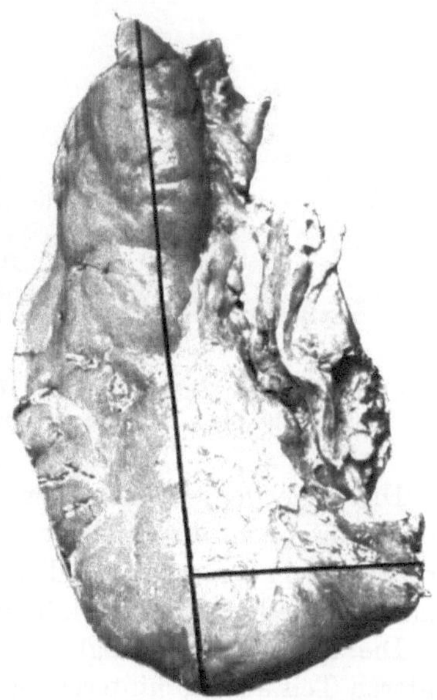

Abb. 20. Operativ entfernter
Schenkel einer Hufeisenniere.

parallel der Körperachse oder von innen und unten nach
außen und oben (Abb. 19).

Die gleiche Richtung zeigt der von mir resezierte Schenkel einer
Hufeisenniere (Abb. 20).

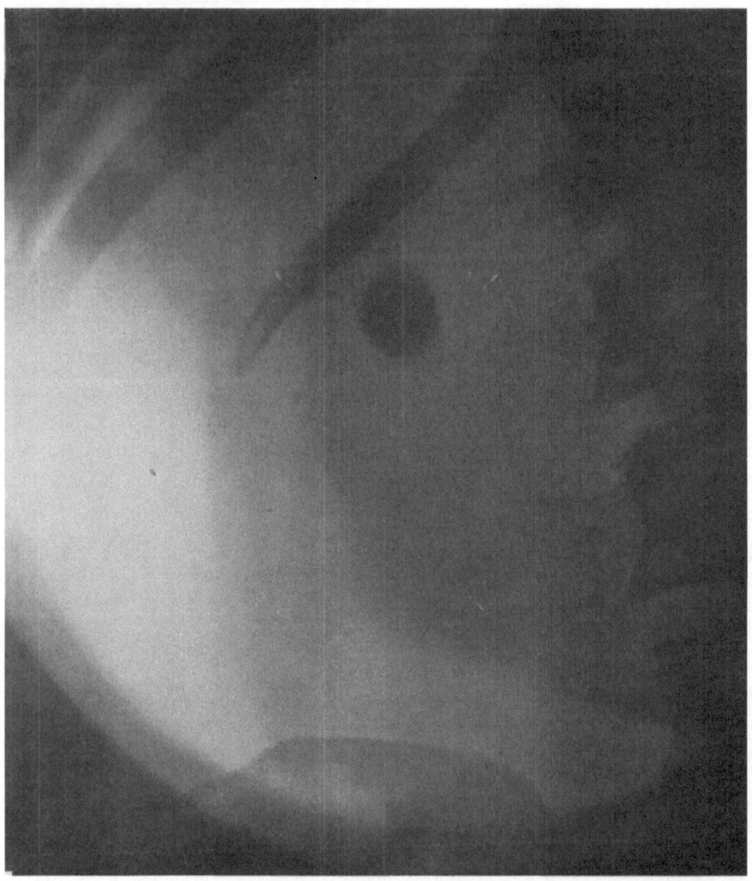

Abb. 21. Rechter Schenkel einer Hufeisenniere. Das Nierenbecken, schräg von
außen und oben nach innen und unten gerichtet, enthält einen Stein.

Die Lage der Schenkel der Hufeisenniere zur Wirbelsäule habe ich
durch die oben beschriebene Palpationsmethoden und Röntgenphotographie, bei der ich den Tubus mehr nach unten und medialwärts
aufsetzen ließ, feststellen können (Abb. 21 und 22).

Die Hufeisenniere liegt im allgemeinen im wesentlichen in ihrem
unteren Teil an der hinteren Bauchwand fixiert. Ein kleiner am oberen
Pol der in der beschriebenen abnormen Richtung gelagerten Niere gelegener

Teil hat aber die ihm innewohnende normale Wachstumsrichtung beibehalten und ist vielfach mit seiner Längsachse ein wenig von unten und
außen nach innen und oben gerichtet. Diese öfters vorhandene Lage
des oberen Nierenpols ist aber klinisch nicht gut nachweisbar.

Die Stelle, an der die unteren Pole beider Nieren miteinander verwachsen sind, kann durchschnitten werden, ohne daß ein Kelch eröffnet
wird. Die Verbindungsstelle ist öfters durch eine Furche an der Vorder-

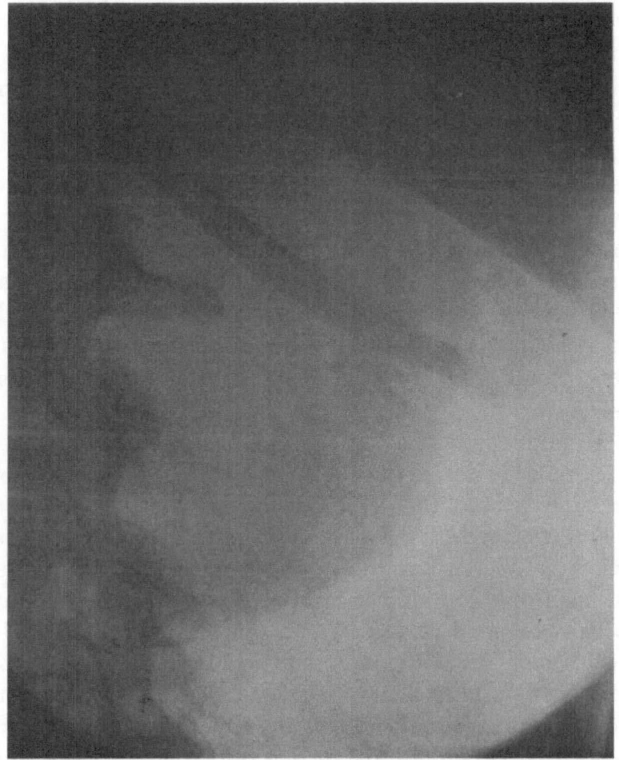

Abb. 22. Linker Schenkel der Hufeisenniere.

wand der Brücke gekennzeichnet. Die Grenze zwischen beiden Schenkeln
liegt nicht immer in der Mitte der Brücke, sondern manchmal seitlich und
zuweilen recht weit von der Mitte entfernt. Der eine Schenkel ist daher öfters
viel größer als der andere. Aus allen diesen Beobachtungen ergibt sich:

*1. Findet man bei der Palpation bzw. Röntgenaufnahme die Längs-
achse einer oder beider tiefliegenden Nieren parallel zur Längsachse der
Wirbelsäule oder sogar von außen und oben nach innen und unten gerichtet,
so weist dies auf eine Hufeisenniere hin.*

*2. Die Resektion eines Schenkels der Hufeisenniere ist an der ursprüng-
lichen Verschmelzungsstelle beider unteren Nierenteile auszuführen. Die
Verschmelzungsstelle ist zuweilen an einer Furche in der Vorderwand
der Brücke kenntlich. Sie liegt nicht etwa immer in der Mitte der Verbindungsbrücke, sondern öfters verhältnismäßig weit davon entfernt. Die
Grenze zwischen beiden Nieren ist vielfach auch daran zu erkennen, daß
der eine Schenkel pathologisch verändert ist, der andere normal aussieht.*

Beide Schenkel der Hufeisenniere fand ich gewöhnlich nicht gleich
groß; zuweilen ist der eine hypoplastisch, der andere hyperplastisch. Wenn
der hyperplastische Teil derart erkrankt ist, daß seine operative Entfernung zur Erhaltung des Lebens notwendig erscheint, daß aber der
Patient ohne die Operation (wie bei Tuberkulose oder Tumor) noch
eine mehr oder weniger lange Zeit leben kann, dann wird für die Entscheidung, ob die Resektion vorgenommen werden soll oder nicht, die
Größe des zurückbleibenden hypoplastischen Nierenschenkels maßgebend sein. Eine Niere kann zwar hypoplastisch sein, aber doch gut
funktionieren. Ich habe auch bei einer Niere, die kaum ein halb so
groß wie normal war, gute Funktion feststellen können. Ob aber nach
Resektion des hyperplastischen Schenkels die Reservekraft des hypoplastischen Schenkels zur Erhaltung des Lebens hinreichen wird, dürfte
bei höherem Grade von Hypoplasie im Einzelfalle oft schwer zu entscheiden sein.

Da die Hufeisenniere eine Verlagerung beider Nieren bedeutet, fragte
ich mich, ist dabei auch das Kolon verlagert? Von vorneherein
sollte man eine wesentliche Verlagerung des Kolons nicht annehmen.
Denn das Kolon stammt vom Entoderm, die Niere dagegen vom Meso-
derm. Wenn die Nieren durch Störungen im embryonalen Stadium im
Wachstum nach oben verhindert worden sind, so brauchte darum nicht
unbedingt das Kolon in seinem Wachstum gestört zu sein. Durch Palpation, Aufblähung des Kolons und durch Betrachtung des Kolons im
Röntgenbild war festzustellen: Der Gesamtverlauf des Kolons weicht
vom normalen kaum ab, daher liegt das Kolon zu den beiden Schenkeln
der Hufeisenniere anders als zu den beiden normal liegenden Nieren.
Das Colon ascendens verläuft nicht, wie üblich, über den unteren
Pol der Niere oder an dessen innerer Seite am medialen Rand der
Niere empor nach oben, sondern es macht nach Bildung der Flexura
renalis eine leichte Biegung nach außen und verläuft seitlich von der
Niere nach oben (Abb. 23). Ferner liegt das Colon descendens nicht
dicht am äußeren Rand der linken Niere, sondern ist eine Strecke weit
von ihm entfernt (s. Abb. 24).

*Die normalen gegenseitigen Lagebeziehungen des Kolons und der Nieren
sind also bei Hufeisennieren nur durch die abnorme Lage der Hufeisenniere
gestört. Die dadurch verursachte Lageveränderung könnte gegebenenfalls
differentialdiagnostisch verwertet werden.*

Wie die einfach heterotopen Nieren und die beiden Schenkel der Hufeisenschenkel, so liegen auch ihre Becken verhältnismäßig sehr nahe der Wirbelsäule. Das muß also auch auf etwa im Nierenbecken liegende Steine zutreffen. Man hat daraus gefolgert: Liegt im Röntgenbild ein Steinschatten dicht neben der Wirbelsäule, dann handelt es sich um eine

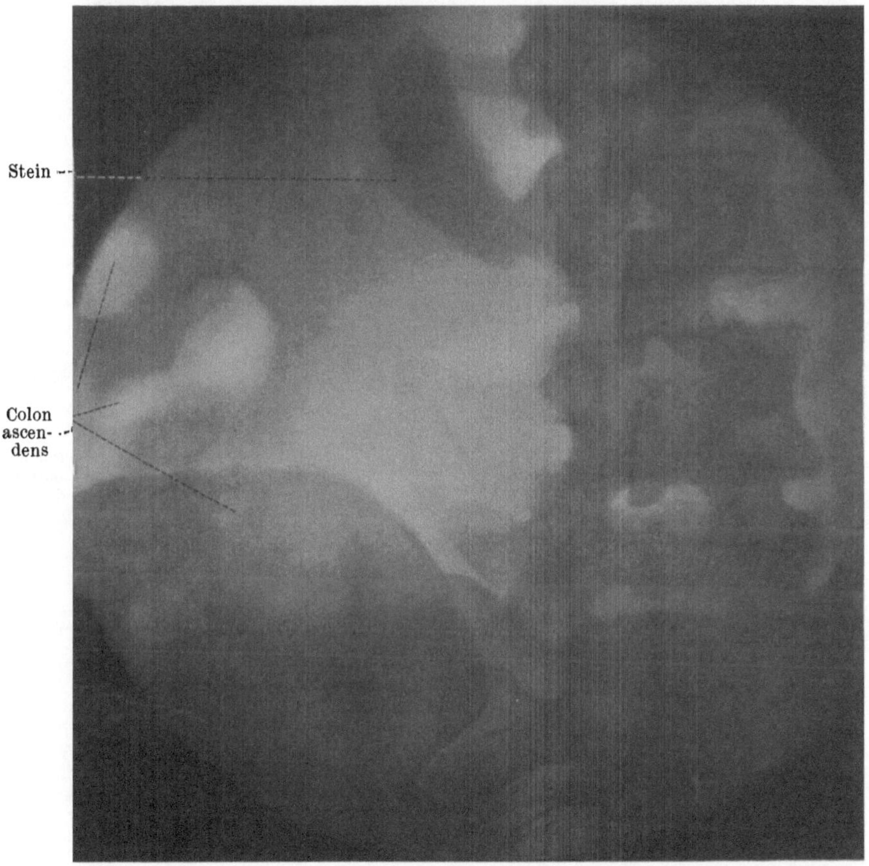

Abb. 23. Stein im rechten Schenkel einer Hufseisenniere. Das Colon ascendens liegt seitlich von der Hufeisenniere.

Hufeisenniere (RUMPEL). Diese Folgerung ist nicht ganz richtig. Man kann nur folgern: Liegt im Röntgenbild ein Steinschatten verhältnismäßig tief und sehr nahe der Wirbelsäule, dann handelt es sich um eine kongenital heterotope Niere.

Wie die Längsachse eines Schenkels der Hufeisenniere, so habe ich auch die Längsachse ihres Beckens von innen und unten nach außen

Zondek, Nierenchirurgie. 5

und oben gerichtet vorgefunden. Dieses Verhalten ist im Fall, von dem die Abb. 21 stammt, deutlich ausgeprägt. Daraus folgerte ich in einem anderen Falle, in dem ein Steinschatten das Becken und die beiden Calices majores ausfüllte und in seiner Längsachse die Richtung von oben und außen nach innen und unten hatte und überdies bis nahe an die Wirbelsäule

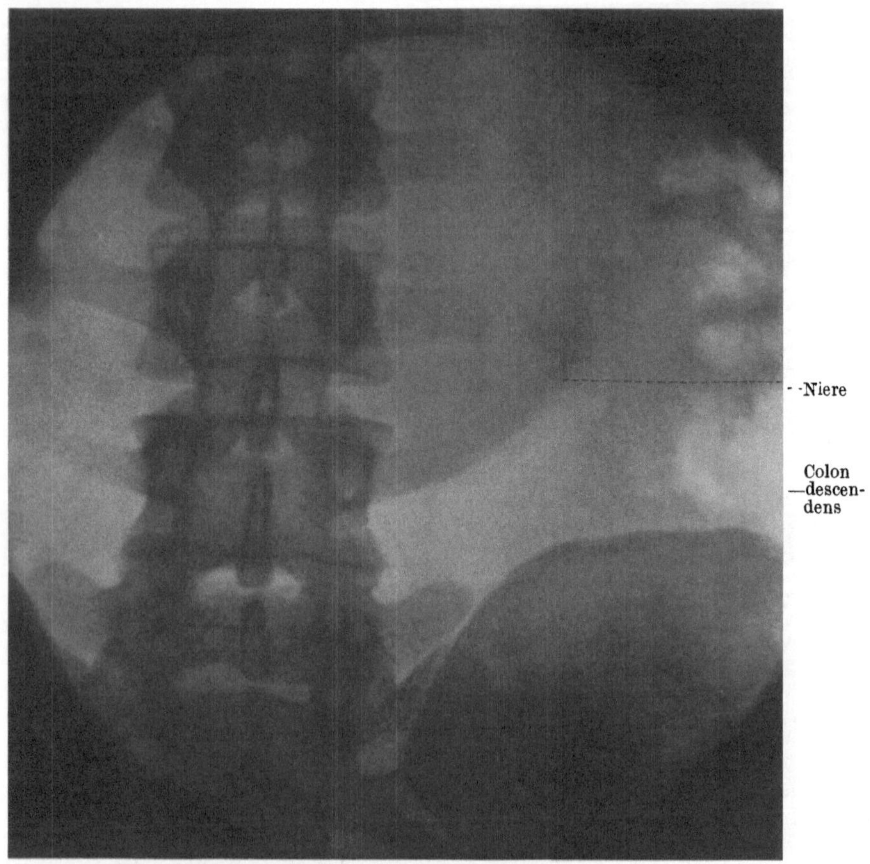

Abb. 24. Linker Schenkel der Hufeisenniere. Das Colon descendens liegt eine Strecke weit von der Hufeisenniere entfernt.

heranreichte (s. Abb. 23), daß es sich wohl um eine Hufeisenniere handelte. Die weitere Untersuchung sicherte mir die Diagnose (Abb. 24), die bei der operativen Entfernung des Steins bestätigt wurde. Wir können also aus dem Gesagten folgern:

Liegt im Röntgenbild ein Steinschatten dicht neben der Wirbelsäule und ist seine Längsachse von innen und unten nach außen und oben

*gerichtet, dann kann man mit großer Wahrscheinlichkeit eine Hufeisen-
niere annehmen.*

Die anatomische Eigentümlichkeit der Hufeisenniere macht es
erklärlich, daß sie im allgemeinen häufiger erkrankt als die normale
Niere. Die normal gelagerte Niere ist beweglich, die Hufeisenniere ist
fixiert. Sie liegt überdies nicht, wie die normal gelagerte Niere, geschützt
in der Lendennische, sondern ist mehr nach vorn gelagert. Daher wird
sie von äußeren mechanischen Einwirkungen unmittelbarer betroffen
als die durch solche eher zur Seite gedrängte normale Niere. Das gilt
nicht allein für die beiden Schenkel, sondern auch in besonderem Maße
für die Ureteren, die über die zuweilen recht dicke, die beiden Nieren-
schenkel verbindende Brücke gewissermaßen hinüberklettern. So oft nun
die Ureteren einen Druck erleiden, kommt es in der Niere zur Stauung.
Dadurch entstehen oft sekundäre Erkrankungen, wie Hydronephrose,
Pyonephrose, Kalkulose. Ist nun das Nierenbecken, das überdies mehr
oder weniger weit vorn an der Niere liegt, ausgeweitet und enthält
einen Stein, so kann dieser eine Strecke weit von der Wirbelsäule
entfernt liegen. Dies veranschaulicht uns Abb. 21. Es ergibt sich
also daraus:

*Liegt ein Steinschatten zwar tiefer als normal, aber nicht besonders
nahe der Wirbelsäule, so beweist dies nicht etwa, daß keine Hufeisenniere
vorliegt.*

Wie der von innen und unten nach außen und oben gerichtete Schenkel
der Hufeisenniere oft eine nach der Wirbelsäule hin gerichtete Konkavität aufweist, so auch das ihm zugehörige Becken mit dem oberen und
unteren Calyx major, und daher auch ein etwa in ihm gelegener Stein,
wenn er gewissermaßen einen Ausguß des Nierenbeckens und der
beiden Calices majores darstellt. In dem Fall, von dem Abb. 23 stammt,
entsendet der Stein einen schwächeren Fortsatz nach dem oberen,
und einen stärkeren Fortsatz nach dem unteren Calyx major. Der
Konkavität gegenüber, an der lateralen konvexen Seite des Steins ist
also der dem Ureteranfang entsprechende Fortsatz anzunehmen. Das
zeigte sich auch an dem operativ entfernten Stein.

*Während also bei normal gestalteten Nieren ein Stein, der gewissermaßen
einen Ausguß des Beckens und des oberen und unteren Calyx major darstellt,
lateralwärts konkav ist, ist bei Hufeisennieren der Stein, der Becken
und die beiden Calices majores ausfüllt, medialwärts konkav.*

Auf Grund der vorstehend dargelegten Merkmale habe ich in 5 Fällen
die Diagnose Hufeisenniere stellen können. Dadurch wird die von verschiedenen Seiten aufgestellte Behauptung, die Diagnose Hufeisenniere
sei vor der operativen Freilegung nicht möglich, widerlegt. Es ist übrigens
schon früher in ganz vereinzelten Fällen, und zwar lediglich durch Palpation, von ISRAEL sogar in 3 Fällen die Diagnose vor der Operation

gestellt worden. Mit Hilfe der von mir angegebenen Merkmale dürfte dies jetzt öfter gelingen.

Ist die Diagnose Hufeisenniere vor der Operation gestellt worden, dann ist die Freilegung der Niere meines Erachtens zweckmäßig in anderer Weise als gewöhnlich auszuführen.

Bei der Operation beginnt der Schnitt, wie ich ihn in zwei Fällen ausgeführt habe nicht im Winkel zwischen unterstem Rippen- und Seitenrand der Längsmuskulatur des Rückens, sondern etwa 3 Finger-breit tiefer und endet vorn unten nicht etwa 1 Querfinger sondern etwa 3 Querfinger breit vor der Spina ant. sup. Die freigelegte Umschlagsfalte des Peritoneums wird mit dem Kolon nach vorn gedrängt. Nach Einschnitt in den Musc. rectus kann die Umschlagsfalte des Peritoneums so weit medialwärts verschoben werden, daß die in die Vorderwand der Niere eindringenden Gefäße, das Becken und die Brücke zwischen den beiden Schenkeln, die in diesen Fällen auf der Wirbelsäule lag, vollkommen extraperitoneal frei gelegt werden können. Bei dieser Schnittführung dürften keine größeren Nerven durchschnitten werden.

Die Nephrotomie ist möglichst zwischen die Äste der Arteria renalis zu legen. Bei der Unregelmäßigkeit im Verlauf der Äste der Nierenarterie ist eine bestimmte gleichartige Schnittführung für alle Fälle nicht anzugeben, sondern das Vorgehen dem Einzelfalle anzupassen.

IV. Die erworbene Tieflage der Niere.

Bei der Hufeisenniere, der kongenital heterotopen Niere, handelt es sich um angeborene Tieflage der Niere bei normaler Wirbelsäule. Die Tieflage der Niere kann aber auch im späteren Leben erworben sein. Man muß dabei wiederum zweierlei auseinander halten. 1. Man nimmt eine Verlagerung der Niere bei normaler Wirbelsäule an und spricht dann von Wanderniere. 2. Die Niere hat zwar ihre normale Lage zur Wirbelsäule behalten, aber durch Verbiegung der Wirbel-säule ihre Lage zur vorderen Bauchwand verändert.

Betrachten wir zunächst die Verlagerung der Niere mitsamt der Wirbelsäule. Bei seitlicher Verkrümmung der Lenden- und unteren Brustwirbelsäule, soweit sie die Wand der gewöhnlichen Nieren-nische bildet, sind die Wirbelkörper im ganzen seitlich verlagert und durch Torsion ihres Gefüges um ihre senkrechte Achse gedreht; bei aufrechter Stellung des Individuums ist auf der einen Seite der Lumbalskoliose der Brustkorb gegen die Wirbelsäule stark verschoben, der Querdurch-messer des unteren Teils des Brustkorbs stark verengt, während auf der anderen Seite die unteren Rippen sich dementsprechend weit von der Wirbelsäule entfernen.

Indem nun die Nieren ihre ursprüngliche Lage beibehalten haben, ist demnach zuweilen die eine Niere so weit nach unten und vorn verlagert, daß sie, in großer Ausdehnung palpabel, bei normaler Größe irrtümlich für pathologisch vergrößert angesehen werden kann; die andere Niere hingegen ist so weit unter dem Rippenbogen verborgen, daß man sie selbst unter den günstigsten Palpationsbedingungen nicht fühlen und sie daher irrtümlich für nicht vorhanden halten kann, diagnostische Irrtümer, welche zu falschen therapeutischen Maßnahmen führen können und auch schon geführt haben.

In einem derartigen Falle war die palpable Niere stark vereitert, und ihre operative Entfernung erschien zwar geboten, wurde aber von anderer Seite abgelehnt, da sie — eine Zystoskopie war nicht möglich gewesen — für eine Solitärniere gehalten war. In einem anderen Falle war die unter dem Rippenbogen versteckt liegende tuberkulöse Niere bei einer von anderer Seite ausgeführten Operation nicht gefunden worden. In beiden Fällen gelang es mir, die erkrankte Niere operativ zu entfernen.

Bei hochgradiger Kyphoskoliose ist also besonders darauf zu achten, ob die in großer Ausdehnung palpable Niere nur scheinbar oder wirklich vergrößert ist, und ob die andere Niere nur unter dem Rippenbogen verborgen liegt oder wirklich nicht vorhanden ist. Die Röntgenphotographie wird in der Regel darüber volle Aufklärung bringen.

In den soeben beschriebenen Fällen handelt es sich um eine im späteren Leben erworbene Verlagerung der Nieren mitsamt der Wirbelsäule, ohne daß also die Nieren selbst ihre ursprüngliche Lage zur Wirbelsäule verändert haben. Man nimmt aber auch eine Verlagerung allein der Niere an, wobei die Wirbelsäule ihre physiologische Richtung beibehalten hat. Man spricht dann von Wanderniere.

Wanderniere.

In den Anschauungen über die Wanderniere besteht eine große Unklarheit. Nicht einmal der Begriff „Wanderniere" ist einheitlich festgestellt. Die einen sprechen von Wanderniere oder pathologisch beweglicher Niere, wenn sie bei tiefster Inspiration mehr als den unteren Pol der Niere und ein deutliches Gleiten des Organs nachweisen können; andere sind anspruchsvoller, sie sagen: Erst der palpatorische Nachweis der Niere über die Mitte des Hilus hinaus berechtigt zur Diagnose einer Wanderniere; wieder andere gehen noch weiter, sie sprechen erst von Wanderniere, wenn sie die ganze Niere fühlen.

Alle diese Auffassungen sind nicht richtig. Wir müssen zunächst, um in dieser Frage klar zu sehen, zweierlei auseinander halten: Die palpatorischen Ergebnisse der einzelnen Autoren und die absolute Palpabilität der Niere, d. h. die Palpabilität unter den denkbar günstigsten Bedingungen. Denn die klinischen Befunde der Nierenpalpation sind relativ: sie sind abhängig einerseits von der Konstitution der zu untersuchenden Individuen und andererseits von der Palpationstechnik.

So verschieden die Palpationstechnik ist, so verschieden sind die Ergebnisse der Palpation.

Aber auch bei bester Palpationstechnik werden die Resultate der Palpation in größeren Untersuchungsreihen verschieden sein wegen der Verschiedenheit der Körperkonstitution der zu untersuchenden Individuen. Bei sehr beleibten Personen kann es z. B. vorkommen, daß die Niere gar nicht fühlbar und trotzdem so tief gelagert und so weit mobil ist, daß sie in gleicher Lage bei sehr mageren Individuen in ganzer Ausdehnung palpabel wäre und außerordentlich beweglich vorgefunden würde.

Auf diese Weise ist darum der Begriff Wanderniere einheitlich nicht festzustellen.

Man kommt der Lösung der Frage näher, wenn man nach der absoluten Palpabilität der Niere fragt.

Ich habe mir darum die Frage vorgelegt, ein wie großer Teil der Niere ist in einer größeren Zahl von Fällen unter sehr günstigen Palpationsbedingungen nachweisbar, und wie oft ist dies pathologisch. Ich habe die Untersuchungen zunächst an Leichen vorgenommen, indem ich vor und nach Öffnung der Bauchhöhle in ähnlicher Weise wie beim Lebenden die Nieren palpierte. Diesen Untersuchungen haften allerdings Mängel an; sie sind nicht schlechthin auf den Lebenden zu übertragen und nur in Gemeinschaft mit den palpatorischen Untersuchungsbefunden am Lebenden zu verwerten. Die Palpationsbefunde an den Lebenden zusammengenommen mit denjenigen an der Leiche haben nun folgendes ergeben:

Der palpatorische Nachweis eines noch so großen Teils der Niere, ja selbst der ganzen Niere an sich beweist noch keine Krankheit.

Ich denke dabei an folgenden klinischen Fall:

Es handelt sich um eine Patientin, bei der beide Nieren in ihrer ganzen Ausdehnung bis zum oberen Pol fühlbar waren. Aber nur an einer Niere hatte sie derartige kolikartige Schmerzen, daß die Nephrotomie gemacht werden mußte. In dieser Niere wurde ein Stein gefunden, der die Ursache der Beschwerden war. Es war also nicht die Tieflage der Niere, nicht die hochgradige Beweglichkeit, die ja auch auf der anderen Seite vorhanden war, die Ursache der Beschwerden gewesen, sondern nur der Stein in der Niere.

Man hat weiterhin behauptet: Wenn die Niere sich tief nach unten bewegt, kommt es leicht zur Knickung des Ureters. Dadurch entsteht Harnretention mit den bekannten Einklemmungserscheinungen und allmählich Hydronephrose.

Es ist aber darauf zu erwidern, daß dies noch nicht mit voller Sicherheit erwiesen ist, nicht experimentell, wie es die Untersuchungen von HILDEBRANDT und HAGA gezeigt haben, nicht auf klinischem Wege. Denn der gleichzeitige Befund von Hydronephrose und anscheinender Tieflage der Niere berechtigt noch nicht zur Annahme ihres ätiologischen Zusammenhanges. Eine Tieflage, wie sie gewöhnlich bei Hydronephrose vorgefunden wird, ist, wie wir jetzt wissen, nicht abnorm; man hat früher, als man die Nieren noch nicht so gut palpieren konnte wie jetzt, vornehmlich die hydronephrotische Niere gefühlt, da bei Hydronephrose das Organ in der Regel nicht allein verlängert, sondern auch verdickt und so der Palpation leichter zugänglich ist.

Man könnte weiter einwenden: Die Nephropexie hat oft die Beschwerden, die man auf die Wanderniere zurückführte, beseitigt, also ist die Wanderniere eine Krankheit. Ich habe darauf folgendes zu erwidern: Erstens hat die Nephropexie häufig nichts geholfen. Entweder ist die abnorm fixierte Niere wieder mobil geworden — physiologisch ist die Niere mobil —, oder wenn sie fixiert blieb, so sind vielfach die Beschwerden, wenn sie nicht gesteigert wurden, nicht beseitigt worden. In anderen Fällen dürfte die Heilung nur suggestiver Natur gewesen sein. Werden ja doch allgemein nervöse Störungen für Wandernierenbeschwerden angesehen, und wenn bei ihrem Bestehen eine anscheinend abnorme Tieflage der Niere konstatiert wurde, dann wurde die Niere fixiert. Hier sei erwähnt, daß in einem Teil der Fälle die Tieflage der Niere eine Teilerscheinung der allgemeinen Enteroptose ist, mit der ja auch vielfache Allgemeinbeschwerden nervösen Charakters einhergehen. Zu den nervösen Störungen gehören sicherlich auch eine Reihe dyspeptischer Beschwerden, für die man die Wanderniere verantwortlich machte; inwieweit diese eine Kompression oder Zerrung der benachbarten Darmteile, der benachbarten Gallenausführungsgänge auszuüben vermag, bedarf wohl noch des hinreichenden anatomischen Nachweises. Schließlich könnte ja doch die Nephropexie auch wirklich Krankheiten der Niere beseitigt haben, ohne daß diese bei der Operation wahrgenommen wurden. Denn an der zur Nephropexie chirurgisch freigelegten Niere waren gewisse Veränderungen, wie Verengerung des Ureterostiums, Knickung und Kompressionen des Ureters, geringe Hydronephrose usw., vielleicht vorhanden, wurden aber nicht beobachtet, weil die erforderlichen Untersuchungsmethoden (Pyelographie) noch nicht vorhanden waren. Seitdem es aber diese gibt, habe ich derartige Veränderungen in einer Reihe von Fällen, die mir mit der Diagnose Wanderniere zugeschickt worden waren, nachweisen können.

Selbst wenn eine Niere hochgradig beweglich ist, so liegt darin noch keine Anzeige für die Nephropexie vor. Die Beschwerden, von denen überdies keineswegs feststeht, daß sie von der Beweglichkeit der Niere herrühren, können auch auf weniger eingreifende Weise beseitigt werden. Als Beispiel hierfür sei folgender Fall kurz angeführt: Bei einer Patientin, die mir mit der Diagnose Wanderniere zur Operation zugeschickt worden war, hatte der behandelnde Arzt vermutet, daß die Niere auf die Magenwand drücke und zu starken Magenbeschwerden führe, Beschwerden, die trotz einjähriger spezialistischer Behandlung nicht geschwunden waren. Die genauere Untersuchung ergab nun, daß es sich um eine tiefliegende und so hochgradig bewegliche Niere handelte, daß sie über die Wirbelsäule hinweg nach der anderen Bauchseite verschoben werden konnte. Auf meinen Rat hin sah die Patientin die Beweglichkeit der Niere als etwas ganz Harmloses an, und nachdem sie 9 Wochen lang alle Speisen zu sich genommen, erhöhte sich ihr Körpergewicht von 98 auf 119 Pfund.

Kurz zusammengefaßt ist also meine Ansicht von der Wanderniere folgende: Die Lage und Beweglichkeit der Niere ist abhängig von dem gesamten Körperbau, besonders von dem Grade der Lendenkrümmung, der Form der Lendennischen, wie dies in dem von W. Becher und R. Lennhoff angegebenen Index zum Ausdruck kommt (s. S. 3), und der allgemeinen Schwäche des Stützgewebes (Asthenie nach Stiller). Die Niere kann in ganzer Ausdehnung palpabel und weit nach unten verschieblich sein, ohne daß dies als krankhaft aufzufassen wäre. Charakteristisch für alle diese Fälle ist jedoch, daß sobald man die weit nach unten gedrängte Niere wieder frei läßt, sie in der Richtung nach der Lendengegend hin in ihre frühere Lage zurückschlüpft. Zwischen der physiologischen Tieflage und der kongenitalen Heterotopie der Niere, deren Merkmale oben angegeben worden sind, gibt es sicher eine Reihe von Zwischenstufen.

Diese im wesentlichen von mir schon 1904 vertretene Auffassung in Betreff der Wanderniere wird neuerdings auch von anderen geteilt.

Fünftes Kapitel.

Verletzungen der Niere.

Wie die Kenntnis der normalen Lage der Niere Voraussetzung ist für die Beurteilung ihrer Verlagerung und die Behandlung ihrer etwaigen Erkrankungen, so ist die Kenntnis des Verlaufs der Nierenarterien und Venen von Bedeutung für die Diagnose und Therapie der Nierenverletzungen, der subcutanen wie der offenen, sei es, daß diese gewaltsam entstanden, sei es, daß sie mit Vorbedacht, wie bei Operationen, an der Niere ausgeführt worden sind.

Es wird dies bei der Besprechung der verschiedenen Arten der Verletzungen der Niere und ihres Verlaufes hervortreten.

Nach ihrer Entstehungsweise unterscheiden wir:

1. Die offenen Verletzungen der Niere.
2. Die subcutanen Verletzungen der Niere.
3. Die Schußverletzungen der Niere.

I. Die offenen Verletzungen der Niere.

Die offenen Verletzungen der Niere kommen infolge der geschützten
Lage des Organs im allgemeinen sehr selten vor. In den meisten Fällen
handelt es sich um Stichverletzungen. Seltener sind die Schnitt- bzw.
Hiebverletzungen. Der Einstich erfolgt zumeist in der Lendengegend,
seltener von der Seite oder von der vorderen Bauchwand her (transperitoneal). Es sind sehr kleine Verletzungen, punktförmige Öffnungen
infolge von Stichen mit der Schere bis zu Handbreit großen Schnitt-
wunden beobachtet worden, welche durch Schwerter, Dolche, breite
Messer verursacht worden waren. Zuweilen war die Niere vollkommen
in zwei Teile getrennt, und zwischen diesen kleinsten und ausgedehntesten
Verletzungen sind alle Übergänge beobachtet worden. Die Kenntnis
der Tatsache ist wichtig, daß solche große Verletzungen durch relativ
kleine, zuweilen durch einfache lineäre Narben heilen können. Es
kommt, wie ich gezeigt habe, nicht allein *auf die Größe, sondern auch
auf den Ort und die Richtung der Verletzung an,* insbesondere ob die
Verletzung quer zum Verlauf der Arterien erfolgt ist, ob sie an der
Peripherie oder in der Nähe des Hilus eingesetzt hat. Davon wird die
Größe des Infarkts und des Parenchymverlustes abhängig sein.

Wie ist nun der weitere Verlauf solcher Verletzungen?

Offene Verletzungen können reaktionslos heilen, vorausgesetzt,
daß sie nicht infiziert werden. Bei einer Infektion aber tritt eine Eiterung
auf, und der Teil des Nierenparenchyms, welcher dem durchschnittenen
arteriellen Gefäß angehört, stößt sich in nekrotischen Fetzen ab.

Ist die äußere Wunde in der Lendengegend sehr groß, so kann die
Niere zum Teil oder in ihrer ganzen Ausdehnung nach außen luxiert
werden. Wenn sie nicht bald reponiert wird, kommt es zu Zirkulationsstörungen, die schließlich zur Nekrose bzw. Gangrän der Niere führen
können.

Therapie. Die Behandlung der offenen Nierenverletzungen soll zunächst möglichst konservativ sein. Bei starker Blutung ist die Niere
durch den üblichen lumbo-abdominalen Schnitt freizulegen. Blutungen
aus dem Nierenparenchym sind durch Tamponade, gegebenenfalls auch
durch die Naht zu stillen. Ist die Blutung nicht zu bewältigen, so kann
man zunächst versuchen, den zu dem stark blutenden Teil der Niere
gehörigen Ast der Nierenarterie abzuklemmen. Da man aber in einem
solchen Falle nicht immer dessen sicher sein kann, ob man nur einen
bzw. einige Äste oder den Hauptstamm der Nierenarterie abgeklemmt
hat, läßt man die Klemme zunächst liegen und überzeugt sich bei dem
nach 1—2 Tagen vorzunehmenden Verbandwechsel durch Einstiche
in die Niere davon, ob in ihr ganz oder teilweise noch Zirkulation
besteht. Ist überhaupt keine Zirkulation vorhanden, dann ist der
Hauptstamm der Nierenarterie abgeklemmt worden, und man exstirpiert

die Niere. Ist jedoch zum Teil die Zirkulation noch erhalten, dann entfernt man die Klemme erst nach einigen Tagen.

War die Niere durch die Wunde nach außen luxiert, so ist sie sofort zu reponieren und durch Tamponade bzw. durch Verkleinerung der Wunde mittels Naht vor weiterer Luxation zu schützen. Ist die vorgefallene Niere gangränös, so ist sie sogleich zu exstirpieren.

II. Die subcutanen Verletzungen der Niere.

Die subcutanen Nierenverletzungen entstehen nach einem stumpf auf die Lendengegend direkt oder indirekt einwirkendem Trauma (Stoß, Schlag, Fall von größerer Höhe auf die Lendengegend, plötzlichem Heben einer großen Last oder einer anderen schweren körperlichen Anstrengung, bei der es zu einer starken Kontraktion der Muskulatur der vorderen Bauchgegend, der Lendengegend, des Zwerchfells gekommen ist). Nicht selten wird eine subcutane Nierenverletzung durch ein verhältnismäßig geringes Trauma verursacht. Infolgedessen sind subcutane Nierenrisse häufiger als man geglaubt hat. Darauf weisen auch die Narben hin, die man vielfach an der Oberfläche von gesunden Nieren vorfindet.

Die Risse an der Niere verlaufen, vom Hilus der Niere aus betrachtet, in radiärer Richtung. Sie liegen an der vorderen, an der hinteren Wand, sind mehr oder weniger tief, dringen bis ins Becken, die Kelche hinein oder sind mehr oberflächlich gelegen, ohne die Ausführungskanäle der Niere zu erreichen. Für den Heilungsverlauf ist die Tiefe der Wunde von wesentlicher Bedeutung; denn Rißwunden, welche bis in die Kelche, bis ins Becken hineinreichen, haben eine geringere Tendenz zur Heilung als oberflächlicher gelegene Wunden. Diese werden seltener als tiefgehende Rißwunden beobachtet, offenbar deswegen, weil sie gewöhnlich spontan heilen und darum nur gelegentlich zur Kenntnis kommen.

Ist also die Heilungstendenz bei den oberflächlichen und bei den bis ins Becken bzw. bis in die Kelche erfolgten Rißwunden wesentlich verschieden, so ist doch die Richtung im Verlaufe der Risse die gleiche, die typisch radiäre.

Quer oder radiär verlaufende Wunden an der Niere können verschieden an Zahl und Tiefe sein. Nicht selten ist die Niere durch einen Querriß in einen oberen und einen unteren Teil zerlegt, welche nur noch durch das Becken und die Gefäße zusammengehalten werden. Zuweilen sind beide Teile gänzlich voneinander getrennt. So hat man den einen Pol, den unteren häufiger als den oberen, von der übrigen Niere abgerissen vorgefunden.

Längswunden werden dagegen sehr selten beobachtet, gewöhnlich nur an der lateralen konvexen Oberfläche der Niere. Sie sind von verschiedener Tiefe. Zuweilen reichen sie bis in das Becken hinein. Die

Nieren werden in solchen Fällen bei der Sektion in zwei Schalen getrennt vorgefunden, die nur durch das Becken und die großen Äste der Arteria renalis zusammengehalten werden.

Zuweilen ist nur an einem Teil der lateralen konvexen Oberfläche der Längsriß vorhanden. So hat man den oberen Pol in zwei frontale Lappen bis ins Becken aufgeklappt gefunden.

Die Frage der Entstehungsweise der Nierenrisse ist zwar oft behandelt worden, aber trotzdem noch nicht in jeder Hinsicht geklärt.

Küster betrachtet die Nierenrisse als Folgen einer Sprengwirkung durch hydraulische Pressung nach einer plötzlichen, stoßweisen Adduktionsbewegung der beiden unteren beweglichen Rippen gegen die Wirbelsäule.

Für diejenigen Fälle, in welchen der Ureter, die Arteria renalis oder einer ihrer Hauptäste oder der ganze Nierenstiel abgerissen ist, kann man wohl als Entstehungsursache die plötzliche Adduktion der Rippen gegen die Wirbelsäule und das direkte, ziemlich rechtwinklige Auftreffen der adduzierten Rippe auf die Niere in Anspruch nehmen. Auch kann in anderen Fällen durch die plötzlich entgegengedrängte Rippe nur die Kapsel der Niere getroffen, und ein Bluterguß zwischen Niere und Kapsel verursacht werden.

Ebenso können alle übrigen subcutanen Nierenrisse im Sinne von Küster als Folgen einer Sprengwirkung durch hydraulische Pressung betrachtet werden. Damit ist aber noch nicht die Verlaufsrichtung der Nierenrisse erklärt. Nach meiner Ansicht wird die Richtung der Rißwunden wesentlich mitbestimmt durch den Verlauf der Nierenarterien und ihrer Äste.

Die Arterien stellen meines Erachtens mit ihrer dichten fibrösen Hülle das Fachwerk im inneren Aufbau der Niere dar, zur Stütze des weichen Parenchyms, welches selbst keine mechanische Funktion ausübt, sondern einzig und allein die lebenswichtige Aufgabe der Harnbildung und -ausscheidung hat. Reißt das Nierengewebe infolge einer Sprengwirkung ein, so dürfte der Riß im weichen Gewebe in der Gegend des geringsten Widerstandes erfolgen, also parallel und zwischen den es stützenden, die Arterien umhüllenden Bindegewebspfeilern. Die Richtung der Risse dürfte also den ursprünglichen renkulären Furchen parallel sein, innerhalb deren die größeren Äste der Nierenarterie verlaufen. So erklärt sich die gleichartige radiäre Anordnung der Nierenrisse und des Verlaufs der Nierenarterien; so die Abreißung des einen Pols, der zuweilen von einem Hauptast der Nierenarterie oder einer gesonderten Arteria renalis versorgt wird.

Es darf aber nicht unerwähnt bleiben, daß auch, offenbar infolge direkt einwirkender stumpfer Gewalt, in anderer als in der beschriebenen Richtung Risse an der Niere auftreten. Zusammenfassend ist über die schädigenden Folgen der verschiedenartigen Nierenrisse folgendes zu sagen:

Wie bei einem absichtlich während der Operation gesetzten oder gewaltsam erzeugten Schnitt in die Niere, so hängt auch beim Nierenriß die Größe des danach auftretenden Gewebsverlustes von der Lage, Richtung und Größe des Risses ab.

Ein zur Richtung der radiär verlaufenden Nierenarterien querer Riß hat, je näher dem Hilus er auftritt, einen um so größeren Parenchym-verlust zur Folge; um so kleiner ist der Ausfall an funktionellem Nieren-gewebe, je näher der Riß der Linie der natürlichen Teilbarkeit liegt; am geringsten dann, wenn die Niere im Raum der natürlichen Teilbarkeit eingerissen ist.

Daß die verhältnismäßig oft vorkommenden radiären Nierenrisse an der vorderen bzw. hinteren Nierenwand häufig spontan heilen, erklärt sich meines Erachtens daraus, daß bei den radiär verlaufenden Nieren-rissen keine größeren Arterien verletzt werden. Da die Venen der Niere ein Gefäßnetz bilden, erfolgt bei jedem Nierenriß eine venöse Blutung; sie ist aber bei dem geringen Blutdruck in den Venen nicht erheblich.

Der perirenale Bluterguß wird allerdings ziemlich langsam resorbiert, und nicht selten bleibt eine derbe Schwarte rings um die Niere zurück. Bei unvollständiger Aufsaugung des Ergusses bildet sich eine mit Harn- und Blutresten gefüllte Cyste neben der Niere, eine sog. Pseudo-Hydro-nephrose.

Eine seltene Nierenverletzung ist die Abhebung der Nierenkapsel durch einen Bluterguß ohne Zerreißung des Nieren-Parenchyms.

Diagnose. Wenn nach einem direkt oder indirekt auf die Nierengegend stumpf einwirkenden Trauma Schmerzen in der Nierengegend und Hämaturie auftritt, dann wird man sofort an eine Nierenverletzung denken. Die Hämaturie könnte allerdings auch durch eine andere Er-krankung verursacht sein, besonders wenn zu dieser noch ein Trauma hinzutritt. Dies wäre bei Stein, Tuberkulose, Tumor der Niere der Fall. Man wird also zunächst das Vorliegen dieser Erkrankungen durch die Untersuchung auszuschließen haben.

Aus dem Grade der Hämaturie kann man einen gewissen Schluß auf die Schwere der Nierenverletzung ziehen. Bald nach dem Unfall auftretender Harndrang mit starker Blutentleerung weist auf eine schwere Nierenbeschädigung hin, während diese geringer sein dürfte, wenn erst einige Stunden nach dem Unfall blutiger Urin entleert wird, zuweilen ist der Harn makroskopisch nicht blutig gefärbt. Dies ist der Fall, wenn nur die Fettkapsel der Niere oder die Nierenrinde nur insoweit verletzt wurde, daß kein Kelch eröffnet ist, in den das Blut hätte hineinfließen können. Hämaturie fehlt aber auch bei ganz schweren Verletzungen der Niere, wenn nämlich das Becken oder der Ureter abgerissen sind.

Nach dem Unfall in der Lendengegend auftretende Schmerzen können auch lediglich durch eine Verletzung der Weichteile verursacht sein. Man wird sich ferner davon zu überzeugen haben, ob nicht eine Rippe frakturiert ist. Weiterhin wird man an eine Verletzung der Nierenkapsel denken. Dabei brauchen von seiten der zugehörigen Niere keine Veränderungen nachweisbar zu sein.

Eine in der Lendengegend vorhandene Anschwellung kann darauf beruhen, daß nicht allein Blut, sondern auch Harn sich in das Gewebe ergossen hat. Wenn makroskopisch klarer Harn aus dem Ureter derselben Seite entleert wird, so ist anzunehmen, daß der Nierenriß nicht bis in den Kelch hineinreicht.

Wir können nun von vornherein annehmen, daß ein Flüssigkeitserguß aus der Niere sich in gleicher Weise verbreiten wird, wie wir es von der Epi- und Paranephritis her kennen und wie dies durch die oben beschriebenen anatomischen Verhältnisse bedingt ist. So erfolgt gelegentlich eine Ansammlung der Flüssigkeit nur unterhalb der Tunica fibrosa der Niere, die Niere fühlt sich dabei im ganzen vergrößert an. Die Tunica fibrosa der Niere ist aber oft durchrissen, und die Flüssigkeit hat sich nach hinten, vorn oder nach unten verbreitet. Von der Lokalisation der angesammelten Flüssigkeit hängen die Störungen von seiten der angrenzenden Organe ab.

Behinderung der Atmung, verminderte Ausdehnung des Thorax weist auf einen subpleuralen Erguß hin.

Darmstörungen können besonders durch Kompression oder seröse Durchtränkung des Colon descendens verursacht sein.

An der vorderen Bauchwand im Bereich der Nierengegend vorhandene Anschwellung und Schmerzen lassen daran denken, daß das Peritoneum an der Affektion beteiligt ist. Es können peritonitische Störungen vorhanden sein mit oder ohne Verletzung des Peritoneums. Die diagnostische Entscheidung, ob das Peritoneum durchrissen ist, ist besonders früher von allergrößter Bedeutung gewesen, als man meinte, daß eine Verletzung des Peritoneums und Erguß von Harn in die Bauchhöhle absolut tödlich sei. Diese Auffassung hat sich aber als nicht richtig erwiesen. Denn wenn der Harn nur vorübergehend in die Bauchhöhle eingedrungen ist, kommt es oft zur Abkapselung durch anliegende Därme und benachbartes Netz, was man dann durch Palpation und Perkussion nachweisen kann. In den einzelnen Fällen ist aber die Diagnose einer Nierenverletzung besonders schwierig, da man feststellen müßte, ob die fühlbare und durch Perkussion nachweisbare Resistenz nicht durch Verletzung eines benachbarten Organs wie Leber, Magen, Pankreas, Milz verursacht worden ist. Wenn aber einerseits in der Nierengegend starke Schmerzen vorhanden sind, die nicht auf eine Verletzung einer Rippe oder der Wirbelsäule zurückgeführt werden können, wenn die Dämpfung zunächst in der Lendengegend aufgetreten ist und sich allmählich nach unten oder der Mitte hin verbreitet hat, dann wird man im allgemeinen eine Nierenverletzung annehmen können.

Man hat früher als Merkmal für eine schwere Nierenverletzung Chok angesehen. Aber einerseits fehlt Chok sehr oft bei schwerer Nierenverletzung, andererseits ist Chok auch eine Begleiterscheinung schwerer Verletzung anderer Organe.

Wenn jedoch ein Patient, bei dem man eine Nierenverletzung diagnostiziert hat, zunächst verhältnismäßig nicht gerade schlecht aussieht, nach einiger Zeit aber anämisch wird, die Anämie rasch zunimmt, und Cyanose, Kälte, Unruhe sich einstellen, dann wird man an eine kontinuierliche Blutung aus der Niere in die Umgebung denken müssen.

Wird uns ein Patient in besinnungslosem Zustand zugeführt, so wird etwaige Contractur der Muskulatur in der Umgebung der Niere, Dämpfung in dieser Gegend und Zystoskopie oft zur richtigen Diagnose führen.

Haben wir auf Grund der Anamnese Veranlassung, eine vor mehreren Wochen erfolgte Verletzung der Niere anzunehmen, so werden wir bei geringen Beschwerden, auch beim Fehlen von objektiven Störungen, auf etwaige mikroskopisch nachweisbare Blutbeimischung fahnden müssen. Wir dürfen vor allem den Kranken nicht außer Beobachtung lassen, da durch Vereiterung von Thromben Nachblutungen erfolgen können. In einem von mir beobachteten Falle hatte sich eine Pseudo-Hämato-Hydronephrose gebildet, es zeigte sich eine intermittierende Anschwellung, die nach einer plötzlich auftretenden spontanen Entleerung von schokoladenfarbigem Harn wieder verschwand.

Therapie. Was die Behandlung der subcutanen Nierenverletzung anlangt, so sind neuerdings einige Chirurgen, insbesondere Kümmell, dafür eingetreten, in jedem Falle sofort die Niere freizulegen, weil es nur auf diesem Wege möglich ist, die Ausdehnung der Nierenverletzung sofort zu erkennen und die etwa erforderlichen operativen Eingriffe vorzunehmen. Da indes auch bei abwartender Behandlung die verschiedenen subcutanen Nierenverletzungen heilen, so verhalte ich mich, wie wohl die meisten Chirurgen, wenn nicht von vorneherein schwere Symptome vorhanden sind, zunächst konservativ. Auf die Lendengegend wird ein Eisbeutel gelegt und etwaige Schmerzen werden mit Morphium bekämpft. Tritt Harndrang auf, und vermag der Patient nicht spontan Urin zu entleeren, so ist der Katheterismus, jedoch nur unter peinlichster Asepsis, auszuführen. Ist die Blase mit Blutkoagula angefüllt, dann werden sie durch Ausspülungen, erforderlichenfalls mit dem Bigelowschen Exhaustor, entfernt. Gelingt dies nicht — was allerdings sehr selten vorkommt — dann muß man die Blase durch Sectio alta entleeren. Der Patient darf erst etwa 14 Tage, nachdem der Harn blutfrei geworden ist, das Bett verlassen.

Nach einer Nierenverletzung können Dauer und Intensität der Hämaturie eine so starke Anämie verursachen, daß man zur Rettung des Patienten operativ eingreifen muß. Die Art des Eingriffs hängt von dem Befunde ab. Im allgemeinen gelingt es, die Blutung selbst bei ausgedehntem Nierenriß durch Tamponade bzw. Naht zu stillen. Bei frischer Verletzung ist selbst ein abgesprengter Pol an die Niere angenäht und Anheilung erzielt worden. Bei Zerstörung eines umschriebenen Teils der Niere kommt eine entsprechende Resektion, gegebenenfalls nach Unterbindung der zugehörigen Arterie, in Betracht. Bei ausgedehnter Zertrümmerung der Niere ist primär nur die Nephrektomie angezeigt.

In manchen Fällen treten schon in den ersten Stunden nach dem Einwirken des Traumas Erscheinungen auf, die auf eine schwere innere Blutung hinweisen (zunehmende Anämie, der Puls wird schneller und kleiner, die Hände werden kalt, der Patient wird unruhiger). Ist dabei die Lendengegend angeschwollen, dann kann man auf eine Blutung in das epi- bzw. paranephrotische Gewebe schließen. Besteht aber keine solche Anschwellung, dann muß man an eine Blutung in die Bauchhöhle denken. Die Operation ist dann zur Verhütung der Verblutung geboten, trotzdem in einzelnen schwersten Fällen ein spontaner Stillstand der Blutung und Heilung beobachtet worden ist. Bei manchen Nierenverletzungen, besonders solchen mit Bluterguß, bestehen peritoneale Reizerscheinungen (Erbrechen, Singultus, Auftreibung des Leibes, Muskelspannung). Man kann dabei leicht eine Verletzung und Blutung aus einem intraperitoneal gelegenen Organ annehmen. Hat man daraufhin die Bauchhöhle eröffnet und den Irrtum in der Diagnose erkannt, dann schließt man zweckmäßig die Bauchhöhle und geht dann extraperitoneal vor.

In weniger schweren Fällen kann man zuerst sich abwartend verhalten. Wenn aber nach Hämaturie ascendierend durch Katheterismus oder auf dem Wege der Lymphbahnen eine Vereiterung des Ergusses aus der Niere erfolgt ist — eine Infektion wird ganz besonders dann einen günstigen Nährboden finden, wenn durch Verletzung von arteriellen Ästen Nierenparenchym nekrotisiert oder solches direkt zerquetscht ist —, wenn Schüttelfrost, hohes Fieber eintritt, ganz besonders, wenn eine lokale phlegmonöse Entzündung sich zeigt, dann wird die Anzeige zur Operation nicht zweifelhaft sein.

Ferner müssen wir im Auge behalten, daß auch nach Aufhören der Hämaturie und Schwinden des perirenalen Hämatoms eine ausgedehnte Nekrose des Nierengewebes vorhanden sein kann. Kann man auf Grund der Chromo-Zystoskopie bzw. funktionellen Untersuchung annehmen, daß kein oder nur sehr wenig funktionsfähiges Nierenparenchym zurückgeblieben ist, dann erscheint wegen der Gefahr einer zufälligen Infektion oder Resorption toxischer Zerfallsprodukte die Nephrektomie angezeigt.

Schließlich sei noch auf folgendes hingewiesen: Man hat mehrfach nach Nierenverletzung Oligurie oder Anurie beobachtet.

Diese Störungen treten ein, wenn der Ureter durch ein Blutgerinnsel verstopft, oder wenn der Ureter bzw. das Becken abgerissen oder wenn die Niere so verletzt ist, daß sich der Harn nicht durch das Becken und den Ureter in die Blase entleeren kann, sondern sich anderweitig ergießt. Schließlich kann das ganze Nierengewebe derart verändert sein, daß seine Sekretion so gut wie aufgehoben ist. Zystoskopisch sieht man dann das Ureterostium „leergehen" oder stillstehen. Es entleert sich aus ihm weder Harn noch Blut. Tritt ein solcher Fall ein, dann liegen ungefähr dieselben Verhältnisse wie nach einer Nephrektomie vor. Die andere Niere sondert zwar vikariierend mehr ab als zuvor, aber zunächst erheblich weniger, als beide gesunden Nieren zusammen abgeschieden haben. Vollständige Anurie kann dadurch verursacht sein, daß die andere Niere reflektorisch nicht funktioniert, oder beide Nieren sind verletzt oder aber die verletzte Niere ist eine Solitärniere. Hat man Grund zu der Annahme, daß es sich um Verletzung einer Niere mit reflektorischer Anurie der anderen Niere handelt, dann wird man im allgemeinen abwarten, da gewöhnlich die Anurie nach einigen Stunden oder Tagen spontan zurückgeht. Handelt es sich aber um Anurie nach Verletzung beider Nieren oder einer Solitärniere, dann ist die operative Freilegung einer oder beider Nieren unbedingt erforderlich.

III. Die Schußverletzungen der Niere.

Die Schußverletzungen der Niere sind, soweit es sich um Kriegsverletzungen handelt, zumeist kompliziert mit Verletzungen anderer Bauchorgane. Isolierte Schußverletzungen kommen im Kriege seltener, etwas häufiger im Frieden vor. Bei den Schußverletzungen aus größerer Nähe kann die Niere infolge von Sprengwirkung teilweise oder in ihrer ganzen Ausdehnung zertrümmert werden. Schüsse aus größerer Entfernung durchbohren oft das Organ. In der Umgebung des Schußkanals reißt das Gewebe gewöhnlich ein. An der Oberfläche der Niere findet man häufig sternförmige Risse. Für das Zustandekommen dieser Einrisse ist meines Erachtens die Verlaufsrichtung der Arterien in der Niere von Bedeutung, wie ich dies auf S. 12 für die subcutan entstandenen Nierenrisse dargelegt habe.

Außer den direkten Schüssen kommen auch indirekte, auf eine Art von Fernwirkung beruhende Schußverletzungen der Niere vor. So hat man z. B. bei Durchschuß durch den unteren Teil des Brustkorbs eine Zertrümmerung der Niere vorgefunden.

Endlich können durch Granatsplitter offene und subcutane Nierenverletzungen der verschiedensten Art verursacht werden.

Falls es sich um isolierte Nierenschüsse handelt, ist das Symptomenbild kein anderes als bei Verletzungen der Niere aus anderen

Ursachen, und bei Komplikationen wird das Krankheitsbild durch die begleitenden Symptome infolge der Verletzung anderer Organe mitbestimmt. Bezüglich der Behandlung gilt das für die übrigen Nierenverletzungen Gesagte.

Sechstes Kapitel.

Retentionsgeschwülste der Niere.

I. Hydronephrose.

Wie die Unterbrechung des Blutstromes in den Arterien und desjenigen in den Venen, so verursacht auch die Unterbrechung des Harnstroms in der Niere bestimmte Schädigungen. Diese sind verschieden, je nachdem der Harnabfluß plötzlich aufgehoben oder nur behindert war, oder ob der zunächst nur behinderte Abfluß allmählich aufgehoben wurde.

Zunächst soll erörtert werden, auf welche Weise der Harnabfluß behindert oder aufgehoben werden kann. In erster Reihe kommt dabei der Sitz des Abflußhindernisses in Betracht. Das Hindernis kann in jedem Teil des Harntractus, von einem Kelchhals bis zum Orific. ext. der Urethra, liegen. Im Bereich der Harnröhre können hochgradige Phimose, Striktur, Prostatahypertrophie den Harnabfluß behindern. Im Bereich der Blase können Steine, Tumoren, Uretercysten, Blasenlähmungen bei Tabes und Paralyse Ausweitung des Ureters und Hydronephrose verursachen.

Liegt das Hindernis in der Urethra, so kann der proximale Teil der Urethra, die Blase, beide Ureteren und das Beckenkelchsystem beider Nieren sehr erweitert werden.

Gewöhnlich sind Ureter und Niere der einen Seite in weit höherem Grade als auf der anderen Seite erweitert bzw. die Nieren im Sinne der Hydronephrose verändert. Zuweilen ist überhaupt nur eine Niere und ihr Ureter erkrankt. Diese zunächst auffallende Tatsache wird meines Erachtens verständlich, wenn man folgendes bedenkt: Der rechte und linke Ureter haben bei dem einzelnen Individuum nicht gleich große Lumina, insbesondere nicht gleich stark ausgebildete bzw. nicht gleich ausdehnungsfähige physiologische Engen.

Wenn das Ostium pelvicum des Ureters verengt ist, so erstreckt sich die Erweiterung auf Becken und Kelche und auf das Gewebe der ganzen Niere.

Die häufigste Entstehungsursache der Hydronephrose bilden pathologische Veränderungen am Ureter, die zu Verengerungen führen. Die Ursache der Verengerung kann verschiedener Natur sein. Verwiesen sei auf die abnorme Einmündung des Ureters in die Urethra, besonders in die Pars prostatica, ferner an abnorm tiefer Stelle in die Harnblase, wobei der Ureter eine Strecke weit unterhalb der Schleimhaut verläuft und dann erst in die Blase mündet. In allen diesen Fällen ist das Lumen stark verengt, zuweilen sogar obliteriert. Auf derartige angeborene Störungen sind auch zumeist die Hydronephrosen Neugeborener zurückzuführen. Sie kommen an beiden Nieren vor und sind oft mit anderen Mißbildungen kombiniert. Manchmal sind sie so hochgradig, daß die Kinder sogleich oder sehr bald nach der Geburt zugrunde gehen. Zuweilen haben hydronephrotisch veränderte Nieren der Frucht infolge ihrer außerordentlichen Größe ein Geburtshindernis abgegeben.

Was die im Ureter selbst beobachteten Verengerungen betrifft, so kann man hier eine gewisse Gesetzmäßigkeit in der Lokalisation erkennen. Sie sitzen gewöhnlich an den physiologischen Engen des Ureters. Schwillt infolge einer akuten Entzündung die Schleimhaut des ganzen Ureters an oder bleibt nach einer chronischen Entzündung eine dauernde Verengerung seines ganzen Lumens zurück, so tritt zunächst die hochgradigste Verengerung an den physiologischen Engen auf. Da aber diese zuweilen schon an sich hochgradig entwickelt sind, reicht eine akute entzündliche Schwellung der Schleimhaut oder die nach einer chronischen Entzündung zurückgebliebene Verengerung hin, um den Harnabfluß in mehr oder weniger hohem Maße zu behindern.

Verengerungen des Ureterlumens können ferner dadurch entstehen, daß ein aus der Niere herausgetriebener Stein im Ureter stecken bleibt. Weiterhin kann die Ureterverengerung an jeder beliebigen Stelle des Ureters durch von außen her einwirkende traumatische Schädigungen verursacht werden. Stich-, Schußverletzungen können den Ureter an den verschiedensten Stellen treffen. Es kommt danach zu entzündlichen Veränderungen mit Strikturbildung in der Ureterwand oder zur Bildung narbiger Stränge des periureteralen Gewebes, die von außen her durch Druck, Torsion oder Zerrung eine Kompression, Knickung des Ureters mit mehr oder weniger hochgradiger Verengerung des Ureterlumens verursachen. Die gleichen Störungen können durch direkte Verletzungen des Ureters bei gynäkologischen Operationen, oder durch nach Partus auftretende entzündliche Prozesse, durch maligne Geschwülste der tiefliegenden Lymphdrüsen im Becken oder der Ovarien, durch Enchondrome, durch Sarkome der angrenzenden Teile des Beckens verursacht sein, schließlich auch durch Carcinome des Uterus, die die Ureteren umwachsen und komprimieren, ja selbst in sie hineinwachsen und deren Lumen verengen oder vollkommen verlegen können. In derselben Weise kann der retroflektierte Uterus, ganz besonders im graviden Zustande, durch Druck auf einen oder beide Ureteren zur Hydronephrose führen, ferner beim Manne Verengerung der Pars prostatica urethrae durch einen abnorm vorspringenden Samenhügel. Ferner können tuberkulöse Strikturen an verschiedenen

Stellen im Ureter Retention in den proximalwärts gelegenen, harnableitenden Teilen zur Folge haben.

In allen diesen Fällen kommt es nicht allein zur hydronephrotischen Veränderung der Niere, sondern sogleich zur Erweiterung des proximal gelegenen Teils des Ureters, der oft unter Beibehaltung einer seiner physiologischen ähnlichen Gestalt ein darmähnliches Lumen annimmt.

Durch alle diese Ursachen kann der Harnabfluß vollständig aufgehoben oder teilweise behindert werden.

Zuweilen ist das Hindernis nur in einem Kelchhals gelegen, dann ist nur der mit diesem Kelch in Verbindung stehende Teil der Niere hydronephrotisch verändert. Dies ist von praktischer Bedeutung für die

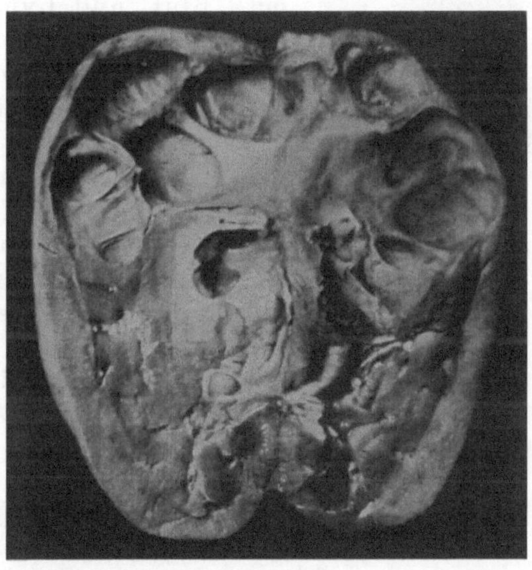

Abb. 25. Hydronephrose des oberen Teils der Niere. Unterer Teil der Niere normal.

Lehre von der **Angioneurose,** worüber nachher noch berichtet werden soll. Abb. 25, die von einem Präparat aus der Sammlung der Kaiser Wilhelms Akademie stammt, zeigt hydronephrotische Veränderung nur im oberen Drittel der Niere.

Wie wirkt nun eine vollkommene und wie eine teilweise Behinderung des Harnabflusses? Die Antwort darauf ergeben klinische Erfahrung, wie experimentelle Beobachtung. Beim Experiment am Tier schwillt nach Unterbindung des Ureters die Niere an. Ich habe dabei folgendes beobachtet: Zieht man die Tunica fibrosa der angeschwollenen Niere etwas ab, dann quillt das Nierenparenchym hervor (Abb. 26). Dies wird offenbar dadurch verursacht, daß zunächst nach der Aufhebung des Harnabflusses Harn weiter in das Becken und die Kelche abgesondert wird. Die vermehrte Harnmenge drückt auf die Beckenkelchwandung und das Nierenparenchym und drängt beide so weit zurück, als es die Elastizität der Beckenkelchwandung wie der die ganze Niere umhüllenden Fascia renalis zuläßt. Weiterhin zeigt das Experiment: Nach Unterbindung des Ureters nimmt die anschwellende Niere eine immer dunklere, bläulich-braune Färbung an. Zieht man dann die Tunica fibrosa renalis etwas ab, dann schießen an der Nierenoberfläche zahlreiche kleine Tröpfchen Blut und lymphatische Flüssigkeit hervor (Abb. 27), eine Erscheinung, die ich mit „Blut- und Lymphschwitzen der Niere" bezeichnet habe. Durch die Harnstauung kommt es also auch zur venösen und lymphatischen Stauung im Nierenparenchym, die ihrerseits wiederum zur Erhöhung der Kapselspannung beiträgt.

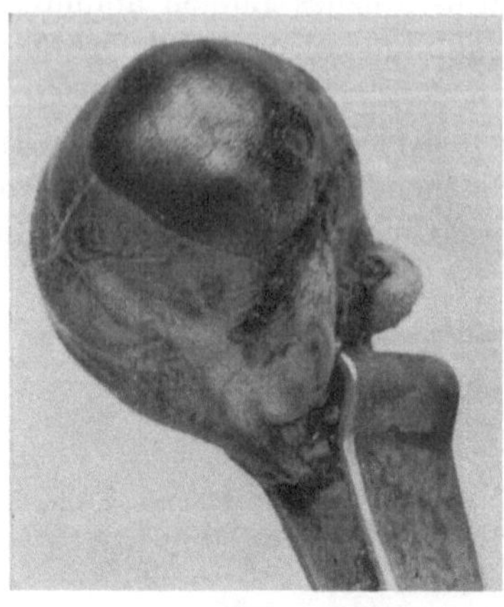

Abb. 26. Partiell dekapsulierte Kaninchen - Niere. Das Nierengewebe quillt an der dekapsulierten Stelle hervor.

Infolge der venösen Stauung und der dadurch verursachten serösen Durchtränkung des Parenchyms, ferner infolge des gesteigerten Druckes durch die im Beckenkelchsystem gestaute Flüssigkeit auf das Nierenparenchym wird das Sekretionsprodukt der Niere von Leukocyten und roten Blutkörperchen durchsetzt.

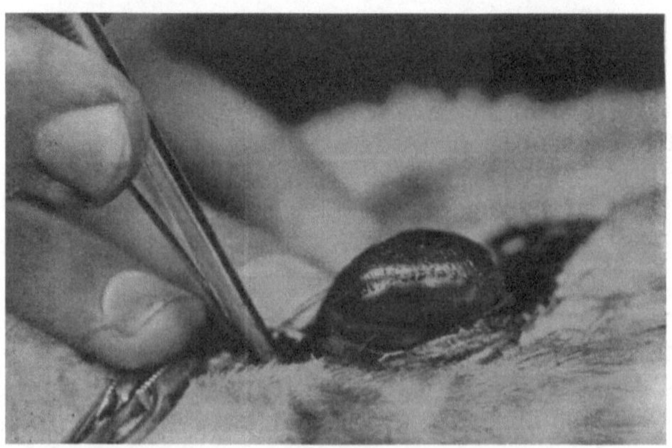

Abb. 27. Dekapsulation. Blut- und Lymphschwitzen der Niere.

In dem nach einer vorübergehenden vollkommenen Aufhebung des Harnabflusses entleerten Harn sind daher Leukocyten und rote Blut-

körperchen vorhanden. Dauert die Aufhebung des Harnabflusses nur kurze Zeit, dann erholt sich die Niere wieder, und ihr früherer Zustand wird in funktioneller und organischer Hinsicht wieder hergestellt. Im Nierensekret sind dann die roten Blutkörperchen verschwunden.

Wenn die Harnsperre aber häufig wiederkehrt, dann treten verschiedene pathologische Veränderungen auf. Die Muskeln und die elastischen Fasern des Beckens und der Kelche werden auseinandergedrängt, die Beckenkelchwandung wird ausgeweitet und weniger widerstandsfähig. Der Harn wird aus der Niere in immer größeren Zwischenzeiten und mit immer geringerer Ausflußgeschwindigkeit entleert. Durch den infolge der Harnretention gesteigerten Druck im Becken und in den Kelchen wird das Parenchym der Niere zurückgedrängt und zum Schwund gebracht. Der Harn wird immer mehr diluiert, spezifisch leichter, ärmer an Harnsalzen.

Die Zurückdrängung des Nierenparenchyms erfolgt jedoch nicht gleichmäßig, das Gewebe der Pyramiden wird vielmehr im höheren Grade zurückgedrängt als das der Columnae Bertini, denn während im Mark nur sehr kleinkalibrige und von spärlichem Bindegewebe umhüllte Gefäße vorhanden sind, verlaufen in den Columnae Bertini die großen, von festem, widerstandsfähigen Bindegewebe umgebenen Gefäße. Dadurch werden die Kelche, in die die Spitzen der Markkegel hineinragen, erweitert. So entsteht das typische Aussehen der hydronephrotischen Niere auf dem Durchschnitt. In das ausgeweitete Becken münden mit weiten Hälsen die ausgedehnten Kelche, das Nierenparenchym ist zurückgedrängt und abgeplattet. Die Niere ist im ganzen vergrößert. Der Grad der Ausweitung des Nierenbeckens einerseits und der Kelche andererseits ist verhältnismäßig ungleich. Es gibt Fälle, in denen das Nierenbecken sehr stark, das Kelchsystem nur wenig ausgeweitet und das Nierenparenchym nur wenig atrophiert ist. In anderen Fällen sind aber Becken und Kelchsystem gleichmäßig ausgedehnt, und das Nierenparenchym nur in geringer Menge erhalten.

Diese Differenz in den Folgen der Stauung möchte ich auf anatomische Verhältnisse zurückführen. Das Nierenbecken liegt, wie früher bemerkt, zuweilen vollkommen extrarenal, zuweilen vollkommen intrarenal. Das vollkommen extrarenal gelegene Becken ist nur von der Fettkapsel eingehüllt. Hier führt die Stauung zu einer stärkeren Ausweitung im Becken als in dem zugehörigen Kelchsystem, das von Nierenparenchym umgeben ist. Liegt dagegen das Nierenbecken vollkommen innerhalb der Niere, so hat die Stauung eine gleichmäßige Ausweitung des Beckens und des gesamten Kelchsystems und entsprechend starken Schwund des Nierenparenchyms zur Folge.

Zwischen diesen beiden Extremen, vollkommen extra- und vollkommen intrarenaler Lage des Nierenbeckens, kommen die verschiedensten Übergänge vor, und ihnen entsprechen auch die verschiedenen

Grade der Ausweitung des Beckens einerseits und des Kelchsystems mit
Atrophie des Nierenparenchyms und Vergrößerung der ganzen Niere
andererseits.

Die Erweiterung des Nierenbeckens selbst erfolgt in verschiedener
Richtung: erstens nach unten. Dabei wird nach meinen Beobachtungen
der Anfangsteil des Ureters nicht nach oben disloziert, sondern verbleibt
unten an der medialen Beckenwand. Der aufsteigende Teil des Ureters
verläuft dann nicht, wie normal, schräg medialwärts nach oben, sondern
mehr vertikal nach oben. Der Harn muß also dann in dieser Richtung
nach oben herausgetrieben werden. Da es ferner zur Klappenbildung
am Ostium pelvicum des Ureters kommt, wird der Widerstand bei der
Fortleitung des Harns vergrößert, und dies um so mehr, als der Ureter,

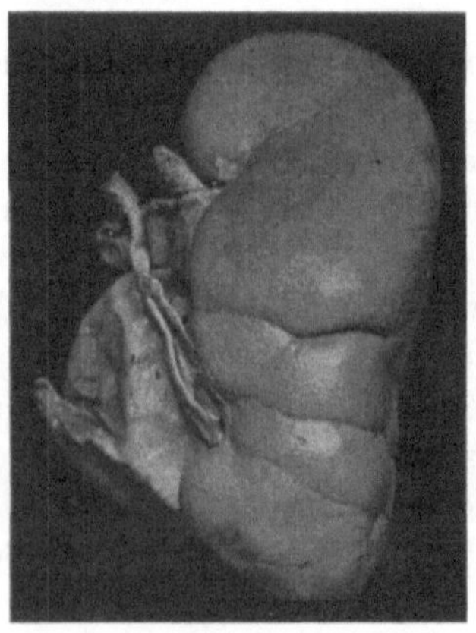

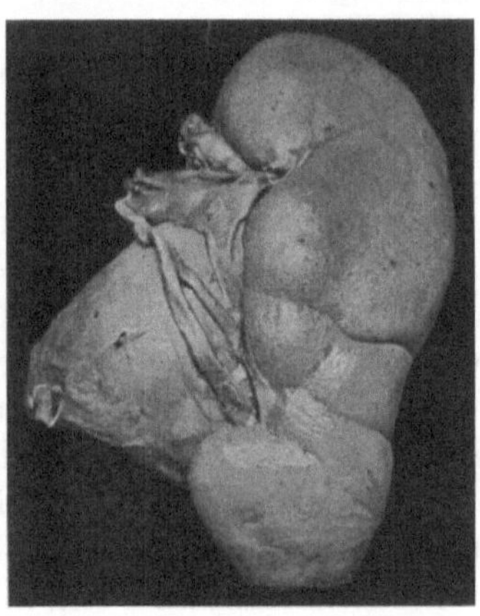

Abb. 28. Hydronephrotische Niere,   Abb. 29. Hydronephrotische Niere,
entleert.   gefüllt.

soweit er der medialen Beckenwand anliegt, an sie durch Adhäsionen
fixiert und in seiner Kontraktionsfähigkeit, und damit in seiner aktiven
Beteiligung an der Fortleitung des Harns behindert ist. Wie weiter
unten dargelegt wird, bilden die Klappen am Ostium pelvicum
des Ureters, sowie die Adhäsionen zwischen Ureter und
Beckenwand Angriffspunkte für konservativ operative
Maßnahmen an der Niere.

An der hydronephrotischen Niere ist ferner, wie ich habe feststellen
können, die hintere Nierenbeckenwand weiter ausgebuchtet als die
vordere. Dies kommt offenbar daher, daß die hintere Nierenwand mit
der Fettkapsel der Rückenwand frei aufliegt, vorn dagegen von den
großen, mit sehr widerstandsfähigem Bindegewebe umhüllten Gefäßen
überlagert ist. Dies habe ich an der exstirpierten Niere durch folgenden
Versuch bewiesen: Füllt man das erweiterte Nierenbecken vom Ureter

aus, dann dreht sich die Niere um ihre Längsachse nach außen und die vor dem Becken verlaufenden Gefäße werden gespannt. Da hierbei die dünnwandigen Venen stärker als die Nierenarterien gepreßt werden, wird die venöse Stauung in der Niere gesteigert (Abb. 28 und 29).

Demgegenüber ist aber zu beachten: Infolge des Druckes der vorderen Wand des Nierenbeckens auf die vor und dicht an ihm verlaufenden Gefäße und das sie umhüllende Bindegewebe und des damit einhergehenden Gegendruckes der Gefäße und ihrer Umhüllung gegen die Nierenbeckenwand kommt es allmählich zu einer Verlängerung der Gefäße. Das zeigt eines meiner Macerationspräparate von einer Niere mit erweitertem Becken. Die neben diesem verlaufenden Gefäße haben einen stark nach vorn konvexen Verlauf erhalten und sind verlängert (s. Abb. 30). In dem Maße, in dem die Gefäßverlängerung vor sich geht, nimmt die venöse Stauung ab. Durch die venöse Stauung sowohl wie durch Harnretention entsteht eine Verdickung der Tunica fibrosa der Niere. An menschlichen Nieren fand ich bei venöser Stauung die Tunica fibrosa verdickt. Ferner war an Kaninchen, denen ich einige Zeit vorher den Ureter unterbunden hatte, ebenfalls die Tunica fibrosa verdickt (10, 18 Tage, 4 Wochen, 4 Monate nach Unterbindung des Ureters). Diese Beobachtungen führen zu nachstehender Schlußfolgerung:

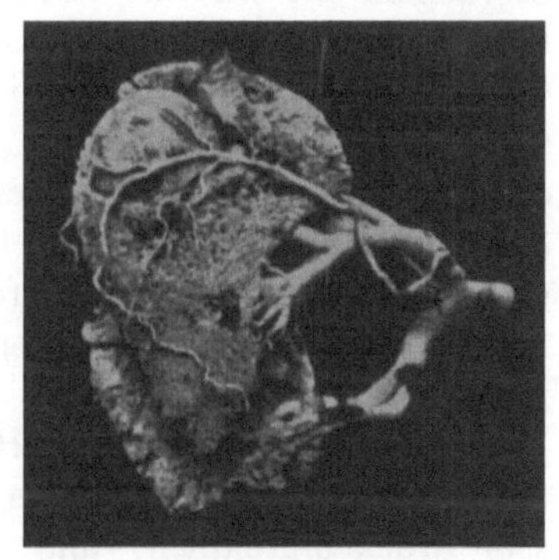

Abb. 30. Macerationspräparat einer Hydronephrose. Die Hauptäste sind verlängert.

Je häufiger und stärker die Harnstauung auftritt, desto dicker und weniger elastisch wird die Tunica fibrosa, und dementsprechend wird die bei jedesmaliger Stauung auftretende Spannung des Nierenparenchyms vermehrt.

Andererseits werden durch Füllung des erweiterten Beckens die vor ihm verlaufenden Gefäße gespannt. Da hierbei die dünnwandigen Venen stärker gepreßt werden als die Nierenarterien, wird zunächst die venöse Stauung und damit werden auch die Einklemmungserscheinungen in der Niere gesteigert. Im Laufe der Zeit aber werden die Gefäße infolge des auf sie einwirkenden Druckes allmählich verlängert, und dementsprechend werden die venösen Stauungserscheinungen in der Niere geringer.

Schließlich gibt es eine Reihe von Fällen, in denen eine Entstehungsursache für Hydronephrose nicht nachweisbar ist, weder in der Niere, noch im Ureter. Insbesondere sind die physiologischen Engen nicht hochgradig entwickelt, die verstärkt durch entzündliche Schwellung der Schleimhaut ein Abflußhindernis hätten abgeben können. In diesen Fällen sind nach PONFICK bereits in den ersten Lebenstagen oder kurz vorher Konkremente in den harnausführenden Teilen stecken geblieben und haben zur Hydronephrose geführt. Bei weiterem Wachstum der Organe, wobei auch die Lumina der Ureteren größer werden, werden die Konkremente durch den Ureter getrieben und unbemerkt nach außen entleert. Wenn auch nach Schwinden der Entstehungsursache ein Rückgang der hydronephrotischen Veränderungen anzunehmen ist, so bleiben sie doch in gewissem, zuweilen an sich beträchtlichem Maße bestehen.

Symptomatologie. Die klinischen Störungen, in denen sich die Hydronephrose äußert, sind verschieden, je nachdem es sich um eine akut einsetzende vollkommene Behinderung des Harnabflusses handelt oder ob nur eine mehr oder weniger hochgradige Erschwerung des Harnabflusses dauernd besteht. Im ersten Fall kommt es zu den Störungen, die wir mit Einklemmungserscheinungen bezeichnen, nämlich: In der Nierengegend krampfartige Schmerzen, die einen hohen Grad erreichen können. Die Schmerzen strahlen nach unten in die Geschlechtsteile, den Hoden, die entsprechende Seite des Penis bzw. der Vagina, das Bein derselben Seite aus. Zuweilen verbreiten sich die Schmerzen nur bis zur Mittellinie oder bleiben selbst auf die Nierengegend beschränkt. Dabei Frostgefühl, Fieber, Aufstoßen, Erbrechen, Schweißausbruch. Es tritt ferner starker Harndrang auf, wobei jedoch nur wenig Harn entleert wird. Zuweilen sind es nur einige blutig gefärbte Tropfen, zuweilen stockt die Harnabsonderung überhaupt, indem reflektorisch auch die andere Niere nicht funktioniert. Die Nierengegend ist sehr druckempfindlich, und eine starke Contractur der benachbarten Bauchwand- und Rückenmuskulatur erschwert die Palpation der Niere oder macht sie unmöglich.

Wenn der Harnabfluß dauernd vollkommen behindert bleibt, wie wir es klinisch in den Fällen beobachten können, in denen ein Stein im Ostium pelvicum oder Ostium vesicale des Ureters stecken bleibt und ihn vollkommen obturiert, dann hört die Harnabsonderung auf, und bald schwinden die oben geschilderten Beschwerden.

Weit häufiger ist aber die Verlegung des Harnabflusses nur vorübergehend, so z. B. bei einem Stein oder einem anderen Fremdkörper im Nierenbecken, der zufällig auf das Ostium pelvicum des Ureters gelangt und es mehr oder weniger vollkommen verlegt, nach Wechsel der Körperhaltung aber wieder verschoben wird, so daß der Harn wieder frei abfließen kann. Ebenso kann allein eine entzündliche Schwellung der Beckenschleimhaut, wie sie nach sexuellen Erregungen, Genuß von alkoholischen oder stark diuretischen Getränken auftritt, das Ostium pelvicum des Ureters, wenn es bereits physiologisch verengt ist, vorübergehend mehr oder weniger vollkommen verschließen und Retentionserscheinungen verursachen.

Derartige vorübergehende Einklemmungserscheinungen beobachtet man bei einem günstigen Zufall bei der Untersuchung. Man fühlt die angeschwollene Niere, und allmählich bildet sich der Tumor zurück. Zuweilen schwindet der Tumor unter den Fingern. Der Patient merkt auch das Zurückgehen der Schwellung durch das Schwinden des Schmerzes. Vielfach haben die Patienten es selbst gelernt, durch gewisse Manipulationen, wie Druck oder seitliche Verschiebung der Niere, ihre Entleerung herbeizuführen. Der Patient fühlt sich dann auf einmal ganz wohl.

Nach einem Anfall treten im Harn Eiweißspuren, Blut mikroskopisch oder auch makroskopisch, nach besonders starken Einklemmungserscheinungen zuweilen auch in einige Tage anhaltender profuser Menge auf.

In seltenen Fällen häufen sich die Harnstauungen an Zahl und Intensität in dem Maße, daß die Kontraktionsfähigkeit und Elastizität der Beckenkelchwandung sehr geschwächt wird, und der Harn nicht mehr vollkommen aus dem Becken herausgetrieben werden kann. Bei weiterem Fortschreiten der hydronephrotischen Umwandlung der Niere schwindet ihre Expressionskraft in einem so hohen Grade, daß ihr Sekret überhaupt nicht mehr in die Blase gelangt. Die Anfälle mit Einklemmungserscheinungen werden immer schwächer und hören allmählich ganz auf. Es kommt dann zuweilen zur Obliteration des Ureters. Aus der offenen Hydronephrose ist eine geschlossene geworden.

Weit häufiger als die oft wiederkehrende vollkommene Aufhebung des Harnabflusses verursacht die andauernde Erschwerung desselben, zu dem mehrfach noch eine kurzdauernde Harnsperre hinzutreten kann, Hydronephrose. Man spricht in Fällen von häufig wiederkehrender Harnsperre von einer intermittierenden Hydronephrose. Bei Hydronephrosen, die durch andauernde Erschwerung des Harnabflusses entstehen, kommt es oft zu sehr großer Erweiterung des Beckens und der Kelche der Niere. Diese wird vielfach so groß, daß sie einen erheblichen Teil des ganzen Bauchraumes einnimmt. Die Geschwulst reicht oft bis zur Mittellinie und gelegentlich bis zum kleinen Becken. Zuweilen kann man bei dünnen Bauchdecken ihre Konturen erkennen.

Die sehr großen Sackbildungen, die durchweg offene Hydronephrosen sind, können wohl durch Druck auf die Nachbarorgane Beschwerden verursachen. Durch Kompression der Vena cava, der Pfortader oder ihrer Äste kann Ödem der Beine, Ascites, durch Druck auf das Zwerchfell können Atembeschwerden verursacht werden. Im allgemeinen aber kommen diese Störungen überaus selten vor.

Zuweilen kommt es überhaupt nicht zu akuter vollkommener Aufhebung oder auch nur zu erheblichen akuten Steigerungen der Harnbehinderung, vielmehr entwickelt sich diese über lange Zeit hinaus, ganz allmählich schleichend, mit konsekutiver korrespondierender hydronephrotischer Umwandlung der Niere. Erst wenn die hydronephrotische Umbildung einen sehr hohen Grad erreicht hat, macht sie sich dem Patienten, besonders bei nachgiebigen Bauchdecken, in der Lendengegend als eine große Geschwulst bemerkbar. Zuweilen sind keine Beschwerden vorhanden. Gewöhnlich klagt der Patient über ein Gefühl von leichter Spannung und über geringe, dumpfe, ziehende Schmerzen in der Nierengegend. Die Geschwulst ist bei der Palpation deutlich als vergrößerte Niere mit glatter, selten knolliger Oberfläche erkennbar. Im Zustand der Füllung ist ihre Konsistenz verschieden. Bei starker Füllung präsentiert sie sich als eine prall elastische Geschwulst, die in späteren Stadien Fluktuation erkennen läßt. In leerem Zustande ist sie, je nach den Palpationsbedingungen des Einzelfalls, als schlaffer Sack oder überhaupt nicht fühlbar.

Der Ausfall an Nierenparenchym, der infolge der hydronephrotischen Umwandlung der Niere entsteht, wird durch die vikariierende Hypertrophie der anderen Niere ausgeglichen. Wenn diese nicht erkrankt oder hypoplastisch ist, vermag sie vollkommen die Funktion des erkrankten Schwesterorgans zu übernehmen. Infolgedessen tritt keine Störung in der Ökonomie des Organismus auf, soweit auch die Hydronephrose schon vorgeschritten ist. Der Gesamturin enthält dann Salze, besonders Harnstoff in normaler Menge und pathologische Formbestandteile nur insoweit, als diese aus der kranken Niere stammen.

Bei einseitiger geschlossener Hydronephrose kann der Harn, der nur von der anderen Niere stammt, vollkommen normal sein.

Sind beide Nieren hydronephrotisch, so können sie zunächst zusammen so viel leisten, als zu Erhaltung des Lebens notwendig ist. Bei weiterem Fortschreiten der Erkrankung und Schwund des Nierenparenchyms wird aber die funktionelle Leistung beider Nieren allmählich so gering, daß sie für den Haushalt des Körpers nicht mehr hinreicht. Der Patient geht dann unter den Erscheinungen einer gewöhnlich über längere Zeit sich hinziehenden Urämie zugrunde.

Die Hydronephrose bietet ferner noch eine andere Gefahr, ganz besonders, wenn sie einen großen cystischen Sack darstellt. Durch ein von außen auf die Bauchwand einwirkendes Trauma kann der Sack leicht zerreißen. Fließt dann das Sekret in die Bauchhöhle, so kommt es zu stürmischen, lebensbedrohenden Erscheinungen, die nur durch eine baldigste Laparotomie beseitigt werden können. Zumeist aber ergießt sich der Harn in das retroperitoneale Gewebe. Die Erscheinungen sind zwar hierbei nicht so stürmisch und gefährlich wie beim Einfließen des Nierensekretes in die Bauchhöhle, aber auch dann führt in der Regel nur eine schnell eingreifende Operation zur Heilung. In seltenen Fällen kann das Sekret der Hydronephrose resorbiert werden, bzw. dickt es sich ein, und damit kommt es zu einer gewissen Selbstheilung der Hydronephrose. Der Tumor wird dabei erheblich kleiner, ohne aber je ganz zu verschwinden.

Wird die **Hydronephrose** infiziert, auf aufsteigendem Wege oder auf dem Wege der Blutbahn, so kann es zu septischen Erscheinungen kommen, die um so schwerer sind, je größer die Virulenz der Infektionskeime ist und je weniger das durch die Eiterung verdickte Sekret in die Blase abfließen kann. Unter Frost, hohem Fieber, sehr beschleunigtem Puls und Erbrechen kommt es zu stark schmerzhafter Anschwellung in der Nierengegend. Von der Durchgängigkeit des Ureters hängt einerseits die Menge des dem Harn beigemischten Eiters und andererseits die Dauer der Krankheitserscheinungen ab. Die ersten starken Störungen gehen gewöhnlich nach einigen Tagen vorüber. Die Temperatur wird allmählich normal oder behält zumeist einen remittierenden Charakter. Das dauernde Fieber führt zum Verfall der Kräfte, der nur durch einen operativen Eingriff verhindert werden kann.

Vielfach ist die Infektion nur geringfügig. Dann kommt es nur zur leichten Trübung des Harns. Die Beschwerden sind gering und bestehen, besonders bei stärkerer Behinderung des Harnabflusses, in schmerzhafter Schwellung in der Nierengegend. Erst wenn die Schwellung ziemlich groß geworden ist, erzeugt sie dem Patienten besonderes Unbehagen. Infolge einer Steigerung des Abflußhindernisses nach reichlichem Alkoholgenuß, im prämenstruellen Stadium, nach sexuellem Genuß kann es bis zur höchsten intrarenalen Drucksteigerung und zu den oben geschilderten Einklemmungserscheinungen, Erbrechen, Frost, Fieber, Magenstörungen kommen. Zuweilen tritt dann auch Verstopfung ein, die sich bis zu ileusartigen Erscheinungen steigern kann.

Diagnose. Für die Diagnose sind gesondert zu betrachten die Fälle von Hydronephrose, die ausschließlich durch vielfache vorübergehende vollkommene Unterbrechungen und diejenigen, die nur durch partielle Behinderung des Harnabflusses entstehen, bei denen auch zeitweilig vollkommene Harnsperre auftreten kann. Die Fälle der zweiten Gruppe sind die häufigeren. Da sich in diesen Fällen die Entwicklung der Hydronephrose über viele Jahre hin erstreckt und keine besondere Beschwerden verursacht, gibt sie dem Patienten zunächst keine Veranlassung, sich ärztlich untersuchen zu lassen.

Erst wenn die Niere so groß geworden ist, daß die ganze Lendengegend etwas angeschwollen erscheint, die Kleider zu eng werden, oder wenn der Patient selbst eine Geschwulst fühlt, wenn dann noch ein gewisses Druckgefühl in dieser Gegend ihn belästigt, das sich vorübergehend in etwas stärkeren Störungen äußert, die oben als Einklemmungserscheinungen geschildert sind, erst dann wird gewöhnlich ärztliche Hilfe aufgesucht.

Hat man Gelegenheit, den Patienten zu einer Zeit zu untersuchen, in der infolge einer Steigerung der Harnstauung stärkere Beschwerden auftreten, so kann man das allmähliche Auftreten der Schwellung konstatieren; man fühlt einen Tumor, der im Verlauf verschieden langer

Zeit immer größer wird. Die Spannung wird immer stärker und, nachdem sie eine Zeitlang auf der Höhe geblieben ist, wobei gleichzeitig der Patient unter starken Schmerzen leidet, nimmt die Schwellung allmählich ab, um den vor dem Anfall bestehenden Grad der Palpabilität wieder zu erreichen.

Schwierig dürfte es aber in solchen Fällen sein, festzustellen, ob die eben geschilderte Anschwellung an der Niere oder an einem benachbarten Organ vorgekommen ist, denn ähnliche Erscheinungen können bei Anschwellung der Gallenblase eintreten. Differentialdiagnostisch ist dabei folgendes zu bemerken. Die vergrößerte Niere sowohl wie die Leber zeigen respiratorische Verschieblichkeit. Indes bei genauer Betastung wird man meistens den unteren Rand der Leber fühlen und damit den etwaigen Zusammenhang des Tumors mit der Leber nachweisen können. Man wird sich dies noch dadurch erleichtern können, daß man den Patienten sich auf die linke Seite legen läßt (ISRAEL). Dabei gleitet die Gallenblase mit der Leber medialwärts. Es gelingt dann besser, die Niere gesondert zu palpieren und den Sitz des Tumors festzustellen.

Besondere Schwierigkeiten bietet die Differentialdiagnose zwischen einem Gallenblasentumor und der Hydronephrose einer kongenital tiefliegenden bzw. Hufeisenniere, wobei die Niere mehr medialwärts nach vorn und in derselben Höhe wie die Gallenblase gelegen sein kann. Die Diagnose wird aber zu stellen sein, wenn man folgendes beachtet: Die Gallenblase ist ebenso wie die Leber bei der Respiration verschieblich, während die kongenital heterotope Niere häufig, die Hufeisenniere oft fixiert ist. Ferner dürfte es gelingen, zwischen der vergrößerten Gallenblase und dem Nierentumor einen tympanitischen Schall nachzuweisen. Schließlich werden zur sicheren Diagnose diejenigen Untersuchungsmethoden führen, die ich für die Diagnose einer kongenital heterotopen, einer Hufeisenniere angegeben habe: Die Röntgenphotographie des in den Ureter eingeführten, für Röntgenstrahlen nicht durchgängigen Ureterkatheters, die Pyelographie etc.

Die für die Hydronephrose charakteristischen Merkmale führen auch zur Differentialdiagnose gegenüber dem Ovarialkystom, mit dem sie insbesondere früher vielfach verwechselt wurde. Ganz besonders trifft dies für geschlossene Hydronephrose zu, die sich tief in das Abdomen hinein vergrößert hat. Zur Vermeidung einer Verwechslung ist aber noch folgendes zu berücksichtigen. Die Hydronephrose der ursprünglich normal gelagerten Niere ist, auch wenn sie sich bis zur Medianlinie erstreckt, mehr lateralwärts, das Ovarialkystom mehr medialwärts gelegen. Ferner ist das Ovarialkystom bei der Untersuchung per vaginam am Verlauf des Stiels oft mit Sicherheit als solches zu erkennen.

Wenn aber die Niere nicht palpabel ist — und dies trifft besonders klinisch für die Fälle der ersten Gruppe zu —, dann bleiben als hervorstechendes Krankheitssymptom die kolikartigen Schmerzen übrig. Da aber die Koliken auch von anderen Bauchorganen ausgehen können (Darm, Gallenblase, Appendix), ist zunächst in jedem Falle die Frage zu entscheiden, von welchem Organ die Kolik herrührt. Für die weniger Erfahrenen ist die Frage nicht immer leicht zu beantworten, so daß nicht selten auf diesem Gebiete schwerwiegende Irrtümer vorkommen.

Im Anschluß an eine Nierenkolik können ileusähnliche Erscheinungen auftreten: Auftreibung des Leibes, Verhaltung von Stuhl und Flatus, Aufstoßen, ja sogar kotiges Erbrechen. Oft ist in solchen Fällen irrtümlich die Laparotomie gemacht worden. In mehreren derartigen Fällen und so auch bei einem Kollegen, der an sich Ileus diagnostiziert hatte, sollte ich die Laparotomie vornehmen. Die genaue Betrachtung des Falles erwies aber, daß es sich um einen symptomatischen Ileus im Anschluß an eine Nierenkolik handelte. Im allgemeinen sind jedoch die Darm- und Nierenkoliken gut voneinander zu unterscheiden.

Bei einer Nierenkolik treten die Schmerzen im wesentlichen in einer Welle auf. Nachdem die Schmerzen ihren Höhepunkt erreicht haben, bleiben sie in dieser Stärke längere Zeit bestehen und hören dann allmählich oder plötzlich auf. Bei Darmkolik dagegen treten die krampfartigen Schmerzen in zahlreichen, sich in mehr oder weniger kurzen Zwischenzeiten wiederholenden Wellen auf, und vor allem bei jeder Kolik sind deutliche Darmreliefs zu fühlen. Bei Nierenkolik besteht ferner Hyperästhesie und Hyperalgesie im Bereich des 10. und 11. Dorsalsegments, Contractur der Muskulatur in der Lenden- bis hinab zur Uretergegend, sowie besondere Druckschmerzhaftigkeit im Winkel zwischen dem seitlichen Rand der langen Rückenstrecker und dem unteren Rippenbogenrand. All dies kommt nicht bei Darmkoliken vor, bei denen übrigens auch öfters Zylinder im Harn vorhanden sind.

Treten die kolikartigen Schmerzen in der rechten seitlichen Bauchgegend auf, so fragt es sich, ob es sich nicht vielmehr um eine Gallenblasen- als Nierenkolik handelt. Differentialdiagnostisch kommt hierbei folgendes in Betracht:

Bei Nierenerkrankung treten die Schmerzen gewöhnlich in der Lendengegend auf und verbreiten sich von hier aus nach vorn bzw. vorn unten, in die Leistengegend, nach dem Mastdarm, nach dem Bein derselben Seite hin; oft strahlen die Schmerzen nach dem Hoden, Ovarium, der Vagina derselben Seite, der Blase, der Harnröhre aus und sind von Harn- oder auch Stuhldrang begleitet. Bei Gallenblasenkolik werden die Schmerzen mehr in der rechten Oberbauchgegend, im Bereich der Gallenblase empfunden und dringen von vorn nach hinten durch oder strahlen in die rechte Schulter aus. In gleicher Weise verbreiten sich die Schmerzen wohl auch gelegentlich bei Nierenerkrankung, wenn die Niere durch akute Sekretretention geschwollen ist und auf die Leber bzw. Gallenblase drückt. Bei Gallenblasenerkrankung aber ist diese Verbreitungsweise der Schmerzen das Gewöhnliche. Bei Gallenblasenerkrankung kann man ferner zuweilen sogar den Ort der Schmerzhaftigkeit sehen. Die Bauchdecken sind nämlich zuweilen so dünn, daß man durch sie hindurch bei der Atmung die Leber und an ihr die Gallenblase, die entsprechend ihrer Vergrößerung die Bauchwand vordrängt, sich bewegen sieht. Und wenn man die Gallenblase nicht sieht, dann kann man sie oft fühlen. Bei zarter Betastung fühlt man oft die Leber, wenn man mit den Fingerkuppen unter den unteren Rand der Leber zu kommen sucht, und bei tiefer Inspiration, wobei die Leber nach unten gedrängt wird, die Fingerkuppen über den unteren Leberrand hinweggleiten läßt. Man führt dann an diesem entlang die tastenden Fingerkuppen bis in diejenige Gegend, die der Lage der Gallenblase entspricht, und kann dann oft genau die Umgrenzung der Gallenblase fühlen. Gelingt es aber auf diese Weise nicht, die Gallenblase abzutasten, dann läßt man zweckmäßig den Patienten sich auf die linke Seite legen. Dabei senkt sich die Leber nach der linken Seite und vorn und ist dann oft gut, ebenso wie die ihr anliegende Gallenblase abzutasten.

Weiterhin ist in solchen Fällen an die Möglichkeit zu denken, daß es sich um eine Pankreaskolik handelt. Bei Pankreaskolik, die überdies sehr selten vorkommt, treten die Schmerzen jedoch mehr in der Magengegend auf. Sowohl bei Pankreaskolik wie bei Nierenkolik findet sich bisweilen Zucker im Harn; dieser Befund läßt sich also differentialdiagnostisch nicht verwerten.

Ferner werden die mit Kolik einhergehende Nierenerkrankungen öfter mit Appendicitis verwechselt. Nicht selten wird dann die Appendix operativ entfernt, und erst nachher stellt es sich heraus, daß nicht eine Appendicitis, sondern eine Nierenerkrankung vorlag. Noch schlimmere Folgen kann es haben, wenn eine Appendicitis für eine Nierenerkrankung angesehen, und die Nephrotomie unnütz gemacht wird, oder man auch nur so lange wartet, bis die günstige Zeit für die Appendicitisoperation vorüber ist, ja sogar die Operation überhaupt keine Aussicht auf Erfolg mehr bietet. Immerhin ist ein solcher Irrtum erklärlich, wenn man folgendes bedenkt: Bei Appendicitis und chirurgischer Nierenerkrankung sind mehrere Symptome gleichartig. Bei Nierenerkrankung ist gewöhnlich die Ureterkreuzungsstelle besonders schmerzhaft. Hier liegt aber auch die Appendix, und die Diagnose Appendicitis ist sehr naheliegend, wenn die der bestehenden Nierenkrankheit eigentümlichen Krankheitserscheinungen nicht besonders stark ausgeprägt vorhanden sind. Andererseits greift oft bei Appendicitis die Entzündung auf das die Blase bedeckende Peritoneum über und verursacht vermehrte, schmerzhafte

Harnentleerungen, die an eine Nierenerkrankung denken lassen. Ferner ist bei Appendicitis gelegentlich dem Harn Blut beigemischt, und nicht nur in mikroskopischer, sondern auch in makroskopischer Menge. Weiterhin kann bei Appendicitis ein tiefliegendes, kleines Exsudat, wenn es sich um eine fettleibige Person handelt, sehr leicht der Beobachtung entgehen. Will es nun gar noch der Zufall, daß bei einem Patienten mit Appendicitis früher Koliken vorhanden waren, die sich noch besonders dadurch als Nierenkoliken erwiesen, daß sie nach Abgang eines Steines aufhörten, dann kann gelegentlich einmal — und dies ist selbst bei hervorragenden Chirurgen vorgekommen — eine Appendicitis nicht erkannt und irrtümlich für eine Nierenerkrankung angesehen werden. Nachdem aber solche Fälle in der Literatur bekannt geworden sind, wird man unter Berücksichtigung aller hier in Betracht kommenden Merkmale die richtige Diagnose stellen können. Man wird dabei folgendes beachten: Bei Appendicitis treten die Störungen des Magen- und Darmtractus mehr in den Vordergrund. Die Zunge ist stark belegt; die Schmerzen bei Appendicitis haben gewöhnlich in der Magengegend oder in der Umgebung des Nabels begonnen und sich dann allmählich nach der Appendixgegend hin verbreitet. Bei der Nierenerkrankung dagegen treten die Schmerzen gewöhnlich in der Nierengegend auf und verbreiten sich nach vorn unten in die Leistengegend, nach den Geschlechtsteilen, dem Mastdarm hin, verursachen Harn-, oft Stuhldrang, und der Hoden derselben Seite ist hinaufgezogen oder der Patient hat das Gefühl, als ob dem so wäre. Bei Appendicitis findet sich Hyperästhesie und Hyperalgesie, reflektorische Muskelcontractur nur in der Ileocöcalgegend, bei Nierenerkrankung vornehmlich in der Lendengegend und verbreiten sich von hier aus über die ganze seitliche Bauchgegend. Was die Nierenkolik aber besonders gegenüber der Appendicitis auszeichnet, das ist die intensive Schmerzhaftigkeit bei Druck in dem Winkel zwischen unterem Rippenbogenrand und dem äußeren Rand der langen Rückensteckmuskeln.

Bei Appendicitis ist die etwaige Mitbeteiligung des Peritoneums charakteristisch. Hierbei ist sehr beachtenswert das BLUMBERGsche Zeichen: Wenn man die Bauchgegend mit den Fingern tief eindrückt und darauf die Finger schnell zurückzieht, dann tritt dabei plötzlich ein Schmerz auf. Ferner ist das ROVSINGsche Zeichen für die Differentialdiagnose zu beachten: Man streicht das Colon descendens von unten nach oben, und dabei entsteht, wenn es sich um Appendicitis handelt, in der Ileocöcalgegend eine Schmerzhaftigkeit, nicht aber bei einer Nierenerkrankung. Bei Appendicitis entsteht bei der rectalen Untersuchung ein Druckgefühl nach der Ileocöcalgegend hin, bei Nierenerkrankung dagegen ist bei der Untersuchung per vaginam bzw. bei Männern per rectum der schräg von oben und außen nach innen und unten verlaufende Ureter besonders druckschmerzhaft. Schließlich sei noch an die entfernte Möglichkeit gedacht: Die steinhaltige Appendix liegt so tief, daß sie bei der vaginalen bzw. rectalen Untersuchung gefühlt und mit dem einen Stein enthaltenden Ureter verwechselt werden könnte. Aber dann müßte einmal die Appendix in der gleichen Richtung verlaufen wie der Ureter. Ferner sind dann noch andere Merkmale vorhanden, die, wenn man nur an die eben erwähnte Ausnahme denkt, zur richtigen Diagnose führen.

Nachdem es festgestellt ist, daß die Kolik von der Niere ausgeht, fragt es sich, liegt eine Stein- oder eine andere Erkrankung der Niere vor. Die Kolik deutet ja auf nichts anderes als eine Aufhebung des Harnausflusses aus der Niere hin, und diese kann nicht nur durch einen steckengebliebenen Stein, sondern auch durch einen Eiterpfropf, ein Blutgerinnsel, ein abgebröckeltes Gewebsstückchen verursacht worden sein, die von einer Eiterniere, einer tuberkulös erkrankten Niere oder von einem Tumor der Niere stammen. Die Harnsperre kann ferner herbeigeführt sein durch akuten Verschluß eines Teiles der Harnausführungsgänge infolge entzündlicher Anschwellung der Schleimhaut an einer physiologisch vorhandenen oder später erworbenen Enge, sei es, daß diese nun durch intra- oder periureterale krankhafte Veränderungen entstanden war.

Es ist zunächst festzustellen, ob in der Blase ein Tumor an einem Ureterostium, ob eine cystische Erweiterung am untersten Teil des Ureters vorhanden ist, die gegebenenfalls bei Füllung bis an das andere Ureterostium heranreichen kann, ob nicht ein Ureterostium infolge Narbenbildung verengt ist, ob die Ureterpapille weniger gut als die andere ausgebildet ist.

Wenn all dieses nicht vorhanden ist, dann wird man darauf achten müssen, ob das Ureterostium tot oder leer geht, oder wenn sich Sekret aus ihm entleert, ob diese Entleerung viel langsamer, in größeren Zwischenzeiten und mit viel geringerer Ausflußgeschwindigkeit als aus dem anderen Ureterostium erfolgt. Ist letzteres der Fall, und wird nach Druck auf die entsprechende Nierengegend aus dem Ureterostium das Sekret in größerer Menge und mit stärkerem Druck als zuvor herausgetrieben, dann ist Hydronephrose anzunehmen.

Ist am Ureterostium keine Verengerung nachweisbar, dann führt man in den Ureter einen Katheter ein, um festzustellen, ob sein Lumen an irgendeiner Stelle stark verengt ist. Gelingt es, den Katheter nicht gleich bis in das Nierenbecken hineinzuführen, so darf man daraus nicht sofort auf eine starke Verengerung des Ureterlumens schließen. Die Spitze des Katheters kann in die Wand des Ureters eingedrungen, hinter einer Klappe im Ureter stecken geblieben sein. Man wird den Katheter ein kleines Stück zurückziehen oder um seine Längsachse drehen bzw. versuchen, ihm eine andere Richtung zu geben; zuweilen gelingt es dann, den Katheter weiter vorzuschieben. Gelegentlich ist es eine spastische Kontraktur des Ureters, die das weitere Vorschieben des Katheters verhindert und erst nach einer Morphiuminjektion oder bei einem einige Tage später erfolgten Ureterenkatheterismus nicht mehr vorhanden ist, so daß das weitere Vorschieben des Katheters möglich ist. Wird aber das Hindernis im Ureter auch bei wiederholter Untersuchung nicht überwunden, dann ist dies auf eine Verengerung des Ureterlumens zurückzuführen. Durch Untersuchung per vaginam bzw. per rectum wird man festzustellen suchen, ob nicht irgend ein pathologisches Gebilde vorhanden ist, das geeignet ist, das Ureterlumen zu verengern. Man kann oft, besonders bei bimanueller Untersuchung, einen im unteren Teil des Ureters gelegenen Stein fühlen, einen Tumor, einen Narbenstrang nachweisen, der vielleicht den Ureter komprimiert oder sein Lumen verengt. Zuweilen hat man beim Vorschieben des Katheters das Gefühl, als wenn man auf einen festen Gegenstand stößt, der wohl ein Stein sein kann. Man führt dann zweckmäßig einen Schatten gebenden Katheter in den Ureter ein, um danach eine Röntgenphotographie zu machen. Liegt nun im Röntgenbilde neben dem Katheterschatten ein steinähnlicher Schatten, dann liegt die Annahme nahe, daß das beim Ureterenkatheterismus nicht zu überwindende Hindernis ein Stein im Ureter war. Doch wäre ein solcher Schluß irrig, denn die Koinzidenz eines Steinschattens mit dem Schatten des Ureterkatheters bei einer nur von einer Seite gemachten Röntgenaufnahme beweist noch nicht, daß das den betreffenden Schatten verursachende Gebilde in oder am Ureter liegt. Bei einer zweiten in anderer Richtung gemachten Röntgenaufnahme kann der betreffende Schatten weit entfernt vom Katheterschatten liegen.

Es sind also zur Stellung einer sicheren Diagnose in zwei verschiedenen Richtungen ausgeführte Röntgenaufnahmen erforderlich.

Die Länge des Ureters beträgt im allgemeinen 21—33 cm. Zuweilen wird der Katheter so weit hineingeführt, daß man sein Vordringen bis ins Nierenbecken mit Sicherheit annehmen kann. Dann fließt aber gelegentlich kein Sekret ab. Das entsteht häufig dadurch, daß sich ein kleines Gerinnsel im Auge des Ureterkatheters festgesetzt hat. Durch Einspritzung einiger Kubikzentimeter sterilen Wassers in den Ureterkatheter gelingt es meist, die Sekretion wieder flott zu machen. In anderen Fällen ist auch wohl der Katheter so weit vorgeschoben, daß das Auge des Ureterkatheters die Flüssigkeitssäule überragt. Dann ist es notwendig, den Ureterkatheter etwas herauszuziehen, wodurch meist ein Abfluß des Beckeninhalts wieder ermöglicht wird.

Wenn der Katheter bis ins Becken vorzuschieben ist, dann vermag man den Grad der Ausweitung des Nierenbeckens nachzuweisen.

Physiologisch beträgt die Kapazität des Nierenbeckens etwa 2 bis 5 ccm. Bei normaler Größe des Nierenbeckens ist keine wesentliche Änderung im typischen intermittierenden Harnträufeln zu erkennen.

Ist dagegen das Nierenbecken stark ausgedehnt, dann fließt das Sekret in schnellerer Tropfenfolge bzw. kontinuierlich ab. Allerdings kann die vermehrte Absonderung auch durch nervöse Störungen verursacht sein. Schon unmittelbar nach dem Einführen des Ureterkatheters tritt häufig ein reichlicher Abfluß sehr dünnen und blassen Urins auf. Auch eigenartige konstitutionelle Verhältnisse können eine so starke Harnabsonderung verursachen. So sah ich bei einer Patientin mit stark lymphatischem Habitus, der ich einen Tumor der Fettkapsel, ein multilokuläres Lymphangiom operativ entfernte, den Harn aus den eingeführten Ureterkathetern im Strom herausfließen.

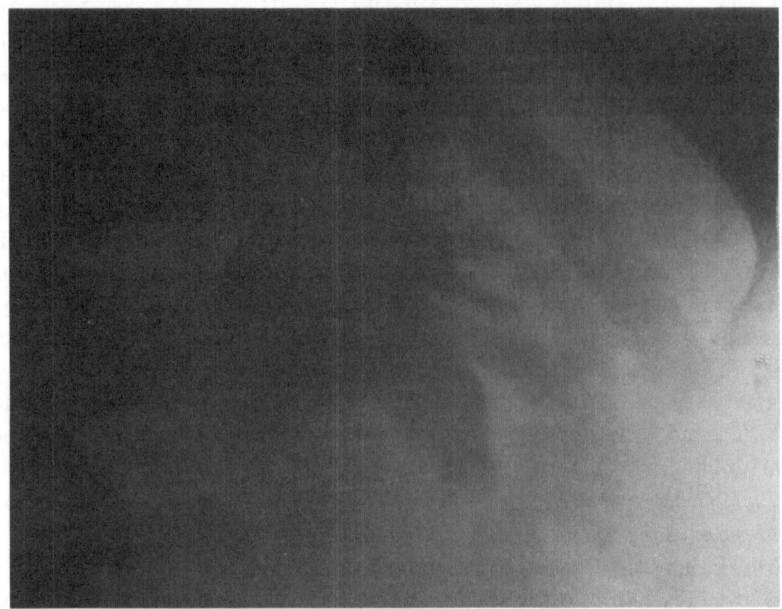

Abb. 31. Pyelographische Darstellung von Becken und Kelchen einer hydronephrotischen Niere.

Ein gutes differentialdiagnostisches Merkmal ist folgendes: Bei erweitertem Nierenbecken fließt der Harn aus der Niere in größeren Zwischenzeiten als normal ab. Läßt man den Patienten husten oder pressen, oder drückt man die Niere, dann fließt der Harn bei ausgeweitetem Nierenbecken schneller und in größerer Menge als vorher ab. Ganz besonders ist dies Zeichen zu beobachten, wenn, nachdem sich durch Druck auf die Niere der Harn zunächst in rascher Tropfenfolge entleert hat, das periodische Träufeln sich wieder einstellt.

Wie der Residualharn der Blase, so ist auch der des Beckens oft mehr oder weniger stark getrübt; der im Harn vorhandene Eiter hat sich sedimentiert. Die Menge des Eiters gibt einen gewissen Maßstab zur Beurteilung der Infektion ab.

Zur Feststellung der Größe der Hydronephrose dient die „Aichung" des Nierenbeckens. Läßt man nach gründlicher Entleerung des Nierenbeckens langsam unter sehr geringem Druck steriles Wasser durch den Ureterkatheter in das Nierenbecken einfließen, bis ein Gefühl von Spannung in der Niere auftritt, so hat man ein ungefähres Urteil über die Kapazität des Nierenbeckens gewonnen. Diese Maßbestimmung ist aber nicht ganz genau, da einmal auch nach Druck auf die Niere oft nicht sämtlicher Residualharn entleert wird, und da ferner die injizierte Flüssigkeit auch in die offenen Kelche eingedrungen sein kann. Physiologisch kann man höchstens 5 ccm ohne Schmerzen injizieren. Beträgt die Kapazität 30—40 ccm, dann kann man nach WALKER und BRAASCH eine ausgesprochene Hydronephrose annehmen. Erreicht die Kapazität 150 ccm oder ist sie noch größer, dann ist anzunehmen, daß an dem hydronephrotischen Sack kein wesentliches sekretionsfähiges Parenchym mehr vorhanden ist.

Ist jedoch die Flüssigkeitsmenge, die sich ins Nierenbecken einspritzen läßt, nicht ausgesprochen vergrößert, dann kann es sich um ein frühes Stadium der Hydronephrose handeln, da im Beginn der Erkrankung das infolge der akuten Harnretention ausgeweitete Nierenbecken sich zurückbilden kann.

Weiterhin wäre aber noch an folgende, wenn auch seltene Möglichkeit zu denken: Ausschließlich der eine oder der andere Kelchhals kann physiologisch so eng sein, daß bei entzündlicher Schwellung der Schleimhaut des Beckens und der Kelche nur das Lumen des bzw. der engen Kelche verlegt wird, so daß es nur in diesen Kelchen zur pathologischen Ausweitung, zur Hydronephrose gekommen ist (s. Abb. 25. S. 83).

Ein genaues morphologisches Bild des Nierenbeckens gibt die Röntgenaufnahme nach Füllung des Nierenbeckens mit einer schattengebenden Substanz (Abb. 31). Bei der funktionellen Prüfung der hydronephrotisch veränderten Niere ist zunächst darauf zu achten, daß das Nierenbecken möglichst vollkommen exprimiert und auch der an Harnsalzen arme diluierte Residualharn ganz entleert wird, damit erst der frisch abgesonderte Harn funktionell untersucht wird.

Zyklischer Verlauf der Indigocarmin- und Phloridzinprobe, wenn dessen Einseitigkeit durch den Harnleiterkatheterismus sichergestellt ist, ist nach BLUM ein pathognomisches Zeichen für Hydronephrose mit temporärer Behinderung des Harnabflusses.

Fließt aus dem Katheter nichts heraus, so weist dies auf eine geschlossene Hydronephrose hin.

Therapie. Bei der Behandlung der Hydronephrose kommt zweierlei in Betracht: Die Linderung der Beschwerden, die sie verursacht, und die Beseitigung der Krankheitsursache. Starke Koliken, wodurch sie

auch verursacht sein mögen, erfordern Behandlung. Sind aber keine
oder nur geringe Beschwerden vorhanden, dann wird es sich um Beseitigung der Krankheitsursachen handeln, soweit sie einer Behandlung
zugänglich sind oder direkt eine Operation erfordern (Phimose, Striktur
der Urethra, Fremdkörper, Tumor in der Blase, Verengerungen des
Ureterlumens usw.)

Ist die Entstehungsursache der Hydronephrose nicht zu ermitteln,
und sind die Beschwerden sehr gering, so habe ich mich bisher stets abwartend verhalten. Treten jedoch häufig Koliken auf und so heftig,
daß sie die Arbeitsfähigkeit und Lebensfreude beeinträchtigen, so habe
ich die Niere operativ freigelegt; gewöhnlich fand sich dann doch ein
vorher nicht erkannter Stein, und wenn das nicht der Fall war, so
beschränkte ich mich, wenn die Hydronephrose nicht groß und ein
Abflußhindernis distalwärts vom Becken nicht nachweisbar war, auf
Dekapsulation. Bei größerer Hydronephrose kommt zunächst eine konservative operative Behandlungsmethode, nur unter besonderen Umständen die Exstirpation der Niere in Betracht.

Von den nicht operativen Behandlungsmethoden ist die
Punktion zu nennen. Sie darf aber nur ausnahmsweise ausgeführt
werden zur Beseitigung akuter bedrohlicher Erscheinungen, z. B. wenn
es durch akute Behinderung oder Verlegung des Harnabflusses zu reflektorischer Oligurie oder Anurie der anderen Niere mit schweren klinischen
Störungen gekommen ist, nämlich Erbrechen, Frost, hohem Fieber,
Anorexie. Ferner, wenn eine sehr große Hydronephrose zu dyspnoischen
Erscheinungen führt, wie z. B. bei einer Graviden. In einigen Fällen
bei akuter, vorübergehender Sperre des Harnabflusses (Koagulum im
oder Hämatom um den Ureter) hat die Punktion definitive Heilung
gebracht. Im allgemeinen sind die operativen Maßnahmen angezeigt.

Als erste konservative Operation kommt zur Beseitigung oder
Verhütung einer Verschlimmerung der Hydronephrose die Fixation
der Niere, möglichst hoch oben an der hinteren Bauchwand bzw. untersten
Rippe (Nephropexie) in Frage. Durch die Nephropexie soll eine
Knickung des Ureters mit sekundärer Harnstauung in der Niere verhütet werden. Man hat nämlich die Hydronephrose als gewöhnliche
Folge der Wanderniere angesehen, und einige gingen sogar so weit, pro-
phylaktisch zur Verhütung von Hydronephrose alle Wandernieren zu
fixieren. Meines Erachtens sehr mit Unrecht. Wie ich bereits oben dargelegt habe, ist ein ätiologischer Zusammenhang zwischen Wanderniere,
für die es eine einheitliche Begriffsbestimmung immer noch nicht gibt,
und Hydronephrose noch keineswegs sicher erwiesen. Man kann es sich
gut vorstellen, daß bei abnormer Fixation des Anfangsteils des Ureters,
Knickung usw. am Ureter durch Nephropexie die Behinderung des
Harnabflusses verringert, und demzufolge die Störungen vermindert
werden. Ohne sich aber davon überzeugt zu haben, ob und welche

pathologischen Hindernisse für den Harnabfluß vorliegen, bei Hydronephrose einfach die Nephropexie auszuführen, habe ich bereits früher als ein spekulatives Vorgehen, das auf seltene Zufallsmöglichkeiten eines Erfolges gerichtet ist, nicht aber als eine rationelle Therapie angesehen. Wenn man sich bei der Operation davon überzeugen könnte, daß durch die Nephropexie ein freierer Abfluß für den Harn ermöglicht wird, so wäre gegen diese Operation, wenn sie auch die physiologische Beweglichkeit der Niere beseitigt, nichts einzuwenden. Nur scheint mir dies in praxi schwer festzustellen zu sein.

Findet man Abflußhindernisse, wie im Anschluß an eine Pyelonephritis bei Gravidität, an eine Appendicitis (BLOCH) adhäsive Stränge, die den Ureter von außen her komprimieren, knicken oder torquieren, so wird man diese beseitigen und zur Verhütung ihrer Neubildung den Ureter in eine Falte des Peritoneums einhüllen. In solchen Fällen noch die Nephropexie anzuschließen, wie es anderweitig geschehen ist, habe ich nicht für nötig befunden und trotzdem volle Heilung erzielt.

Ferner sei noch eine vor kurzem angegebene Operationsmethode für bestimmte Fälle von Hydronephrose erwähnt. In denjenigen Fällen, in denen ein abnorm tiefer Ast der Nierenarterie oder eine zweite Hauptarterie dicht unter dem Ureter hinweg zur Niere verläuft, so daß förmlich der Ureter auf der Arterie reitet, hat MOSZKOWICZ die Unterbindung dieser Arterie vorgeschlagen. Dies bedeutet aber, wie ich oben gezeigt habe, die Nekrose des von der Arterie versorgten Teils der Niere. Ich kann mir den etwaigen Erfolg einer solchen Operation nur so vorstellen: Durch die Unterbindung der Arterie wird der von ihr versorgte Teil der Niere nekrotisch und funktionell ausgeschaltet. Außerdem werden durch die Schrumpfung des Infarkts die statischen Verhältnisse in der Niere in der Weise geändert, daß der Harnabfluß vollkommen frei wird.

Ferner kommt in vielen Fällen bei Hydronephrose die Nephrostomie bzw. Pyelostomie in Betracht, und zwar in direkt oder in indirekt therapeutischer Hinsicht: Zur schnellen Beseitigung gestauter Flüssigkeit innerhalb der Niere oder als vorbereitende Operation für plastische Maßnahmen, die entweder sogleich oder in einer späteren Sitzung auszuführen sind.

Bei akut infizierter Hydronephrose wird man in denjenigen Fällen, in denen noch genügend Nierenparenchym vorhanden ist, die Niere nicht entfernen, sondern nur spalten, ganz besonders wenn man nicht in der Lage ist (z. B. durch Striktur der Urethra, oder wenn man aus anderen Ursachen nicht cystoskopieren kann), die Funktion der anderen Niere festzustellen.

Durch Entfernung des eitrigen Inhalts wie durch darauffolgende Spülbehandlung des Niereninneren kann das Beckenkelchsystem der Niere in einen aseptischen Zustand gebracht werden. Erst wenn dieses erreicht ist — und das dürfte öfters nicht gelingen — kann man ein etwaiges Abflußhindernis operativ beseitigen, da nur bei aseptischem Zustand eine plastische Operation Erfolg verspricht.

Oft dürfte es durch die Nephrotomie zu einer solchen Entlastung der Niere kommen, daß dadurch die verloren gegangene physiologische Contractilität und Elastizität der Nierenbeckenwandung vollkommen oder in hohem Maße wiederkehrt. Wenn im wesentlichen darauf und auf entzündlicher Schwellung der Schleimhaut an den Harn abführenden Teilen die Entstehung der Hydronephrose beruht, so wird schon durch die Nierenspaltung allein volle Heilung erzielt werden. Den gleichen Erfolg hat man oft schon nach einfacher Pyelostomie. Nach P. WAGNER ist in einem Drittel so behandelter Fälle Heilung erfolgt.

In den anderen Fällen sind aber im Anschluß an die Nephrostomie Nierenfisteln zurückgeblieben. Das kam offenbar dadurch, daß der Harn, im Abfließen durch den Ureter behindert, sich dort entleerte, wo der geringste Widerstand für die Harnentleerung vorhanden war, nämlich durch die Nierenfistel. In solchen Fällen habe ich durch einen intravesical in den Ureter der operierten Niere eingeführten Ureterkatheter den Harn nach außen abgeleitet, damit den Schluß der Nierenfistel beschleunigt und in einigen Fällen überhaupt erst ermöglicht.

Bei primär aseptischem Inhalt der hydronephrotischen Niere ist, um eine plastische Operation ausführen zu können, zumeist die Nephrotomie bzw. Pyelostomie notwendig. Bei geringem Grad von Hydronephrose kann man auch ohne vorhergehende Nierenspaltung das Becken und den Ureter und etwaige Strikturen am Ostium pelvicum des Ureters oder weiter unten am Ureter von außen her operativ beseitigen. Bei mittlerem und höherem Grad der hydronephrotischen Bildung aber ist dies kaum möglich.

In der Regel aber ist die Freilegung des pelvinen Teiles des Ureters erst nach Spaltung der Niere und Entleerung ihres Inhaltes ausführbar. Man kann sich die Operation dadurch erleichtern, daß man vor dem operativen Eingriff cystoskopisch einen Katheter in den Ureter einführt. Dann dürfte es leicht gelingen, die etwaigen Abflußhindernisse festzustellen und zu beseitigen.

Adhäsionen, die den physiologisch beweglichen, schräg aufsteigenden Teil des Ureters in mehr vertikaler Richtung an das Becken fixieren, sind zu entfernen. Um zu verhüten, daß dieser Teil des Ureters in die pathologische Lage und Richtung wieder zurückschnellt, bettet man ihn in das Peritoneum ein. ISRAEL hat empfohlen, durch den Anfangsteil des Ureters und durch das Becken eine Naht zu legen, die Ureter und Becken in physiologischer Stellung zu einander fixieren solle.

Zeigt der operativ freigelegte Anfangsteil des Ureters eine verhältnismäßig kleine Enge, so ist die Operation nach FENGER angezeigt,

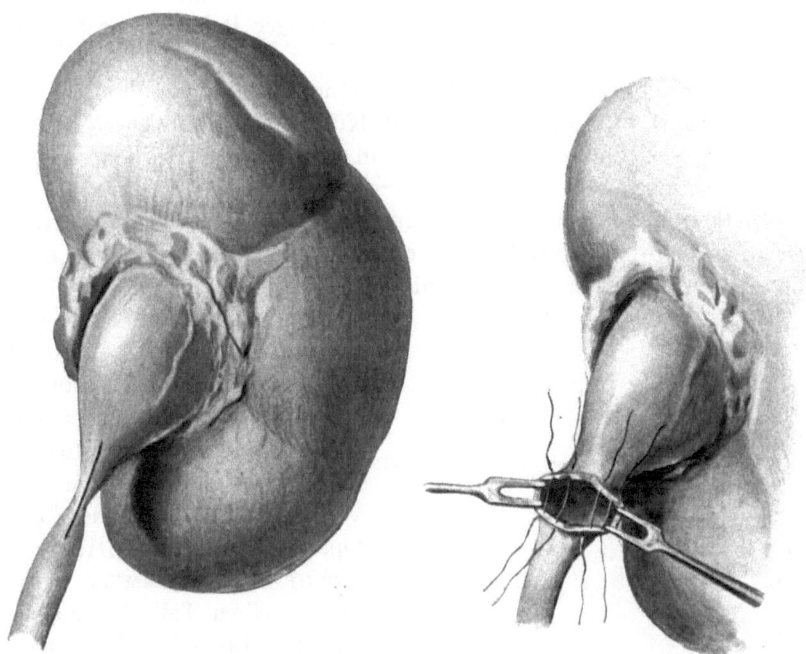

Abb. 32. Pyeloureteroplastik
nach FENGER, I.

Abb. 33. Pyeloureteroplastik
nach FENGER, II.

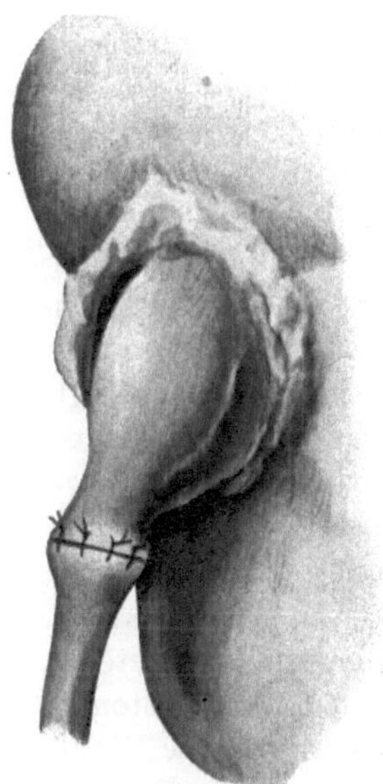

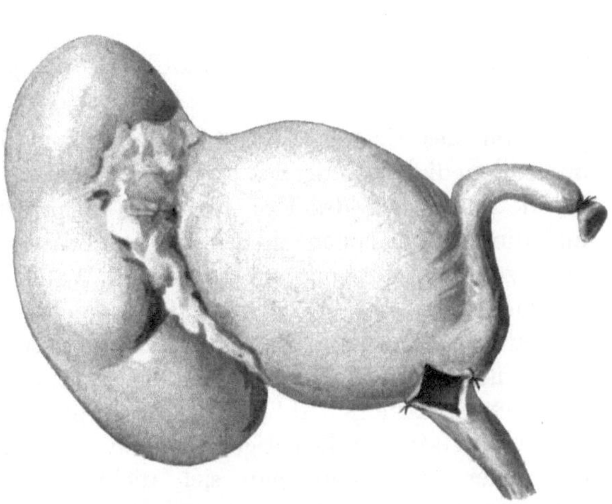

Abb. 34. Pyeloureteroplastik
nach FENGER, III.

Abb. 35. Resektion des Ureters und Ureteropyeloplastik
nach TRENDELENBURG und KÜSTER

nämlich von außen her Längsspaltung des Ureters und äußere Vernähung im Sinne der Pyloroplastik bei gutartiger Pylorusstenose nach MICULICZ-HEINECKE (Abb. 32—34).

Ist der Ureter dicht unterhalb des Ostium pelvicum obliteriert, so kann man nach TRENDELENBURG und KÜSTER den obliterierten Teil des Ureters resezieren und den Ureter in die tiefste Stelle des Nierenbeckens implantieren (Abb. 35).

Damit kommen wir zu dem, was man als weitere wichtige operative Aufgabe bei Hydronephrose ansieht, um den freien Harnabfluß aus dem Becken zu ermöglichen, nämlich die Verlegung des Anfangsteils des Ureters an die tiefste Stelle des Beckens. Zu diesem Zwecke empfiehlt ISRAEL bei Ausbuchtung des Nierenbeckens die Beckenwand durch Raffnähte nach innen zu falten und zu verkleinern. Er bezeichnet diese Operation mit Pyeloplicatio. HOCHENEGG, KÜMMELL resezierten einen Teil des ausgeweiteten Beckens, ALBARRAN noch einen Teil der Niere. Mag nun auch in einer Reihe von Fällen das Ostium pelvicum des Ureters infolge der Ausweitung des Nierenbeckens nach oben verlagert sein, so trifft dies für viele Fälle aus meiner Beobachtung nicht zu. In ihnen ist bei der Ausweitung des Beckens das Ostium

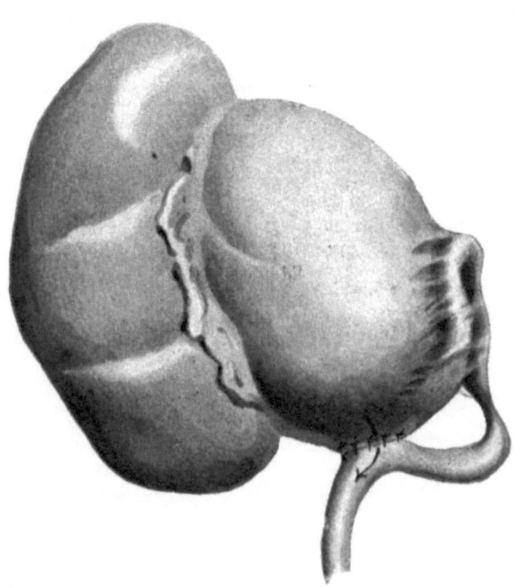

Abb. 36. Ureteropyeloplastik.

pelvicum des Ureters an seiner physiologischen Stelle, nämlich am unteren medialen Ende des Beckens verblieben, nur ist dabei der normal mobile Anfangsteil des Ureters in die mehr vertikale Richtung gelangt und durch Adhäsionen an das Becken fixiert worden. Dadurch ist es auch zur Spornbildung an der oberen Wand des Ostium pelvicum gekommen. Für diese Fälle käme in Betracht: Spaltung des Sporns mit querer Vernähung der Schleimhaut, Anastomosenbildung zwischen Beckenwand und anliegendem Ureter (TRENDELENBURG, v. LICHTENBERG, WATSON, ALBARRAN (Abb. 36)). Es empfiehlt sich, nach der Ureteropyelotomie oder der Beseitigung der Spornbildung oder der Ureterotomie und Quernaht, wenn man sich nicht absolut sicher auf die Naht verlassen kann, zur Heilung und Verhütung der sekundären Bildung einer Stenose für einige Tage den Ureterkatheter liegen zu lassen.

Wie bereits oben erwähnt ist, führt man zweckmäßig bei allen beschriebenen plastischen Operationen zunächst den Ureterkatheter ein. Am gespaltenen, stark ausgeweiteten Becken ist es nämlich oft sehr schwierig, das Ureterostium zu finden. Allerdings gelingt es oft nicht, den intravesikal eingeführten Katheter bis in das Becken vorzuschieben. Dann hat man aber einen Anhaltspunkt dafür, die an tiefster Stelle gelegene Verengerung des Ureters festzustellen. Ich hebe dies besonders hervor, weil am Ureter nicht nur eine, sondern noch eine weitere Verengerung an einer anderen Stelle vorhanden sein kann. Nach Freilegung des ganzen Ureters sind etwaige Stränge, die an irgendeiner Stelle den Ureter komprimieren, torquieren oder knicken, zu beseitigen. In Betracht kämen Resektion der Striktur mit Naht der durchschnittenen Ureterenden, die von KELLY angegebene Umgehung des Hindernisses durch Ureteroureterostomie (s. Kapitel Uretererkrankungen S. 224). Bei großer Hydronephrose ist die Anastomose zwischen Nierenbecken und Blase ausgeführt worden; diese Operation ist besonders angezeigt bei Hydronephrose einer kongenital heterotopen Niere, ferner bei bis zur Blase reichender Hydronephrose einer Solitärniere.

Wenn man sich absolut sicher auf die Naht verlassen kann, wenn der Ureter von den umgebenden Weichteilen nicht zu sehr entblößt worden ist, wenn schließlich die Nahtstelle mit gutem Fettlappen bedeckt werden konnte, dann verzichtet man am besten auf jede Drainage. In anderen Fällen empfiehlt es sich, ein dünnes Drain in den Ureter über die Nahtstelle hinaus einzulegen und es zur Pyelotomie- bzw. Nephrotomiewunde herauszuleiten, die man im übrigen durch Naht verschließt. ALBARRAN beschränkt sich darauf, den vor der Operation in den Ureter eingeführten Katheter im Ureter liegen zu lassen. Wichtig ist vor allem, daß die Naht so angelegt worden ist, daß der Ureter zur Verhütung einer späteren Stenosenbildung an der Operationsstelle eine recht weite Lichtung hat.

Die Bauchwunde wird bis auf ein kleines Loch verschlossen, durch das ein Drain bis in die Nähe der Nahtstelle am Ureter führt.

Schließlich ist als Behandlungsmethode die Nephrektomie zu nennen. Wenn die hydronephrotische Veränderung der Niere so weit vorgeschritten ist, daß nur eine fast papierdünne Wand restiert, vom Parenchym nur sehr wenige, noch dazu pathologisch veränderte Reste erhalten geblieben sind, wenn überdies die hydronephrotische Niere sekundär schwer infiziert ist, dann ist bei guter Funktion der anderen Niere ihre Exstirpation angezeigt. Nach Entfernung der erkrankten Niere ist die Gefahr der reflektorischen Anurie des restierenden Organs sehr gering. Mit dem allmählichen Schwinden der Funktion der erkrankten Niere hat eine kompensatorische Mehrleistung der gesunden Niere Schritt gehalten, und bei Exstirpation des erkrankten Organs hat das Schwesterorgan bereits dessen Funktion im wesentlichen mit übernommen. Nach der Entfernung des eiterhaltigen und eitersecernierenden Nierensackes ist sogar im Gegenteil eine erhöhte und verbesserte Funktion des in Mitleidenschaft gezogenen restierenden Organs zu erwarten.

Aber auch wenn es nicht zur sekundären Infektion der hydronephrotischen Niere gekommen ist, nicht schwere septische Erscheinungen, sondern nur starke Druckempfindungen, Schmerzen in der Nierengegend zur Operation geführt haben, wird man sich zur Nephrektomie des häutigen Nierensacks entschließen. Die Nephrektomie ist selbst bei sehr großer Hydronephrose auf lumbalem Wege möglich. Auch bei Hydronephrose einer kongenital heterotopen Niere, die, wie oben bemerkt, gewöhnlich weit medialwärts gelegen sein kann, habe ich die Nephrektomie extraperitoneal ausgeführt.

Endlich ist die Nephrektomie indiziert, wenn nach Nephrostomie oder Pyelostomie hartnäckige, trotz aller Mühe nicht zu beseitigende Fisteln zurückbleiben, besonders wenn sie zu Sekretverhaltung und zu Infektion führen.

Überblicken wir noch einmal das Gesagte, so ergibt sich, daß in vielen Fällen ein konservativ-operativer Eingriff, in anderen Fällen die Nephrektomie angezeigt ist. Ganz bestimmt ist allerdings die Indikationsstellung nicht immer. Man wird von Fall zu Fall sich über die Art des operativen Eingriffes entscheiden müssen. Im allgemeinen läßt sich darüber folgendes sagen:

Je mehr Parenchym in der hydronephrotischen Niere erhalten ist, je weniger funktionsfähig die andere Niere ist, um so mehr ist ein konservatives Vorgehen angezeigt. Dabei darf man nicht außer acht lassen, daß anscheinend noch so wenig erhaltenes Nierengewebe funktionell wichtig ist, andererseits aber die plastischen Operationen diffizil und nicht ganz ungefährlich sind, und öfters danach ein neuer operativer Eingriff notwendig wird.

II. Pyonephrose.

Wird der Inhalt einer stark entwickelten Hydronephrose eitrig, dann sind weitere wesentliche Veränderungen ihrer Form unmöglich. An einem solchen Gebilde wird man auf den ersten Blick seine Entstehungsweise erkennen: Es handelt sich um eine sekundär vereiterte Hydronephrose. Ganz anders sieht aber eine primär infizierte Niere aus, in der das Beckenkelchsystem nicht vor der Infektion, sondern gleichzeitig mit ihr oder erst sekundär infolge Sekretretention ausgeweitet worden ist. Hier sind es andere Momente, die den Abfluß des Sekrets behindern, als diejenigen, die die Hydronephrose verursacht haben. Der dünnflüssige Harn ist durch die Infektion zu mehr oder weniger dickflüssigem Eiter geworden, und die Schleimhaut der Kelche ist entzündlich geschwollen. Dazu kommt noch, daß durch entzündliche Wucherung des die großen Gefäße umhüllenden Bindegewebes in den

Columnae Bertini die Lumina der Kelchhälse komprimiert werden. *Die Kelchhälse sind daher nicht wie bei der sekundär vereiterten Hydronephrose erweitert, sondern durch pathologische Veränderungen von außen wie von innen her verengt.* Dies ist um so mehr der Fall, je enger bereits vor der Erkrankung der Kelchhals war. Das verdickte Sekret kann durch die verengten Kelchhälse also nicht gut abfließen. Es entsteht eine Stauung in den Kelchen. Dadurch sowohl wie durch die fortdauernde Absonderung von Sekret in die Kelche werden diese ausgeweitet und größer.

Die Vergrößerung der Kelche erfolgt bei Pyonephrose im Gegensatz zur Hydronephrose noch aus einer anderen Ursache. Das weiche, bindegewebsarme Parenchym kommt nicht allein infolge des gesteigerten Innendrucks zum Schwund, sondern in noch höherem Grade durch die gleichzeitige Schmelzung des Gewebes infolge der Infektion. Dabei ist noch folgendes zu berücksichtigen: Geben schon bei Hydronephrose die Columnae Bertini bei ihrer festeren Struktur mit ihren stärkeren Gefäßen und verhältnismäßig reichem Bindegewebe dem gesteigerten Innendruck verhältnismäßig wenig nach, so ist dies bei Pyonephrose in noch höherem Grade der Fall, weil infolge der Infektion ihr Bindegewebe entzündlich stark gewuchert und fibrös geschrumpft ist. *So bleibt bei Pyonephrose die ursprüngliche Kelchform der Niere mehr erhalten als bei Hydronephrose. Das ist auch dann der Fall, wenn der Destruktionsprozeß in der Niere weiter vorgeschritten ist.* Der zu jedem Markkegel gehörige Rindenteil bildet gleichsam eine Fortsetzung des Markkegels. Die Einschmelzung des Markkegels und des dazu gehörigen Rindenteils bedingt bei dem Bestehenbleiben der Columnae Bertini die eigenartige Trichterform der mit Eiter gefüllten Höhlen.

Die Innenarchitektur bei Pyonephrose ist daher eine wesentlich andere als bei sekundär vereiterter Hydronephrose. Stellt die sekundär vereiterte Hydronephrose einen mehr einkammerigen Sack dar, in dem die Kelche, soweit sie erhalten sind, mit weiten Hälsen in das Becken münden, so ist die primär infizierte Eiterniere ein vielkammeriges Gebilde, in dem die eitergefüllten Kelche zwar ausgedehnt sind, aber durch enge Hälse mit dem Becken kommunizieren. Zuweilen kommt es, ganz besonders bei einem physiologisch engen Kelchhals, durch entzündliche Wucherung des umliegenden Gewebes zum vollkommenen Verschluß der Kelchhälse. Dann ist der Kelch von dem Nierenbecken vollkommen abgeschlossen.

Die Infektion, welche die Pyonephrose verursacht, kann auf verschiedenem Wege in die Niere gelangen: Auf aufsteigendem Wege, von den distalen Teilen der Harnorgane aus, oder auf dem Blutwege. Es sind Infektionskeime der verschiedensten Art und Wirkung, Staphylokokken, Streptokokken, Proteus vulgaris, Bact. coli, Pneumokokken und andere mehr, die in die Niere eindringen können. Die virulenten Keime

können von einem lokalen Herd oder nach einer allgemein über den
Organismus verbreiteten infektiösen Erkrankung in die Niere gelangen
und ausgeschieden werden, ohne eine dauernde Gewebsveränderung
in ihr zu verursachen. Beim Vorhandensein besonderer schädigender
Umstände aber bleiben sie in ihr stecken, siedeln sich an und führen
hier zur Bildung von Abscessen. Diese können sich per contiguitatem
oder auf dem Wege der Blut- oder Lymphbahn in das epi- bzw. para-
nephrotische Gewebe verbreiten und die Epi- und Paranephritis erzeugen.
Die Abscesse können aber auch in Kelche und Becken durchbrechen.
Eine Pyurie entsteht, und durch gleichzeitige entzündliche Schwellungen
der ableitenden Harnteile kommt es zu Retentionen und pyonephrotischen
Veränderungen in der Niere.

Die Entstehungsweise der Pyonephrose auf dem Blutwege ist aber
nur selten. Gewöhnlich ist sie urogen, auf ascendierendem Wege entstanden.

In der überaus großen Mehrzahl der Fälle ist es eine Cystitis, von der
aus sich die Infektionskeime direkt in die Niere verbreiten. Dabei ist
aber noch besonders hervorzuheben, daß von einer Cystitis aus gelegentlich auch auf dem Blut- oder Lymphwege die Infektion in die Niere
gelangen kann.

Da Cystitis bei Männern besonders im Anschluß an Gonorrhöe, bei
Frauen im Puerperium auftritt, so entsteht die Infektion gewöhnlich erst
im geschlechtsreifen Alter. Bei Männern tritt sie auch in späteren Lebens-
jahren auf, wenn als Folgen der Gonorrhoe Strikturen vorhanden sind,
ferner durch Stauung im Harntraktus infolge von Prostatahypertrophie.

Die infektiösen Keime müssen, um in die Niere gelangen zu können,
in einer der Harnströmung entgegengesetzten Richtung durch die nach
unten gerichtete ventilartige Anlage am Ostium des Ureters hindurch-
treten, die eine physiologische Schutzvorrichtung gegen eine aufsteigende
Infektion ist. Nur unter besonderen Bedingungen ist es möglich, daß
die Infektionskeime durch das Ostium hindurch in die Niere eindringen.
Bei Überdehnung der Blase oder bei unzweckmäßiger Behandlung der
Cystitis, wobei ein Krampf in der Blase auftritt, entstehen durch gleichzeitige Kontraktionen des Sphincter und Detrusor retroperistaltische
Wellen am Ureter, und der infektiöse Blaseninhalt wird durch die Bauch-
presse in die Harnleiter und das Nierenbecken förmlich hineingespritzt.
Besonders erleichtert ist das Eindringen von Infektionskeimen in den
Ureter bei chronisch entzündlicher Infiltration des Ureterostiums, die
seinen Verschluß beschränkt, oder durch Narben neben dem Ostium, die
es distrahieren und klaffend erhalten.

*Bei der Zystoskopie ist dann die Uretermündung weit geöffnet und
zeigt keine rhythmischen Kontraktionen oder Verschluß.*

Die Infektionskeime können sich aber auch, wie schon oben erwähnt,
unter Umgehung des Ureters auf dem Wege der Lymph- oder Blutbahn
von der Blase auf die Niere verbreiten.

Unter normalen Verhältnissen werden gewöhnlich die Infektionserreger mit den Harnwellen durch den Ureter wieder in die Blase getrieben, ohne Zerstörungen am Nierengewebe angerichtet zu haben. Zuweilen kommt es zu pyelitischen oder pyelonephritischen Veränderungen. Das ist besonders dann der Fall, wenn bereits für die bakterielle Infektion der Niere prädisponierende Momente eingewirkt haben. So kann das Nierenbecken bereits mechanisch gereizt sein durch einen in ihm liegenden Stein, Tumor, Coagula, Parasiten, durch Blutüberfüllung und Auflockerung der Gewebe in der Gravidität und im Puerperium, oder es kann gereizt sein durch innerlichen Gebrauch von Balsamica, Peru, Copaivabalsam, Santal, Terpentin oder durch äußerliche Anwendung von Chrysarobin, Petroleum, Pyrogallussäure usw. In einzelnen Fällen treten Stauungserscheinungen im Nierenbecken und in den Kelchen auf, wenn der Hals des Beckens bzw. der Kelche verengt oder die Beckenkelchwandungen, von der Entzündung mitergriffen, in ihrer Kontraktilität geschädigt sind und sich aktiv an der Fortleitung des Harns nicht beteiligen können.

Die Wirkung, die die Infektionskeime im Becken ausüben, ist nach ihrer Art sehr verschieden. Das Bacterium coli, das am häufigsten vorkommt, wirkt erst pyogen, wenn eine traumatische Läsion oder Harnstauung hinzukommt. Dahingegen können nach ROVSING die Staphylokokken, Streptokokken, Bakterium Hauseri u. a. auch bei unverletzter Schleimhaut und Fehlen von Sekretstauung durch ammoniakalische Harngärung Eiterungen im Nierenbecken erzeugen. Nach SCHNITZLER und SAVOR führen aber die harnstoffzersetzenden Bakterien nur zu einer Pyelitis, und nur bei den gewöhnlichen pyogenen Bakterien greift die Erkrankung auf das Nierengewebe über. Schließlich kommt hier als Ursache der Nierenerkrankung die Mischinfektion mit Gonorrhöe in Betracht, wobei zu bemerken ist, daß auch in vereinzelten Fällen Gonokokkenreinkulturen im Becken vorgefunden werden.

Bei aufsteigender Pyelonephritis dringen die Bakterien in die Sammelröhren ein und erzeugen das für diese Entstehungsweise charakteristische streifige Aussehen der Markkegel. Von hier aus verbreiten sich dann die Bakterien weiter in die Harnkanälchen, gelangen auf dem Wege der Lymphbahn in die Umgebung und führen zur Wucherung und späteren Sklerosierung des Bindegewebes. Im weiteren Stadium findet man auf der Oberfläche zahlreiche kleine Nierenabscesse, die von einem roten Hof umgeben sind. Hier aber beginnt schon der Zweifel, ob diese Abscesse nicht auf dem Blutwege entstanden sein könnten.

In solchen Fällen findet man die Capillaren in der Umgebung der Harnkanälchen sowohl wie in der der Glomeruli von Infektionskeimen angefüllt, und schneidet man den Eiterherd auf, so kann man feststellen, daß diese kleinen Herde einen kegelförmigen mit der Spitze nach dem Hilus zu gerichteten Abschnitt der Niere einnehmen.

Kommt es aber infolge von Retention zu dem ausgesprochenen Bilde der Pyonephrose, dann ist die Beschaffenheit des Inhalts der Kelche je nach der Art der Infektionserreger verschieden.

So erklärt sich die verschiedenartige Beschaffenheit des Sekrets in den verschiedenen pyonephrotischen Nieren, und bei frühzeitigem Verschluß und später erfolgender Infektion der verschiedenartige Inhalt in den verschlossenen und in den offenen Kelchen einer und derselben Niere.

Dieser kann rahmig, eitrig, bland, übelriechend, blutig gefärbt sein. In dem Eiter können sich Phosphatniederschläge bilden, die ihn mehr oder weniger gleichmäßig durchsetzen und in eine breiige dickflüssige Masse umwandeln oder sich in kleinen Bröckchen zusammenballen, und schließlich können die Niederschläge in einzelnen Fällen krustenartig die Kelchwandungen auskleiden. Es kann auch zu geweihartigen Steinbildungen kommen, die sich vom Becken aus in die Kelche verzweigen und sie ausfüllen. Zuweilen verdickt sich der Eiter derartig, daß er förmliche Pfröpfe bildet, die aus dem Becken nicht herausgetrieben werden können und durch Verschluß der Uretermündung zu ähnlichen kolikartigen Erscheinungen führen können wie Nierensteine. Die entzündlich veränderte Schleimhaut ist da, wo es zu Läsionen durch Steine gekommen ist, ulceriert, und von hier aus verbreitet sich oft der infektiöse zerstörende Prozeß auf das Nierenparenchym.

Das erhalten gebliebene Nierenparenchym ist sehr blaß, trübe, leicht brüchig, so daß es bei operativer Entfernung leicht einreißt. Zuweilen ist es sklerotisch verdickt.

Mit der Zerstörung des Nierenparenchyms kommt es in der Niere zur Schrumpfung des Bindegewebes in der Umgebung der größeren Gefäße und damit auch zu ihrer Kompression oder Retraktion. Dadurch wird das Lumen der Gefäße verkleinert.

Die entzündlichen Vorgänge in der Niere greifen auch in gewissem Maße, meistens schon im Beginn der Erkrankung, auf die Umgebung der Niere über und führen zu einer Adhärenz der Tunica fibrosa bzw. Capsula adiposa der Niere an die Umgebung. Das hat ein klinisches Interesse. Infolge der Verwachsung der Nierenkapsel mit der Umgebung ist die Ausdehnungsfähigkeit der Pyonephrose im Vergleich zur Hydronephrose erheblich beschränkt. Das ist deswegen noch in erhöhtem Maße der Fall, weil auch durch die entzündliche Wucherung und spätere Schrumpfung des Bindegewebes in den Columnae Bertini die Ausweitung der Kelche behindert ist. Pyonephrotische Säcke erreichen daher im allgemeinen, selbst bei stärkster Ausbildung, nicht die Größe der Hydronephrose, bei der allein das mechanische Moment der Dehnung infolge des intrarenalen, gesteigerten Druckes gleichmäßig gewirkt hat.

Die pyonephrotische Niere liegt in großer Ausdehnung, zuweilen sogar vollkommen unter dem unteren Rippenbogen verborgen, während die nicht ihrer Umgebung adhärente Hydronephrose sich mehr nach unten und medialwärts in dem nur von Weichteilen bedeckten Raum der Bauchhöhle verbreitet.

Die pyonephrotische Niere ist daher oft nicht gut palpabel und operativ schwer zu entfernen.

Auch ist bei Pyonephrose die Fluktuation nicht entfernt so oft und so gut nachweisbar wie bei Hydronephrose.

Schließlich ist die operative Entfernung der pyonephrotischen Niere oft recht schwierig und manchmal nur subkapsulär möglich, will man den Gefahren einer Verletzung der benachbarten Darmteile (Duodenum, Kolon) oder der großen Gefäße (Vena cava, Aorta) aus dem Wege gehen.

Zu bemerken ist noch, daß in Fällen von doppeltem Ureter wobei jeder von einem Becken an der Niere ausgeht, die Infektion nur in dem zu einem Becken gehörenden Teil der Niere auftreten kann, während der andere Teil der Niere gesund bleibt. Das hat eine praktische Bedeutung, denn hier kommt gegebenenfalls *die Resektion des erkrankten Teils der Niere* in Betracht, und das wäre von ganz besonderer Wichtigkeit, wenn es sich zufällig noch um einen Fall von Solitärniere handelt.

Gewöhnlich wird nur eine Niere von der Pyonephrose befallen. Wenn beide Nieren pyonephrotisch erkranken, dann ist in der Regel die eine mehr als die andere erkrankt. Das erscheint auffällig. Da häufiger die rechte als die linke Niere erkrankte, glaubte man, daß die ebenfalls am häufigsten rechtsseitig auftretende Wanderniere die Prädisposition hierfür abgibt. Meines Erachtens aber liegt die Ursache darin, daß, wie ich habe zeigen können, die Ureteren beider Seiten in der Weite verschieden sind, und daß, wenn es zu einer entzündlichen Schwellung der Ureterschleimhaut kommt, die Bedingungen für eine Retention bei derjenigen Niere am günstigsten sind, an deren Ureter eine physiologische Enge am stärksten ausgeprägt ist.

Die verschiedenartige Entstehungsweise der Hydronephrose bzw. der sekundär vereiterten Hydronephrose und der Pyonephrose macht sich anatomisch auch in den Veränderungen am Ureter geltend. Bei der *Hydronephrose*, wo das mechanische Moment der Stauung allein in Betracht kommt, *ist der proximal gelegene Teil des Ureters mit dem Becken und den Kelchen sehr erweitert; er wird dünnwandig, verlängert,* legt sich in Windungen, und durch die erst spät eingetretenen entzündlichen Veränderungen ist die Wand nur wenig verdickt und der Umgebung und insbesondere dem Peritoneum nicht oder nur wenig adhärent. Bei der *Pyonephrose* hingegen, bei der es zu einer entzündlichen Wucherung und darauffolgenden Schrumpfung des Bindegewebes in der Umgebung und Wandung des Ureters gekommen ist, wird der *Ureter nicht allein in seinem Lumen verengt, sondern im ganzen auch verkürzt.* Man hat sich vielfach nicht erklären können, woher bei der Ureteritis nach Pyonephrose es besonders an einzelnen Stellen zu hochgradigen Verengerungen infolge narbiger sklerotischer Veränderungen der Ureterwandungen gekommen ist. Ich habe diese meist an den physiologischen Engen des Ureters vorgefunden.

Die Statistik hat gezeigt, daß die Pyonephrose häufiger bei Frauen vorkommt. Es wird dies dadurch erklärlich, daß häufig bei Gravidität und bei Partus Infektionen des Harntraktus auftreten.

Symptomatologie und Diagnose. Das Krankheitsbild der Pyonephrose wird im wesentlichen durch die Art ihrer Entstehung bestimmt. In den seltenen Fällen, in denen primär in der Niere entstandene Abscesse in Kelche oder Becken perforieren, Stauungserscheinungen verursachen und zur Pyonephrose führen, ist in erster Reihe der Charakter der Herderkrankung für die Krankheitserscheinungen maßgebend. Die Krankheit beginnt oft mit einem Schüttelfrost, der sich später mehrfach wiederholt. Die Schwere des Krankheitsverlaufs hängt dann im wesentlichen von der Virulenz der Infektionskeime ab. Es sind dieselben Störungen, wie wir sie in den ersten Stadien der epinephritischen Eiterungen kennen lernen werden. Nachdem der Eiterherd in die abführenden Harnteile perforiert ist, wird der Harn trübe, stark eiterhaltig, die Störungen des Allgemeinbefindens werden geringer. In den meisten Fällen aber, in denen eine urogene Pyonephrose vorliegt, ist der Verlauf viel langsamer. Oft bestehen jahrelang allein die Beschwerden der Cystitis. Allmählich tritt eine Empfindlichkeit in der Nieren- und Harnleitergegend auf. Die Patienten klagen hier über einen leichten dumpfen Schmerz, der sich besonders auf Druck steigert. Auch an der Kreuzungsstelle des Ureters mit der Linea innominata löst Druck ein gewisses Schmerzgefühl aus. Oft erscheint die Niere palpatorisch vergrößert. Der Harn ist stark trübe, hellgelb. Nach längerem Stehen bildet sich ein großer Bodensatz von grauem, zuweilen gelblich grünem, schleimigem Eiter, in welchem sich zusammengeballte Eitermassen von Linsengröße bis zur Dicke eines Fingergliedes, von eindrückbarer Konsistenz, von Tripelphosphaten durchsetzt, finden. In unregelmäßigen zeitlichen Intervallen tritt Temperatursteigerung auf, die 40^0 übersteigen kann und in einigen Tagen lytisch abklingt.

Bei Infektion mit Kolibakterien oder Proteus Hauseri bleibt der Harn auch beim Stehenlassen durchweg diffus getrübt, bei anderen Infektionen aber wird der Harn durch Sedimentierung schnell klar.

Die Reaktion des Harns ist abhängig von der Art der Infektionskeime. Bei Bacterium coli und Streptokokken ist der Harn sauer, dagegen bei Proteus Hauseri und Staphylokokken alkalisch. Häufig sind noch andere harnzersetzende Mikroparasiten vorhanden, die die Wirkung der Kolibacillen und anderer, saure Reaktion verursachende Keime überwuchern und den Harn alkalisch machen.

Sind anamnestisch wie objektiv nachweisbare Störungen vorhanden, wie sie dem eben geschilderten Krankheitsbild entsprechen, ist insbesondere die Niere in solcher Größe palpabel, daß man sie auf Grund der Erfahrung für vergrößert ansehen darf, besteht Druckschmerzhaftigkeit in der Nieren- und Harnleitergegend, ist im Harn viel Eiter, eine Eiweißmenge, die größer ist als dem Eitergehalt entspricht, ist öfters wiederkehrendes Fieber vorhanden, dann ist die Diagnose nicht zweifelhaft: Hier liegt eine Pyonephrose vor. Anders aber, wenn die Störungen nicht so ausgeprägt und kombiniert nachweisbar sind. Unter ungünstigen Palpationsbedingungen kann selbst eine vergrößerte Niere auch bei guter Palpationstechnik nicht zu fühlen sein. Die Druckschmerzhaftigkeit in der Nieren- und Harnleiterkreuzungsgegend ist nicht stets, insbesondere bei indolenten Patienten, besonders ausgeprägt. In der rechten Bauchseite wird man oft in erster Reihe an eine Erkrankung der Appendix denken, und die pathologische Veränderung des Harns wird oft lediglich als Zeichen einer schweren Cystitis angesehen. Bemerkenswert ist dann oft für die Diagnose, und in gewissem Maße auch schon für die Therapie, folgende Beobachtung:

Während der Kolik wird der bis dahin sehr stark trübe Harn klarer, nach der Kolik aber wieder stark trübe. Dies erklärt sich einfach in folgender Weise. Sobald der infolge der Infektion verdickte Harn durch den gleichzeitig entzündlich geschwollenen und verengten Ureter nicht abfließen kann, tritt die Kolik auf. Durch die Stauung des infektiösen Sekrets in der Niere kommt es zur Resorption seiner Toxine. Schüttelfrost, hohes Fieber, starke Schweißausbrüche, Anorexie und Erbrechen und die Folgen. Sobald aber das infektiöse Sekret wiederum abfließen kann, schwindet die intrarenale Drucksteigerung mit ihren konsekutiven, durch Resorption der virulenten Massen entstandenen schweren klinischen Störungen.

Aus der Klärung des Harns während der Kolik gewinnt man auch einen Anhalt für die Beschaffenheit der anderen Niere. Denn nur das Sekret dieser Niere hat sich bei vollkommener Sekretverhaltung der anderen Niere in die Blase entleert. Damit gewann man früher nicht allein ein wertvolles Symptom für die Diagnostik, sondern auch für die Therapie. Es war damit das wesentlichste Moment für die Indikationsstellung der Exstirpation der erkrankten Niere gewonnen. Seit Einführung der modernen Untersuchungsmethoden haben wir aber wesentlich bessere Merkmale für die Diagnostik und Indikationsstellung zu operativen Maßnahmen gewonnen. Zystoskopisch sieht man aus dem Ureter der kranken Niere regenwurmartig Eiter heraustreten. Mittels Ureterenkatheterismus können wir das Sekret der anderen Niere gesondert auffangen, es physikalisch und chemisch untersuchen und die funktionelle Leistungsfähigkeit der Niere prüfen. Die Besorgnis, durch Ureterenkatheterismus eine Infektion der bis dahin gesunden Niere zu erzeugen, hat sich bei vorsichtiger Handhabung des Ureterenzystoskops als unbegründet erwiesen. Wie andere Autoren gehe ich so vor, daß ich, während ich den Katheter durch die Blase nach der Uretermündung der vermeintlich gesunden Niere hinführe, Borsäure durch den Katheter durchgehen lasse, bis der Katheter in den Ureter gelangt ist.

Gelegentlich entleert sich bei der zystoskopischen Untersuchung aus dem zu der vermutlich erkrankten Niere gehörenden Ureter kein Eiter. Besonders ist dies bei Nieren mit schlaffen Nierensäcken und starken Erweiterungen des Beckenkelchsystems der Fall. Man tut dann gut, die Niere bimanuell zu drücken. Es gelingt auf diese Weise gewöhnlich, den Eiter durch den Ureter in die Blase zu bringen und zystoskopisch sichtbar zu machen.

Ist nun eine Erkrankung der Niere festgestellt, dann ist zu entscheiden, ob eine einfache pyelitische Eiterung vorliegt oder ob dabei das Nierengewebe mitbeteiligt ist.

Handelt es sich um Sekretverhaltung im Nierenbecken, dann wird sich zunächst der Harn durch den in das Becken eingeführten Ureterkatheter unter gleichmäßigem Druck im Strahl entleeren, und erst nach Abfließen eine mehr oder weniger großen Menge, die von der individuellen Kapazität des Nierenbeckens abhängig ist, stellt sich das normale periodische Harnträufeln ein.

Handelt es sich nur um eine pyelonephritische Affektion ohne Nierenbeckenerweiterung, dann wird sich eine Stauung des Harns nicht nachweisen lassen.

Ist nun eine stark Eiter absondernde Erkrankung der Niere festgestellt, dann wäre noch zu entscheiden, ob es sich um eine sekundär vereiterte Hydronephrose oder um Pyonephrose handelt. Die sekundär vereiterte Hydronephrose ist im allgemeinen wesentlich größer und mehr medialwärts verlagert als die Pyonephrose. Bei Hydronephrose ist Fluktuation häufiger und besser nachzuweisen als bei Pyonephrose; ferner ist bei Pyonephrose bei der Palpation per vaginam bzw. per rectum der Ureter in der Regel verdickt fühlbar.

Von wesentlicher Bedeutung ist die Feststellung, ob die pyonephrotische Niere nicht tuberkulös ist. Als ein Merkmal für die tuberkulöse Erkrankung einer Niere ist, wie unten näher dargelegt werden soll, die stark saure Reaktion des eitrigen Urins angegeben worden. Es kommen aber auch bei Tuberkulose Mischinfektionen vor, durch die die Reaktion des Harns alkalisch wird, andererseits reagiert der Harn, wie wir gesehen haben, bei Infektion mit Kolibakterien und Streptokokken sauer. Charakteristisch für Tuberkulose ist Blutung, die in Spuren oder makroskopisch in größeren Mengen dem Harn beigemischt ist. Einwandsfrei erwiesen wird aber die tuberkulöse Erkrankung durch den mikroskopischen Nachweis von Tuberkelbacillen und, wo dieser versagt, durch den Tierversuch. Ferner sind im Harn außer den Tuberkelbacillen im allgemeinen keine anderen Mikroorganismen.

Therapie. Bei ausgesprochener Pyonephrose kommen, sobald es der Allgemeinzustand gestattet, operative Maßnahmen in Frage. Hat die funktionelle Untersuchung eine gute Funktion der anderen Niere ergeben, dann ist man wohl allgemein der Ansicht, daß bei hochgradiger Zerstörung der Niere lediglich die Nephrektomie angezeigt ist. Durch Nierenspaltung, durch die der freie Abfluß des eitrigen Sekrets ermöglicht wird, kann allerdings die akute Gefahr beseitigt werden. Indes die Hoffnung, daß dadurch dem Patienten größerer Nutzen geschaffen wird, als durch die Nephrektomie, wird in den meisten Fällen nicht erfüllt. Soll das eitrige infektiöse Sekret vollkommen beseitigt werden, dann müssen sämtliche Kelche geöffnet werden, um eine einheitliche Höhle zu schaffen, aus der sich der infektiöse Inhalt entleeren kann. Wenn auch nur ein Kelch übersehen wird und uneröffnet bleibt, dann entsteht daraus eine Quelle weiterer Infektion für den Organismus. Das virulente Sekret kann auf dem Blutwege die andere Niere in Mitleidenschaft ziehen oder in die Blase hinabfließen und von hier aus auf aufsteigendem Wege auf die restierende Niere übergreifen. Eine einheitliche Höhle kann aber nur geschaffen werden, wenn man die Niere vollkommen bis auf den Stiel aushülst wie bei der Nephrektomie. Dieses aber ist gerade der schwierigste Akt der Nephrektomie.

Man könnte glauben, daß durch die Nephrostomie noch ein großer Teil des Nierenparenchyms dem Organismus erhalten bleibt, was ganz besonders in denjenigen Fällen von großer Bedeutung wäre, in denen die andere Niere eine ungenügende Funktion aufweist. Indes müssen, wie bereits erwähnt, zur Herstellung einer einheitlichen Höhle die Wände zwischen den einzelnen Kelchen zerrissen werden. Hierdurch werden aber die in ihnen verlaufenden Gefäße ebenfalls zerstört, und ganz abgesehen von der Blutung, die bei den ohnehin sehr geschwächten Patienten vielfach nicht ganz gleichgültig sein würde, würde hiermit die Ernährungsquelle für das restierende Nierenparenchym vernichtet werden. Es würde also nicht erst nachträglich, sondern, wie ich im Gegensatz zu anderen Autoren hervorheben möchte, unmittelbar durch die Operation ein großer Teil des noch erhaltenen Parenchyms zugrunde gehen.

Ferner nimmt auch die Nephrostomie mit ihrer Spaltung der Scheidewände zwischen den Kelchen und dem Herauswälzen des in den Kelchen und Tiefen verborgenen infektiösen Materials viel mehr Zeit in Anspruch, als die Nephrektomie, und ist auch bei weitem blutiger, wodurch zweifellos für solche Patienten, deren Herzmuskulatur durch die lange bestehende septische Erkrankung der Niere bereits sehr geschwächt ist, eine große Gefahr entsteht.

Nun könnte man die Nephrostomie aus zweierlei Gründen für indiziert halten. Durch die Nephrostomie könnte die Niere entlastet werden, die entzündlichen Erscheinungen könnten abnehmen oder selbst schwinden, und die Funktion des in seiner Elastizität und Contractilität geschwächten Ureters wieder so weit hergestellt werden, daß die Ableitung des Nierensekrets in die Blase wieder regelrecht vor sich geht; oder aber es könnten sich an der gespaltenen Niere die Wundverhältnisse so günstig gestalten, daß eine plastische Operation am Ureter die Störungen beseitigen könnte. Im allgemeinen aber ist das nicht der Fall. Gewöhnlich sind die ureteritischen Veränderungen derart, daß eine plastische Operation keinen Nutzen verspricht. In der großen Mehrzahl der Fälle bleibt ferner selbst nach Schwinden der entzündlichen Erscheinungen und des allgemeinen Krankheitszustandes eine Nierenfistel zurück. Die in der Umgebung der Fistel sich bildenden Ekzeme, häufig auftretende und kaum zu vermeidende Verhaltungen des Sekrets in der Niere mit Auftreten von Schüttelfrösten, hohem Fieber, Schweißausbruch und Schwächezuständen zwingen dann sehr oft zu einer sekundären Nephrektomie. Diese ist dann technisch weit schwieriger und gefährlicher als die primäre Nephrektomie. Durch die Verwachsungen der Niere mit dem Peritoneum kann seine Eröffnung zuweilen schwer vermieden werden. Damit ist auch die Gefahr des Eindringens von Infektionskeimen in die Peritonealhöhle nahegerückt. An der rechten Niere kann in besonderen Fällen infolge einer bereits physiologisch sehr kurzen Vena renalis die Vena cava der Niere adhärieren und die Unterbindung der Nieren-Vene, wie überhaupt des ganzen Nierenstiels dadurch erhebliche Schwierigkeiten bereiten. Der erfahrene Nierenchirurg wird allerdings auch dieser Gefahren Herr werden können. Doch wird man bei aller Technik besser tun, die Gefahren zu vermeiden, wenn nicht durch die Nephrostomie dem Patienten besonderer Nutzen geschaffen werden kann. Das ist bei Pyonephrose im allgemeinen nicht der Fall.

Nur in den Anfangsstadien der Pyonephrose, wenn die ureteritischen Veränderungen noch nicht weit vorgeschritten sind, kann man meines Erachtens in der Erwartung, daß nach Schwinden der entzündlichen Erscheinungen der Abfluß aus den Kelchen frei erfolgen wird, die Nephrostomie versuchen. Man tut gut, gleich nach der Nierenspaltung vom Becken aus in den Ureter einen stärkeren Ureterkatheter (Nr. 12 oder 13) einzuführen und ihn durch die Blase und Urethra nach außen zu leiten. So wird das Ureterlumen erweitert, die Schließung der Nierenwunde beschleunigt und das Entstehen einer Nierenfistel verhütet.

Ebenso ist bei weit vorgeschrittener Pyonephrose und sehr schweren Krankheitserscheinungen die Nephrostomie angezeigt, wenn die geringwertige Funktion der anderen Niere die Exstirpation der Pyonephrose verbietet, z. B. bei hochgradiger Hypoplasie, Hydronephrose, erheblicher pyonephrotischer Erkrankung. Der Nachweis einer mäßig verminderten Funktion der anderen Niere, ferner geringer Eiweißmengen im Harn, der mittels Ureterkatheters aus der für den Organismus zu erhaltenden Niere gewonnen wird, kann keine Kontraindikation für die Nephrektomie abgeben. Die Funktionsstörung wie die Eiweißabscheidung kann die Folge der

Intoxikation von der pyonephrotischen Niere her sein. Der Eiweißgehalt des Harns kann auch durch einen geringen Blutgehalt verursacht sein, der bei noch so vorsichtig ausgeführtem Ureterkatheterismus im Harn auftritt. Die geringe Blutung kann auch ohne Läsion der Ureterwandung erfolgen und auf reflektorische Hyperämie im Becken oder in den Kelchen zurückzuführen sein. Im allgemeinen übersteigt die Eiweißmenge nicht $1^{c}/_{00}$. Ist sie aber größer, sind vor allem viele hyaline oder granulierte Zylinder vorhanden, so ist eine Nephritis zu diagnostizieren. Die Nephritis darf aber ebenfalls an sich noch keine Kontraindikation gegen die Nephrektomie abgeben. Sie kann in gewissem Maße durch die schwere, zu häufigen Fieberungen und allgemeinen septischen Störungen führende Pyonephrose der anderen Niere, insbesondere bei Mischinfektionen, verursacht sein. Daher kann die Nephritis nach Entfernung der kranken Niere mit ihrem auf den Organismus wirkenden virulenten Inhalt in entsprechendem Grade schwinden. In solchen Fällen wird die mikroskopische Untersuchung des gesondert aus beiden Nieren mittels Ureterkatheters gewonnenen Harns, die funktionelle Prüfung mittels verschiedener Untersuchungsmethoden und die Berücksichtigung des gesamten Gesundheitszustandes, wie des Zustandes des Herzens, des Gefäßsystems konstitutioneller Störungen, etwa vorangegangener Lues oder eines bestehenden Diabetes, mit zur Entscheidung der Frage beitragen, ob man nur die Nephrostomie oder die Nephrektomie auszuführen hat.

Bei der Nephrostomie ist nur die Freilegung eines Teiles der lateralen konvexen Oberfläche der Niere erforderlich. Es genügt dazu eine Fläche von etwa 8 cm Länge und 3—7 cm Breite.

Um nur eine möglichst geringe Wundfläche mit dem aus der Nephrostomiewunde heraustretendem Eiter in Berührung zu bringen, sucht man die Adhäsionen möglichst zu schonen. So gelingt es dann besser, perirenale Eitersenkungen zu verhüten. Man fühlt an der freiliegenden Nierenoberfläche nach, wo eine Stelle leicht vorgetrieben oder eingesunken ist und sehr dünn zu sein scheint. An dieser Stelle punktiert man mit dem Troikart, entleert den Eiter, und nachdem man noch die Becken und Kelche in der Niere durch Spülung mit Wasser, Borsäure möglichst zu reinigen gesucht hat, spritzt man noch Argentum nitricum in einer Lösung von 1 : 1000 ein. Durch eine solche Behandlung dürfte die freiliegende Nierenoberfläche wenigstens in einem gewissen Maße gegen die Infektion durch den ausfließenden Eiter widerstandsfähiger gemacht werden. Von der erweiterten Punktionsstelle aus gelangt man in den erweiterten Kelch. Man dehnt darauf den Kelchhals bzw. spaltet ihn in einer Richtung, die dem Verlauf der Nierenarterien entspricht, und dringt dann mit dem Finger in das Becken ein. Von diesem aus sucht man den Zugang zu den einzelnen Kelchen teils stumpf, teils scharf in dem Maße zu erweitern, daß der Eiter aus ihnen frei abfließen kann.

Je weiter der Prozeß vorgeschritten ist, je dünner die Gewebsschichten zwischen den einzelnen Kelchen sind, desto kleiner sind die Lumina der hier verlaufenden arteriellen Gefäße. Bei Zerreißung dieser Zwischenwände blutet es nur wenig. Bei noch erhaltenen dicken Zwischenwänden haben die in ihnen verlaufenden Arterien verhältnismäßig weite Lumina. Die Blutung ist dann stärker. Ich suche dann nach Trennung der Wundränder das blutende Gefäß zu fassen und zu unterbinden. Man muß auch daran denken, daß ein Kelch vom Becken vollkommen abgeschlossen sein kann. Durch bimanuelle Palpation der Niere, von innen und außen her, wird man derartige mit Eiter gefüllte Kelche aufsuchen und nach dem Becken hin eröffnen bzw. von außen her incidieren und nach außen drainieren. Gelegentlich habe ich mehrere solche abgeschlossene eiterhaltige Kelchhöhlen von außen her eröffnet und drainiert. Die Drains werden mit Catgut an die Wundränder angenäht. Etwaiger Inhalt von Grieß, Calculi, Pseudomembranen ist zu entleeren. Womöglich führe ich vor der Operation einen Ureterkatheter bis ins Nierenbecken. Findet man nach Spaltung der Niere im Becken das obere Ende des Katheters, so wird es aus der Wunde herausgezogen, an ihm das Ende eines Ureterkatheters Nr. 12 oder 13 fixiert und dann der in der Urethra liegende Ureterkatheter sehr zart aus der Urethra herausgezogen, bis das fixierte Ende des dicken Katheters vor der Urethra erscheint. Durch das obere Ende des dicken Katheters wird ein Haltefaden geführt, der dazu dient, daß man es späterhin wiederfinden kann. Er wird dann in das Becken so weit heruntergezogen, daß er gut drainiert. Nach Einlegung von Drains in das Becken und etwaiger Verkleinerung der Nierenwunde werden die vordere und die hintere Nierenhälfte getrennt vorn und hinten an die Lendenmuskulatur angenäht. Man überzeugt sich dann nochmals von dem guten Funktionieren der Nierenbeckendrainage, drainiert etwa noch vorhandene Buchten und legt nach lockerer Tamponade der Wunde den Verband an.

Bei vorgeschrittener Pyonephrose, bei der eine Nephrektomie angezeigt ist, wird von vielen Chirurgen in erster Reihe die Nierenspaltung ausgeführt. Dabei ist zwar eine Infektion des Operationsfeldes nicht zu vermeiden. Diese verursacht aber, abgesehen von der Verlängerung der Heilungsdauer, keinen erheblichen Schaden für den Organismus. Demgegenüber bietet die Nierenspaltung als Voroperation der Nephrektomie in vielen Fällen folgende Vorteile:

Einmal gelingt es vielfach, wenn die Röntgenphotographie über die Dicke des erhalten gebliebenen Parenchyms keinen Aufschluß gegeben hat, bei Palpation der gespaltenen Niere festzustellen, daß die Niere mehr funktionsfähiges Parenchym enthält, als man erwartet hat. Infolgedessen kann oft eine Niere, die man vorher als sehr geschädigt und für den Organismus so gut wie wertlos angesehen hat, erhalten werden. Ferner erleichtert die Nierenspaltung die technisch oft recht schwierige Nephrektomie, falls sich diese als notwendig herausstellen sollte.

Denn, wie wir gesehen haben, ist vielfach gerade bei Pyonephrose die starrwandige fibrosklerotische Kapsel mit ihrer Umgebung, dem Kolon, den großen Gefäßen, auf der rechten Seite der Vena cava, links gelegentlich auch der Aorta, häufig auch mit dem Peritoneum so innig verwachsen, daß man bei einer extrakapsulären Entfernung der Niere diese Organe sehr leicht mit verletzen kann.

Im allgemeinen nimmt man daher, um Schädigungen der anliegenden Organe zu vermeiden, die Nephrektomie subkapsulär vor. Das ist auch zumeist gut möglich. Ist aber die Tunica fibrosa in mehr oder weniger großer Ausdehnung mit dem Nierenparenchym fest verwachsen, dann ist in dem Maße dieser Verwachsung die extrakapsuläre Exstirpation der Niere gar nicht zu umgehen. Durch die Spaltung der Niere, wie wir sie oben geschildert haben, und Entfernung ihres eitrigen Inhalts wird aber die sonst sehr schwierige Operation erheblich erleichtert. In technischer Hinsicht möchte ich nur noch hervorheben, daß ich nach möglichst weiter Auslösung des Nierensackes in erster Reihe den Ureter frei lege und nach doppelter Unterbindung und Verschorfung seiner Enden das renale Ende möglichst weit, bis zum Hilus, frei präpariere. So gelingt es, die oft recht schwierige Stielunterbindung wesentlich zu erleichtern.

Ist aber trotz alledem, insbesondere bei erheblicher Kürze des Nierenstiels seine Unterbindung nicht in einfacher Weise möglich, dann tut man gut, die Niere stückweise zu entfernen (par morcellement). Damit die angelegten Klemmen nicht abgleiten lasse ich beim Abschneiden der Niere noch etwas Gewebe stehen. Nur in sehr seltenen Fällen erscheint die Unterbindung so gefährlich, daß man die Klemmen liegen läßt. Das distale Ureterende wird, wenn es nicht besonders verändert ist, versenkt. Hat der Ureter hingegen eine stark verdickte sklerotische Wandung mit klaffendem Lumen, so ist es ratsam, ihn, wenn möglich, total zu entfernen.

Als medikamentöse Behandlung, zur Unterstützung des operativen Erfolges, wie insbesondere in denjenigen Fällen, in denen entweder die Erkrankung nicht so weit vorgeschritten ist, daß eine Operation erforderlich wäre, oder auch eine beiderseitige Erkrankung eine Operation nicht mehr zuläßt, sind im wesentlichen die bei Behandlung der Pyelitis üblichen Medikamente und diätetischen Maßnahmen anzuwenden: Borsäure dreimal täglich 0,5 g (ROVSING), Urotropin vier- bis sechsmal täglich $^1/_2$ g. Dadurch wird die Alkalescenz des Urins möglichst beseitigt und die Bakterienentwicklung im Harn eingedämmt. Zur Vermehrung der Diurese und zur Diluierung des eitrigen Harns gibt man reichlich Flüssigkeiten, Wildunger, Vichy, Decoctum foliae uvae ursi, Lindenblütentee. Die Nahrung der Patienten muß leicht verdaulich sein und wenig Reizmittel enthalten. Ausschließlich Milch zu geben, erscheint nicht zweckmäßig, da sie oft den Harn alkalisch macht.

Ich gehe also bei der operativen Behandlung der Pyonephrose nach folgenden Grundsätzen vor:

Hat man auf Grund des ganzen Krankheitsbildes und insbesondere der Röntgenphotographie die Überzeugung gewonnen, daß noch verhältnismäßig viel Nierenparenchym erhalten ist, dann ist zunächst die Nephrotomie angezeigt. Kann man aber annehmen, daß die Niere größtenteils zerstört ist, dann versuche ich zunächst, sie ohne vorhergehende Nierenspaltung zu entfernen. Ergeben sich jedoch bei der Operation große technische Schwierigkeiten infolge der erwähnten Verwachsungen, dann spalte ich ebenfalls zunächst die Niere und entferne sie darauf in der geschilderten Weise.

III. Pyelitis und Pyelonephritis.

Die Ätiologie der Pyelitis und Pyelonephritis ist, wie vorher bereits dargelegt ist, im wesentlichen die gleiche wie die der Pyonephrose. Es sind dieselben Infektionserreger, die entweder auf dem Wege der Blutbahn oder aufsteigend von den unteren Harnwegen aus unter bestimmten oben geschilderten Vorbedingungen Pyelitis verursachen.

Die Pyelitis tritt besonders häufig in der Schwangerschaft auf, durch Stauung infolge von Druck auf einen, meistens den rechten Ureter hervorgerufen. Bei Frauen wird auch zuweilen im Anschluß an die Defloration Pyelitis beobachtet. Zu erwähnen ist ferner die Kinderpyelitis, die meistens kleine Mädchen betrifft und in einem Teil der Fälle auf ascendierendem Wege entsteht, in manchen Fällen aber einer hämatogenen Infektion ihre Entstehung verdankt (im Anschluß an Infektionskrankheiten).

Die Pyelitis kann akut und chronisch verlaufen. Die chronische Entzündung des Nierenbeckens ohne wesentliche Mitbeteiligung des Nierenparenchyms bietet folgende Krankheitserscheinungen: In der Nierengegend sind Schmerzen vorhanden, können aber auch fehlen. Der aus der Niere entleerte Harn enthält Leukocyten, zuweilen auch Erythrocyten und geringe Mengen Eiweiß. Größere Eiweißmengen deuten auf Stauung im Nierenbecken oder Mitbeteiligung des Nierengewebes hin. Die Herkunft des eiterhaltigen Harns aus der Niere kann aber mit Sicherheit nur mittels des Ureterenkatheterismus festgestellt werden. Wir erfahren dabei gleichzeitig, ob die Erkrankung ein- oder beiderseitig ist, ob außerdem eine Blasenerkrankung vorliegt. In welchem Zusammenhang diese mit der Pyelitis steht, darüber gibt die weitere Untersuchung Aufschluß. Die Harnmenge ist meistens vermehrt. Im Harn sind Mikroorganismen nachweisbar, im größten Prozentsatz der Fälle das Bacterium coli. Die Kolipyelitis kann verhältnismäßig leicht verlaufen und jahrelang bestehen, ohne das Allgemeinbefinden wesentlich zu beeinträchtigen.

Die akute Pyelitis setzt mit hohem Fieber, vielfach mit einem Schüttelfrost ein. Zumeist bestehen starke Schmerzen in der Lendengegend der betreffenden Seite. Strahlen die Schmerzen nach vorn und unten aus, so weist dies auf eine Harnstauung hin. Das Fieber geht unter geeigneter Behandlung in 2—6 Tagen zurück, oder es dauert in schweren Fällen wochenlang. In solchen Fällen ist wohl die Krankheit in eine Pyelonephritis übergegangen, die zuweilen die schwersten Krankheitserscheinungen auslöst. Dazwischen kommen alle möglichen Übergänge vor. In vielen Fällen stehen cystitische Erscheinungen im Vordergrund. Vielfach treten auch toxische Allgemeinerscheinungen auf (Erbrechen, Durchfälle usw.), und der Patient macht im ganzen einen schwer kranken Eindruck.

Der Urin ist im Anfang der Erkrankung meist vermindert, mikroskopisch findet man in ihm zahlreiche, in Häufchen angeordnete Leukocyten und die Infektionskeime, die die Krankheit verursachen. Bisweilen treten im Beginn der Erkrankung stärkere Blutungen auf, die gelegentlich einen bedrohlichen Charakter annehmen.

Hervorzuheben ist noch, daß ebenso wie bei Pyonephrose auch bei Pyelitis durch zeitweilige Verlegung des Harnabflusses aus dem Nierenbecken Koliken mit Fiebererscheinungen auftreten können, wobei, falls die Pyelitis nur einseitig ist, der zuvor trübe Gesamtharn plötzlich klar wird.

Es kommen aber auch Fälle von primärer Infektion des Nierenbeckens und der Kelche vor, bei denen nicht das Becken, sondern nur die Kelche erweitert sind. Klinisch sind das, wie VÖLCKER gezeigt hat, die Fälle von Bakteriurie, mit geringem Eitergehalt des Urins und gelegentlich zyklisch auftretenden Exacerbationen von Fieber, oft ohne besondere Nierenschmerzen. Hierbei ist aber zumeist im Anfall der Eitergehalt vermehrt.

Handelt es sich nicht allein um eine Infektion des Nierenbeckens, sondern auch um eine solche des Nierenparenchyms, so entsteht das als Pyelonephritis bezeichnete Krankheitsbild.

Es bestehen dabei zweierlei Möglichkeiten: Die Infektion hat sich vom Nierenbecken aus auf das Nierengewebe verbreitet, oder die Infektion hat auf dem Blutwege primär das Nierengewebe ergriffen und ist sekundär auf das Nierenbecken übergegangen. Vielfach sind nur die Kelche und nicht das Becken erweitert. Es dürfte sich meines Erachtens in solchen Fällen um eine primäre Stauung in den Kelchen handeln, aus denen das verdickte Sekret nicht gut abfließen kann, und bei der Kontraktion der Kelchwandung Infektionskeime in das Nierenparenchym hineingedrückt werden. Bei beiden Entstehungsweisen der Pyelonephritis bilden sich in schwereren Fällen größere oder kleinere

Abscesse im Nierengewebe. Vielfach findet man an der Oberfläche der Niere kleine Abscesse zerstreut oder in kleinen Gruppen angeordnet, die auf dem Durchschnitt eine streifenförmige Form aufweisen.

Klinisch läßt sich das Krankheitsbild der Pyelitis nicht immer scharf von dem der Pyelonephritis abgrenzen. Wahrscheinlich handelt es sich beim Auftreten von Schüttelfrost und Fieber zumeist um eine Infektion des Nierengewebes. Ergibt die Funktionsprüfung der erkrankten Niere eine Herabsetzung der Funktion, ist ferner der Eiweißgehalt des Harns vermehrt, so weist dies auf Pyelonephritis hin, während bei einfacher Pyelitis die Nierenfunktion normal ist, wenn nicht eine stärkere Stauung im Nierenbecken vorhanden ist. Die Schwere des Krankheitsbildes hängt in den einzelnen Fällen ab von der Ausbreitung der Infektionskeime und dem Grade ihrer Virulenz. Die Infektion des Nierengewebes kann schnell zum Stillstand kommen, und das Fieber bald vorübergehen. In anderen Fällen kommt es zu den schwersten pyämischen Erscheinungen mit häufigen Schüttelfrösten, und das stürmische Krankheitsbild führt in kurzer Zeit zum Exitus letalis. Zwischen diesen beiden Extremen kommen hinsichtlich der Intensität und Dauer der Krankheitserscheinungen alle mögliche Übergänge vor.

Therapie. Jede akute Pyelitis ist zunächst konservativ zu behandeln. Erforderlich ist Bettruhe, Verabreichung von viel Flüssigkeit (etwa 5 Liter pro Tag), um die Harnwege durchzuspülen, und zwar einfachem Wasser, leichtem Tee usw. Man gibt in den ersten 8 Tagen eine Milch- und Breidiät, später eine leichte lakto-vegetabilische Nahrung. Im Stadium der Rekonvaleszenz kann man leichte Fleischspeisen unter Vermeidung von Fleischbrühe und Räucherwaren hinzufügen. Von Medikamenten werden die bekannten Harnantiseptika verabfolgt, Urotropin 0,5 3—6 mal pro die, oder die Verbindungen von Urotropin mit anderen Substanzen, wie Borovertin (Hexamethylentetramintriborat), Hexal (sulfosalicylsaures Hexamethylentetramin), Myrmalid (ameisensaures Urotropin), Helmitol (Verbindung von Anhydromethylencitronensäure mit Urotropin), ferner Salol 3 mal täglich 1 g. Sehr bewährt hat sich mir Acid. boric. 0,3—0,5 dreimal täglich.

Manche Autoren haben auch mit der Vaccinetherapie, und besonders der Auto-Vaccinetherapie gute Erfolge erzielt. Jedoch ist der Wert der Vaccinetherapie bei Pyelitis noch sehr umstritten.

Unter der geschilderten konservativen Behandlung tritt in den meisten Fällen von akuter Pyelitis Heilung ein. Eine örtliche Behandlung des Nierenbeckens mittels Ureterenkatheterismus ist bei akuter Pyelitis nur ausnahmsweise erforderlich, wenn heftige in die Nachbarschaft ausstrahlende Schmerzen, Schüttelfröste, hohes Fieber nicht sehr bald schwinden. Man führt dann einen Ureterkatheter in das Nierenbecken ein. Handelt es sich um eine Eiterretention im Nierenbecken, dann fließt der Eiter durch den Katheter ab und die Temperatur kann

sogleich auf die Norm herabgehen (W. Israel). Ich nehme in solchen
Fällen keine Spülung des Nierenbeckens vor und beschränke mich
nur darauf, so wenig einzuspritzen, als zur Freihaltung des Lumens
des Ureterkatheters notwendig ist. Dabei leiten mich folgende Erwägungen: Die durch den Ureterkatheter in das Nierenbecken ein-
gespritzte wässerige Flüssigkeit kann wohl oft durch die verengten
Kelchhälse in die Kelche hineingelangen, vermischt sich aber dann
mit dem verdickten Sekret der Kelche und fließt nicht wieder aus
ihnen heraus. An Stelle der Entleerung des Kelches erfolgt dann eine
Vermehrung seines Inhalts mit zunehmendem Binnendruck. Sehr
leicht kann es sich dann ereignen, daß infolge des vermehrten Druckes
innerhalb des Kelches infektiöses Sekret in das Nierenparenchym
hineingepreßt wird und zu neuer Infektion führt. So erkläre ich mir
die nach Ausspülung des Beckens häufig auftretenden Schüttelfröste.
Ich habe in solchen Fällen den in das Nierenbecken eingeführten
Ureterkatheter 24 Stunden, zuweilen auch einige Stunden länger
liegen lassen und damit in einer Reihe von Fällen Heilung erzielt.
Dies erklärt sich in folgender Weise: Durch das Abfließen des bis dahin
retinierten Eiters aus der Niere schwillt die Schleimhaut der Beckenkelchwandungen ab, die Lumina ihrer Ausführungsgänge werden weiter,
und das Sekret, das immer dünnflüssiger wird, kann bald ganz frei
abfließen. R. Oppenheimer hat in 2 Fällen zwei Wochen lang den
Ureterkatheter liegen lassen und dadurch Heilung erzielt.

Handelt es sich aber nicht um eine Retention im Becken, sondern
mehr in den Kelchen, deren Hälse oft stark verengt sind, dann entleert
sich aus dem Ureterkatheter kein dickeiteriger, sondern mehr wässeriger,
trüber Harn. Es liegt zumeist eine Pyelonephritis vor, und die schweren
Krankheitserscheinungen machen dann einen operativen Eingriff erforderlich. Da die Eiterherde meistens hauptsächlich in der Rinde
liegen, habe ich mich in solchen Fällen auf die Dekapsulation und Skarifikation der Niere beschränkt, da von der weit gefährlicheren Nephrotomie meines Erachtens kein erheblich größerer Nutzen zu erwarten
ist (vgl. meine Ausführungen S. 238). Bei lebensbedrohenden Krankheitserscheinungen und hinreichender Funktion der anderen Niere
kommt eventuell die Nephrektomie in Frage, die mehrfach in derartigen
Fällen mit Erfolg ausgeführt worden ist.

Bei stürmischem Verlauf der Graviditätspyelonephritis wurde von
einigen Autoren die operative Unterbrechung der Schwangerschaft
durch abdominalen bzw. vaginalen Kaiserschnitt der Operation an der
Niere vorgezogen. Ich bin in solchen Fällen stets mit dem Einführen
eines Katheters in den Ureter auf etwa 24 Stunden gut ausgekommen.

Was nun die Behandlung der chronischen Pyelitis anlangt, so
kommt zunächst hierbei die gleiche medikamentöse und diätetische
Behandlung in Betracht wie bei der akuten Pyelitis. Hinzuzufügen

wäre noch, daß neuerdings von verschiedenen Seiten mit intravenöser Injektion von 0,15 Neosalvarsan überraschend schnelle Erfolge erzielt wurden. Eine bis zwei Injektionen genügten zur völligen Heilung. Günstige Erfolge ergibt in vielen Fällen von chronischer Pyelitis, die sich gegen die geschilderte konservative Behandlung refraktär erweisen, die lokale Behandlung des Nierenbeckens mit Spülungen von Argentum nitricum - Lösungen 1 : 1000, oder Instillation von 1—2 Tropfen einer 1—2$^0/_0$igen Argentum nitricum-Lösung. Ich habe mich zu der Instillation so stark prozentiger Argent.-Lösung nicht entschließen können, da ich befürchtete, daß dadurch später eine Striktur des Ureters am Ostium pelvicum entstehen könnte. Daß diese Besorgnis unbegründet wäre, ist meines Wissens noch nicht erwiesen.

Besonders schnelle Heilung wird mit dieser Behandlung bei der Gonokokkenpyelitis erzielt, aber auch andersartige Infektionen des Nierenbeckens heilen nach 3—4maliger Spülung. Es empfiehlt sich, die Nierenbeckenspülung bei leichter Beckenhochlagerung vorzunehmen. Bei Anwendung eines Irrigators darf die Druckhöhe 30 cm nicht überschreiten.

IV. Die Epi- und Paranephritis.

Die Fettkapsel der Niere ist durch eine Fascie, die Fascia renalis, in zwei Schichten getrennt, und zwar in eine unmittelbar um die Niere und eine jenseits der Fascie gelegene Fettschicht. Das direkt um die Niere gelegene Fettgewebe ist sehr weich und hellgelb, während das pararenale Fettgewebe wesentlich derber und etwas dunkler gefärbt ist. Die Entzündung der unmittelbar um die Niere gelegenen Fettschicht, des Corpus adiposum renale, der eigentlichen Capsula adiposa renis, ist von der des Corpus adiposum pararenale zu unterscheiden.

Bei der lumbalen Freilegung der Niere ist die Durchschneidung der Fascia renalis notwendig, und bei der Operation am Lebenden ist diese Fascie wesentlich besser zu beobachten als an der Leiche, in der das perirenale Fettgewebe die spezifisch weiche Konsistenz verloren hat, vermöge deren die respiratorische Verschieblichkeit wie die pulsatorischen Volumenveränderungen der Niere ermöglicht werden.

Die entzündlichen Veränderungen sind akuter oder chronischer Natur, haben ein selbständiges klinisches Interesse oder treten nur als Begleiterscheinung anderer Nierenerkrankungen auf, die selbst das Krankheitsbild beherrschen.

Bei chronischen entzündlichen Veränderungen bildet die Fettkapsel eine einheitliche Hülle der Niere. Die Tunica fibrosa und die epi- und pararenale Fettkapsel sind miteinander zu einer fibrosklerotischen oder fibrolipomatösen, mit mehr oder weniger derben Knollen durchsetzten Masse verschmolzen und oft mit der Umgebung verwachsen.

Das Grundleiden der Niere ist entweder ein spezifisches, auf Tuberkulose, Aktinomykose oder Lues zurückzuführen und hat auch entsprechende Veränderungen der Kapsel zur Folge, oder es ist ein nicht spezifisches, eine Nierencalculose, Pyelonephritis oder chronische Pyelitis. Besonders bei Nierencalculose ist die Fettkapsel stark fibrosklerotisch oder fibrolipomatös verändert und oft, vornehmlich in der Umgebung des Beckens, zu starken geschwulstähnlichen Bildungen entartet, die leicht mit selbständigen Geschwülsten der Niere verwechselt werden können. Bei der fibrosklerotischen Umwandlung der Fettkapsel kommt es vielfach zu starken Schwartenbildungen und Verwachsungen mit der Umgebung. Die Palpation ergibt dann eine scheinbare Vergrößerung der Niere. In Wirklichkeit handelt es sich aber nur um die verdickte Kapsel, während die Niere selbst nicht vergrößert zu sein braucht, zuweilen sogar durch Schrumpfung erheblich verkleinert ist. Durch die Verwachsung der Kapsel mit der Umgebung wird die respiratorische Verschieblichkeit aufgehoben.

So wichtig die Kenntnis dieser Veränderungen der Niere für die Diagnose und die operativen Maßnahmen an der Niere ist, so treten sie doch hinter dem klinischen Interesse des Grundleidens der Niere zurück. Ein vollkommen selbständiges Krankheitsbild, das im Vordergrunde des klinischen Interesses steht, bieten aber die **phlegmonösen Entzündungen der Fettkapsel**. Diese sollen im folgenden eingehend betrachtet werden.

Die Erkrankung kommt nicht sehr oft vor. In 28 Fällen meiner Beobachtung war sie stets einseitig. Die Erkrankung tritt am häufigsten zwischen dem 20. und dem 40. Lebensjahr auf. Bei Kindern kommt sie verhältnismäßig selten vor.

Die Entzündung der eigentlichen Fettkapsel wird mit **Epinephritis**, die der hinter der Fascia renalis gelegenen Fettschicht mit Paranephritis bezeichnet (ISRAEL). Allerdings wird diese Unterscheidung in praxi nicht immer gut durchzuführen sein. Denn einerseits hängt das Fettgewebe beider Teile zumeist durch das Beckenbindegewebe miteinander zusammen. Häufig, besonders bei starker Virulenz der infektiösen Keime oder in späteren Stadien der Erkrankung, in welchen man sie gewöhnlich zur Beobachtung bekommt, hat die Eiterung der unmittelbar um die Niere gelagerten Fettschicht die Fascie durchbrochen und ist in das außerhalb derselben liegende Fettlager eingedrungen. Umgekehrt kann sich auch der paranephritische Absceß nach Perforation der Fascia renalis mit einem epinephritischen Absceß kombinieren. Immerhin ist die Unterscheidung dieser beiden, voneinander getrennten, physiologisch verschiedenartigen und auch wohl genetisch voneinander unabhängigen Fettschichten für die Ätiologie und den Verlauf der Abscesse um die Niere von praktischem Interesse.

Abscesse am unteren Pol der Niere, auch solche, welche an der dorsalen
Nierenwand entstanden sind, können sich über den unteren Pol hinweg, längs des Kolon, häufiger längs des Ureters in die Fossa iliaca verbreiten und kommen in der Inguinalgegend unterhalb des Ligamentum
Poupartii zum Vorschein oder dringen durch das Foramen ischiadicum
in die Glutäalmuskulatur oder durch das Foramen obturatorium hindurch
in die Adduktorengegend des Oberschenkels ein. Ebenso können umgekehrt Beckenbindegewebseiterungen (wie sie beim Manne infolge
von Harnröhrenerkrankungen, Prostataabscessen, beim Weibe infolge
von puerperaler Parametritis entstehen, wie sie ferner auch nach Operationen am Mastdarm, nach Blasensteinoperationen und nach Hoden-
amputationen beobachtet worden sind) bis in das paranephrotische
Gewebe wandern und weiterhin durch die Fascia renalis hindurch in
das epinephrotische Fettlager eindringen.

Zuweilen bricht auch die Eiterung nach außen durch oder dringt
in ein benachbartes Organ ein (Kolon, Mastdarm, Vagina oder Blase).
In einzelnen Fällen ist auch eine spontane Rückbildung der Entzündung
beobachtet worden, doch blieb hier noch längere Zeit eine starke Schwielen-
bildung in der Lumbalgegend nachweisbar.

Die von der Niere ausgehende Eiterung kann sich ausschließlich
subkapsulär unter der Tunica fibrosa ausbreiten. Ist die Tunica
fibrosa durch vorangegangene chronische entzündliche Prozesse stark
verdickt, so kann hier die Eiterung lokalisiert bleiben. Das kommt sehr
selten vor. Gewöhnlich hat die Eiterung die Tunica fibrosa perforiert
und in dem paranephrotischen Fettgewebe ausgedehnte Verbreitung
gefunden. Bei einem von mir behandelten Patienten mit Rückenmark-
schuß und Blasenlähmung war die Eiterung ausschließlich subkapsulär
gelegen. Hier war infolge der vorangegangenen entzündlichen Prozesse
die Tunica fibrosa stark verdickt. Im Eiter waren kleine Steinchen
aus phosphorsaurem Kalk vorhanden. An der Vorderwand der Niere
selbst war ein Absceß, der ebenfalls mit Steinchen angefüllt war.

Die von der Niere ausgehende paranephritische Eiterung tritt zunächst lokalisiert und zumeist retrorenal zwischen Niere und Rückenwand
auf. Die Weichteile werden ödematös und werden allmählich in eine
schwielige Masse umgewandelt, die bei der operativen Durchschneidung
die einzelnen Schichten nicht mehr erkennen läßt. Wird die Eiterung
größer, so verbreitet sie sich dahin, wo sie die geringsten Widerstände
findet. Das sind oft das Trigonum lumbale inferius und superius.

Das Trigonum lumbale inferius oder Trigonum Petiti ist ein dreieckiger Raum,
welcher oberhalb der Crista ossis ilei zwischen dem äußeren Rand des Musculus
latissimus dorsi und dem inneren Rand des Musculus obliquus abdominis externus
gelegen ist. Der Boden dieses Dreiecks, dessen Größe variiert, wird von den Fasern
des Musculus obliquus abdominis internus und weiter nach der Bauchhöhle zu
von der Aponeurose des Musculus transversus gebildet. Das Trigonum lumbale
superius oder der Rhombus lumbalis liegt, bedeckt vom Musculus latissimus dorsi

unterhalb des unteren Randes des Musculus serratus posticus inferior. Die äußere Begrenzungswand ist der Rand des Musculus obliquus externus, die innere die äußere Scheide des Musculus sacrospinalis; die untere Grenze ist der obere Rand des Musculus obliquus internus. Der Boden wird von der Sehnenausbreitung des Musculus transversus abdominis gebildet.

Besonders häufig bricht der Eiter durch das PETITsche Dreieck hindurch und verbreitet sich flächenhaft unter der Rückenhaut. Das ist praktisch von Wichtigkeit. Man darf sich bei der Operation nicht auf die Eröffnung der subcutan gelegenen Eiterung beschränken, so groß sie auch zuweilen sein mag, sondern muß darauf achten, daß auch eine etwa in der Tiefe der Niere vorhandene Eiterung freigelegt wird, die sich durch einen engen Kanal nach außen hin verbreitet hat.

Eiterungen in der Umgebung des oberen Nierenpols können zu einer sekundären Mitbeteiligung der Pleurahöhle führen. Da die im allgemeinen höher liegende linke Niere dem Zwerchfell in größerer Ausdehnung anliegt als die rechte (einerseits ist die rechte Nebenniere länger und schmäler als die linke, andererseits wird rechts ein größerer Teil des Zwerchfells von der Leberoberfläche berührt, so daß nur ein kleinerer Teil für die Niere übrig bleibt), so brechen perirenale Abscesse, welche an dem oberen Pol sich entwickeln bzw. sich dorthin verbreiten, auf der linken Seite eher in die Pleurahöhle durch als auf der rechten; ebenso ist die Ausdehnung der respiratorischen Verschieblichkeit der linken Niere größer als die der rechten; umgekehrt können auch Eiterungen von der Pleurahöhle in die Fettkapsel der Niere perforieren. Das Zwerchfell ist zuweilen in der Gegend des oberen Nierenpols so defekt, daß die Pleura direkt in das peripolare Fettgewebe hineinragt.

Eiterungen, die an der vorderen Wand der Niere sich entwickeln, führen leicht zu Reizerscheinungen des Peritoneums. So sah ich in mehreren Fällen z. B. bei einer Schußverletzung, die zu einem retroperitonealen Absceß geführt hatte, der sich nach der vorderen Wand verbreitete, die peritonitischen Reizerscheinungen außerordentlich stark ausgeprägt.

Als Erreger der phlegmonösen Abscesse um die Niere findet man verschiedene Mikroben: Staphylokokken, Streptokokken, Bacterium coli, sehr selten Gonokokken, Typhusbacillen u. a. m.

Die Bakterien sind teils in Reinkultur vorhanden, teils miteinander vermischt. Sie können auf verschiedenen Wegen in die Fettkapsel der Niere gelangt sein, durch eine Läsion der Weichteile, Stich, Schnitt, Schußverletzungen. Aber auch schon ein einfaches Trauma in der Nierengegend kann ein wesentliches Moment für eine Eiterung in der Umgebung der Niere abgeben. Wenn auch dadurch nicht direkt Infektionskeime durch die äußere Bauchwand in das para- oder epirenale Fettlager hineingebracht werden, so werden doch durch das Trauma günstige Bedingungen für die Ansiedlung von Infektionskeimen geschaffen, die von der Niere aus teils direkt durch Kontinuitätspropagation, teils durch die Lymph- oder Blutbahn in sie hinein gelangen können.

Bemerkenswert ist das Experiment von Albarran. Er quetschte bei Kaninchen stark die Nierengegend, und nach Injektion von Kolikulturen in die Ohrvene entstand eine in der Fettkapsel lokalisierte Eiterung. Wenn auch nach einwandfreien neuen Experimenten Infektionskeime die Niere passieren können, ohne sie besonders zu schädigen, so können sie doch durch die vorangegangene Läsion einen guten Nährboden für ihre Entwicklung in der Niere finden.

Die Infektion wird auf das die Niere umgebende Fettgewebe von einem an der Nierenoberfläche gelegenen Infektionsherd per contiguitatem durch die mit ihr adhärente Tunica fibrosa hindurch übertragen, wie ich dies mehrfach an operativ freigelegten Nieren habe feststellen können. Ferner können von einem im Inneren der Niere gelegenen Infektionsherde die Infektionserreger in das perirenale Fettlager auf dem Wege der Blut- oder Lymphbahn gelangen.

Die Lymphbahnen verbreiten sich bis an die Oberfläche des Nierenparenchyms hin und kommunizieren mit den Lymphgefäßen der Fettkapsel.

Bezüglich der Verbreitungsmöglichkeit der Infektionskeime auf dem Wege der Blutbahn in die Nierenkapsel sei auf den auf S. 13 dargelegten Zusammenhang zwischen den Gefäßen der Niere und denen der Kapsel hingewiesen. Wie dort gezeigt worden ist, führen Äste der Arteria renalis aus dem Inneren der Niere in die Fettkapsel, und Venen der Nierenfettkapsel münden in die Zweige der Vena renalis. So kann man sich meines Erachtens sehr gut die hämatogene Entstehungsweise der Eiterungen in der Nierenfettkapsel in folgender Weise vorstellen: Im Blute kreisende Infektionskeime gelangen mit dem arteriellen Blutstrom in die Niere und gelegentlich durch die Kapselgefäße in die Kapsel. Während nun die Infektionskeime bei Unversehrtheit der Niere und ihrer Kapsel symptomlos wieder ausgeschieden werden können, bleiben sie bei einer etwaigen Zerreißung von Gefäßen in der Niere oder Kapsel stecken und führen hier zu einem infektiösen Herde. Die Kapselgefäße können durch ein geringfügiges, vom Patienten oft nicht beachtetes, direktes oder indirekt einwirkendes Trauma verletzt sein. In gleicher Weise dürften oft auch, besonders an der Oberfläche der Niere, Einrisse entstehen, worauf wohl die zarten Narben hinweisen, die man mehrfach an der Oberfläche der im übrigen vollkommen gesunden Niere sieht.

Die Abscesse der Niere und Nierenfettkapsel entstehen wohl immer metastatisch von einem entfernt gelegenen Infektionsherd aus. So hat man nach einem Carbunkel, Furunkel, Panaritium, Eczem, Typhus und anderen lokalen und allgemeinen infektiösen Erkrankungen Epinephritis und Paranephritis beobachtet, und in vielen Fällen im Eiter der Fettkapsel dieselben Krankheitserreger wie in dem primären Krankheitsherd vorgefunden.

Bemerkenswert ist noch, daß die primäre Lokalisation der epinephritischen Abscesse u. a. dem Verlauf der arteriellen Kapselgefäße entspricht. Wie wir oben gesehen haben, tritt die epinephritische Eiterung besonders oft retrorenal, seltener isoliert am oberen Pol, an der vorderen Wand oder am unteren Pol der Niere auf. Dementsprechend fand ich an den Macerationspräparaten Kapselgefäße, die nach der Rückseite, dem oberen Pol, der vorderen Wand oder dem unteren Pol der Niere hin führten, und die dorsalen Kapselgefäße am stärksten entwickelt.

Symptomatologie. Das Krankheitsbild der um die Niere gelegenen
Eiterungen ist bei der außerordentlichen Verschiedenartigkeit ihrer
Herkunft und Verbreitung nicht einheitlich. Als wesentliches Symptom
ist der Schmerz in der Nierengegend zu nennen. Die Patienten klagen
über einen dumpfen, klopfenden, bohrenden oder spannenden Schmerz
in der Lendengegend. Die Schmerzen strahlen zuweilen in das Bein
derselben Seite bis in das Knie aus und ziehen die angrenzenden Körper-
teile in Mitleidenschaft. Das Bein wird zur Linderung der Schmerzen
mehr oder weniger gebeugt gehalten. Bei der Atmung bewegt sich die
entsprechende untere Brustwand weniger mit, als auf der gesunden
Seite. Auch die respiratorische Mitbewegung der Bauchmuskulatur ist
erheblich geringer. Die Bauchmuskulatur ist mehr oder weniger stark
kontrahiert, die Palpation der Niere daher sehr erschwert oder unmöglich. Druckschmerzhaftigkeit ist oft im ganzen Bereich der hinteren
Lendengegend vorhanden, besonders stark oft nur an einer mehr oder
weniger umschriebenen Stelle. Ferner besteht Druckschmerzhaftigkeit
an der Ureterenkreuzungsstelle. Die Miktion ist gewöhnlich vermehrt.
Das Fieber, das oft mit einem Schüttelfrost eingesetzt hat, ist von
remittierendem oder intermittierendem Charakter. Auch im weiteren
Verlauf können Schüttelfröste auftreten. Nur in sehr seltenen Fällen
ist die Temperatur niedrig. Die Infektion verläuft also sehr stürmisch,
mit starkem Krankheitsgefühl, Schüttelfrösten, hohem Fieber, Erbrechen
usw. oder hat einen mehr chronischen Charakter mit sehr geringer
Temperatursteigerung und einem milden Verlauf.

Besonders beachtenswert ist die Tatsache, daß der Harn bei Epinephritis zwar makroskopisch klar ist, mikroskopisch aber im Zentrifugat
rote Blutkörperchen zeigt. Weiterhin ist, worauf auch Scheele hingewiesen hat, wichtig, daß der mittels Ureterkatheters aufgefangene
Harn der kranken Niere nach Indigo-Carmininjektion verspätetes Eintreten der Blaufärbung, vermehrten Leucocythen-Gehalt und vor allem
die im Abszeßeiter vorhandenen Mikroorganismen (meistens Staphylokokken, seltener Streptokokken) aufweist.

Diagnose. Die Diagnose der epi- und paranephritischen Eiterung
ist aus dem oben angegebenen Krankheitsbilde im wesentlichen
leicht zu stellen. Besonders wenn eine direkte Läsion von außen
her die Eiterung verursacht hat, ist die Diagnose klar. Auch im
anderen Falle bietet sie keine Schwierigkeiten. Sind Zeichen einer tief-
sitzenden Phlegmone vorhanden, besteht eine deutlich nachweisbare,
nach hinten sich vorwölbende, auf Druck sehr schmerzhafte Schwellung
in einer Nierengegend, sind im Harn zwar keine makroskopischen Veränderungen, wohl aber im zentrifugierten Harn mikroskopisch rote
Blutkörperchen nachweisbar, wird das Bein im Hüftgelenk gebeugt
gehalten mit sekundärer skoliotischer Stellung der Wirbelsäule, und ist
vor allem eine infektiöse allgemeine oder lokale Erkrankung voran-

gegangen, dann ist an der Diagnose Paranephritis nicht zu zweifeln. Indes sind nicht immer sämtliche Symptome so ausgesprochen vorhanden. Allerdings verbreitet sich die Paranephritis hauptsächlich an der Rückseite der Niere, indes liegt sie im Anfang ihrer Entwicklung in der Tiefe verborgen, ohne die Rückwand vorzuwölben oder sich gar durch eine entzündliche Rötung und ödematöse Schwellung kenntlich zu machen. Immerhin ist der Druck in der Gegend dicht unterhalb des unteren Rippenbogenrandes und seitlich von dem Musculus sacrolumbalis in der Tiefe schmerzhaft.

Ob die Erkrankung in der Fettkapsel oder in der Niere lokalisiert ist, wird der Urinbefund ergeben. Handelt es sich um eine epi- oder paranephritische Eiterung, so werden nur in dem Zentrifugat des sedimentierten Harns rote Blutkörperchen und vereinzelte Zylinder nachweisbar sein; handelt es sich aber um eine Erkrankung der Niere, so wird das Nierensekret stärkere Veränderungen aufweisen. Allerdings kann der stark veränderte Harn vorübergehend oder chronisch in der Niere zurückgehalten werden, und der Blasenharn nur von dem Sekret der anderen Niere geliefert sein. In solchen Fällen wird aber gewöhnlich der Ureterkatheterismus die Entscheidung herbeiführen.

Die Flexion des Beins im Hüftgelenk und die skoliotische Verschiebung der Wirbelsäule nach der gesunden Seite hin könnte leicht den Gedanken an eine Coxitis aufkommen lassen. Indes ist durch leicht ausführbare Bewegungen im Hüftgelenk in anderen Richtungen die Diagnose leicht sicherzustellen, ebenso wie eine Erkrankung der Wirbelsäule durch das Fehlen der Druckschmerzhaftigkeit der Wirbelkörper leicht auszuschließen sein wird.

Bei besonders tief liegenden Abscessen ist vielfach die Punktion verwertet worden. Dabei ist besonders zu beachten, daß die Kanüle lang und großkalibrig sein muß, da der Eiter tief gelegen und vielfach sehr dickflüssig ist. Man darf aber eine solche Punktion nur dann vornehmen, wenn man beim Befund von Eiter in der Tiefe gleich operativ eingreifen kann. Sehr lehrreich ist in dieser Hinsicht ein Fall, bei dem im Anschluß an einen peritonsillären Absceß eine Eiterung in der Gegend unterhalb des Zwerchfells sich entwickelt hatte. Die Punktion bestätigte die Diagnose. Im zentrifugierten Harn waren aber keine Erythrocyten vorhanden, und der Absceß lag in der Leber. Nach der Punktion platzte wohl der Absceß, und der Eiter ergoß sich in die Bauchhöhle, der eine allgemeine Peritonitis verursachte.

Wie wir oben gesehen haben, können Eiterungen am oberen Pol der Niere leicht die Pleurahöhle mit ergreifen. Es kann eine Pleuritis sicca auftreten, oder ein seröser oder purulenter Erguß in die Pleurahöhle erfolgen. Die sekundären Erscheinungen treten oft genug so in den Vordergrund, daß die primäre Erkrankung in der Umgebung der Niere nicht beachtet wird. Mehrfach habe ich bei langwierigen Fieberungen, die nach Operationen von Beckenorganen, Uterusexstirpationen, Appendicitis-Operationen usw. auftraten, eine paranephritische Eiterung feststellen können. Man muß daher bei allen solchen Erkrankungen immer die Möglichkeit einer Eiterung in der Umgebung der Niere in Betracht ziehen. Die Wichtigkeit der getrennten Harnuntersuchung mittels Ureterenkatheterismus und der dabei auftretenden charakteristischen Harnbefunde ist oben (s. S. 129) bereits angegeben worden. Bei genauerer Untersuchung wird man dann im allgemeinen zum Ziele kommen. Je früher man die Erkrankung erkennt, desto günstiger ist ihre Prognose. Bei der sekundären Paranephritis ist die Prognose abhängig von der Schwere und dem Charakter der Herderkrankung.

Therapie. Als Behandlung kommt lediglich die Operation in Frage. Wie jeder Absceß ist auch der epi- oder paranephritische Absceß breit zu spalten. Man schneidet den Absceß über der Schwellung ein, und zwar in einer Richtung, die dem typischen schrägen Nierenschnitt entspricht. Bei etwa notwendigen weiter ausgedehnten Incisionen verlängert man den Schnitt in derselben Richtung. Hierbei ist an die oben erwähnten Fälle zu denken, in denen durch eine kleine Öffnung, wie solche zuweilen in dem Trigonum Petiti vorhanden ist, eine Kommunikation mit einem tiefliegenden Absceß vorhanden sein kann. Die Incision muß dann bis zu diesem erweitert werden. Es ist überhaupt ratsam, mit dem Finger in die Tiefe zu gehen, in alle Buchten einzudringen und eine einheitliche Höhle zu schaffen. Am zweckmäßigsten geht man im allgemeinen bis zur Nierenoberfläche vor; vor allem, wenn die Harnuntersuchung eine erhebliche Mitbeteiligung der Niere ergeben hat. Zuweilen führt durch eine fibröse Schwarte hindurch ein kleiner Kanal, aus dem sich Eiter entleert. Nach Incision des Kanals gelangt man häufig zu einem Eiterherd in der Niere, den man stumpf eröffnen muß. Gelegentlich weist auch eine mißfarbige Stelle an der Nierenoberfläche auf einen subkapsulären Absceß hin, der ebenfalls incidiert werden muß. Man muß sich dabei allerdings vorsehen, damit so weit als irgend möglich die Tunica fibrosa nicht abgelöst wird, denn sonst würde sich die Eiterung hier weiter ausbreiten. Sind harte schwielige Kapselschwarten vorhanden, so ist die Entfernung des schwieligen Gewebes notwendig, um eine einheitliche Wundhöhle zu schaffen. Bei etwaigen tiefen Eitersenkungen nach der Lendengegend oder nach der Gesäßgegend hin usw. führt man, wie bei anderen ähnlich gestalteten Abscessen, Kontraincisionen aus und drainiert die Wundöffnungen. Eine Nephrektomie käme nur in den seltenen Fällen in Betracht, in denen die Niere zerstört ist, so daß ihre Funktion fast gänzlich aufgehoben ist. An sich tiefliegende Abscesse, wie etwa vor der Niere oder am oberen Pol, dürfen meines Erachtens niemals die Indikation zur Nephrektomie abgeben.

Siebentes Kapitel.

Massenblutungen in das Nierenlager.

Ein schon vor etwa 60 Jahren von WUNDERLICH geschildertes Krankheitsbild, das in Vergessenheit geraten war, und erst seit etwa 16 Jahren von verschiedenen Seiten von neuem beschrieben wurde, ist das sog. perirenale Hämatom oder die Massenblutung in das Nierenlager. Es handelt sich dabei um einen Bluterguß zwischen Niere und der Tunica fibrosa renis oder außerhalb davon in der Nierenfettkapsel, die bekanntlich durch die Fascia renalis in die epi- und pararenale Fettschicht geschieden ist. Das Hämatom kann die ganze Fettkapsel durchsetzen, sich von ihr aus in die Umgebung verbreiten und selbst durch das Peritoneum hindurch in die Bauchhöhle ergießen.

Symptome. Die Hauptsymptome der Erkrankung sind:

1. In der Nierengegend ein plötzlich auftretender, heftiger Schmerz, der sich mit schmerzfreien Intervallen wiederholt oder mit großer Heftigkeit andauert.

2. Die Zeichen einer inneren Blutung, die den Patienten sehr schwächen und bis zu einem kollapsartigen Zustand bringen kann.

3. Eine von außen fühlbare, rasch an Größe zunehmende retroperitoneale Geschwulst.

Eine Temperaturerhöhung, die 40^0 erreichen kann, ist oft, aber nicht immer vorhanden.

In manchen Fällen bestehen Harnveränderungen (Eiweiß, Blut, Zylinder), zuweilen hochgradige Oligurie oder Anurie.

Im weiteren Verlauf können sich ausgesprochen peritoneale Symptome (Aufstoßen, Erbrechen, Darmlähmung) entwickeln. Als Komplikationen kann, wenn nicht rechtzeitig ärztlich eingegriffen wird, Pleuropneumonie infolge von Infektion, Vereiterung und Verjauchung des Hämatoms und schließlich Peritonitis auftreten.

Als Ursache der Massenblutung in das Nierenlager wird in erster Linie chronische, toxische, eitrige Nephritis genannt, ferner Nierenstein, Hydronephrose, Pyonephrose, Erkrankung der Nierenarterien (Arteriosklerose, Arteriitis nodosa, Gefäßarrosionen), Nierentuberkulose, Nierentumor.

Ich möchte als nächste Ursache der Erkrankung eine Zerreißung von Kapselgefäßen annehmen, die z. B. im Zustande venöser Stauung der Niere stark anschwellen und, wenn sie einreißen, eine starke Blutung hervorrufen.

Die **Diagnose** wird aus dem oben geschilderten Krankheitsbild, vorausgesetzt, daß man überhaupt daran denkt, gestellt werden können.

Differentialdiagnostisch kommt in Frage: Aneurysma der Aorta oder einer Nierenarterie, Blutcyste der Nebenniere, hämophile Blutung aus dem M. psoas mit Durchbruch in den epirenalen Raum; endlich Hydronephrose, Abscedierung in die Umgebung der Niere.

Die **Prognose** ist ohne Behandlung meistens ungünstig. Es trat in den meisten, nicht behandelten Fällen der Tod ein, entweder infolge der hochgradigen Anämie oder einer der oben erwähnten Komplikationen. Bei leichterer Erkrankung sollen einige Patienten geheilt sein. In schweren Fällen ist Rettung nur durch frühzeitige Operation zu erwarten.

Therapie. Die Art des operativen Eingriffs hängt vom Befunde ab. Ist das Hämatom nicht durch eine Nierenerkrankung verursacht, die an sich einen operativen Eingriff erfordert, so kommt man im allgemeinen nach Freilegung der Nierenoberfläche mit der Entfernung der angesammelten Blutmasse und Tamponade bzw. Drainage der Wundhöhle aus. Im anderen Falle käme gegebenenfalls die Nephrektomie in Betracht.

Achtes Kapitel.

Die Steinkrankheit der Nieren und Ureteren.

1. Pathogenese.

Steine in der Niere können in jedem Lebensalter auftreten, aber vorzugsweise finden sie sich im frühesten Kindesalter und im 3. und 4. Jahrzehnt des Lebens. Auf die Entstehungsweise der Nierensteine soll hier nicht näher eingegangen werden, da einmal die Frage noch nicht geklärt ist, sie dann aber vor allem aus leicht ersichtlichen Gründen mehr für den Internisten als für den Chirurgen Bedeutung hat. Nur darauf sei hingewiesen, daß die verlagerten bzw. anomalen Nieren (heterotope Niere, Hufeisenniere, Solitärniere), eine besondere Disposition für Steinbildung haben. Als eine Tatsache von chirurgischem Interesse sei ferner angeführt, daß man nicht selten nach Rückenmarkverletzung Steinbildung in der Niere beobachtet hat.

Chirurgisch wichtig ist weiterhin die Kenntnis der verschiedenen Arten der Nierensteine, ihrer Form, ihrer Größe, ihres Sitzes und ihrer Zahl.

Nach der chemischen Zusammensetzung unterscheidet man Steine aus Harnsäure bzw. harnsauren Salzen, die durch ihre rötliche Farbe charakterisiert sind, Steine aus oxalsaurem Kalk (von grauer oder schwärzlicher Farbe), die selten vorkommenden Cystinsteine. Alle diese Konkremente entstehen gewöhnlich primär in der Niere. Ferner gibt es Steine aus phosphorsaurem oder kohlensaurem Kalk und aus phosphorsaurer Magnesia, die zumeist sekundär im Anschluß an entzündliche Prozesse in der Niere auf Grund von Wechselwirkungen zwischen Harn und Entzündungsprodukten (Schleim, Eiter, Blut) entstehen. Allerdings ist dabei zu bemerken, daß wahrscheinlich viele

als sekundär geltende Steine in Wirklichkeit primär in der Niere entstanden sind, und später eine Infektion hinzugetreten ist, indem die
durch den Stein verursachte entzündliche Stauung einen günstigen
Nährboden für die Entwicklung eingewanderter Infektionskeime mit
konsekutiver Eiterung abgibt. Zumeist sind die Steine aus verschiedenen
Bestandteilen zusammengesetzt. Entweder sind die verschiedenen Bestandteile regellos durcheinander gemischt, oder der Kern ist von einer
äußeren Schicht von anderer chemischer Zusammensetzung umgeben.
So gibt es Steine, deren Kern aus Uraten, deren äußere Schicht aus
Oxalaten besteht, oder Steine mit Oxalatkern und Phosphatauflage-
rungen. In sehr seltenen Fällen finden sich Bakteriensteine aus Kolibakterien, ferner Eiweiß- oder Fibrinsteine.

Was die Form der Nierensteine anlangt, so ist sie vielfach bedingt
durch die Stelle in der Niere, an der sich der Stein entwickelt hat.
So haben manche Steine die Form von Becken und Kelchen (Korallen-
steine) oder des Beckens oder eines Kelches. Abgesehen davon hängt
die Oberflächenbeschaffenheit der Steine von ihrer chemischen Zusammensetzung ab. Harnsaure Steine haben eine glatte, Steine aus
oxalsaurem Kalk eine stachlige oder höckerige Oberfläche, Steine aus
phosphorsaurem Kalk sind zumeist klein, rund oder facettiert.

Die Größe der Nierensteine ist sehr verschieden. Sie schwankt
zwischen der Größe eines Stecknadelkopfs bis zu der einer Mannesfaust.

Die Steine liegen im Becken, in einem oder mehreren Kelchen oder
in der Nierensubstanz.

Endlich sind sie solitär oder mehrfach vorhanden. Nicht selten
finden sich Steine in beiden Nieren, und zwar kommt es dabei vor,
daß die Steine der einen Niere von anderer chemischer Zusammensetzung
sind, als die der anderen Niere.

2. Pathologische Anatomie.

Die Steine in der Niere haben nicht allein wegen der noch zu
beschreibenden subjektiven und funktionellen Störungen, die sie verursachen, Bedeutung, sondern auch wegen des zerstörenden Einflusses,
den sie auf das Nierengewebe ausüben können. Die Veränderungen
entstehen einmal durch mechanische Einwirkung des Steins auf die
Schleimhaut des Beckens bzw. der Kelche. Es kommt dabei zunächst
in der Schleimhaut zu Hyperämie, zuweilen auch zu Blutaustritt,
ferner kann der Stein flache bzw. tiefere Geschwüre in der Schleimhaut verursachen. Weiterhin kommt es, wahrscheinlich zum Teil oft
unter Einwirkung einer milden chronischen Infektion, zu einer Zunahme
des interstitiellen Gewebes, unter gleichzeitiger Schrumpfung und
Atrophie des Nierenparenchyms. In gleicher Weise wirkt die Retention
des Nierensekrets, welche dadurch entsteht, daß der Stein den

Harnabfluß behindert. So kommt es dann zu hydronephrotischen Veränderungen (Abb. 37). Sie sind zumeist nicht hochgradig, weil oft die durch Infektion entstandenen Veränderungen, besonders die fibrosklerotische Wucherung des Bindegewebes in den Columnae Bertini und in der Kapsel, eine starke Erweiterung der Kelche nicht zulassen.

In den Fällen mit virulenterer Infektion kommt es mehr zu Pyelonephritis bzw. zu dem ausgesprochenen Bilde der Pyonephrose (Abb. 39).

Bei Steinnieren kommt es in vereinzelten Fällen im weiteren Verlauf zur Fettumwandlung des ganzen Nierenparenchyms, und zwar auf zwei Weisen: Der erste Entstehungsmodus besteht darin, daß das perivasculäre Bindegewebe in die Columnae Bertini hineinwuchert, fibrosklerotisch wird und durch Verdrängung des Nierenparenchyms es vollkommen substituiert.

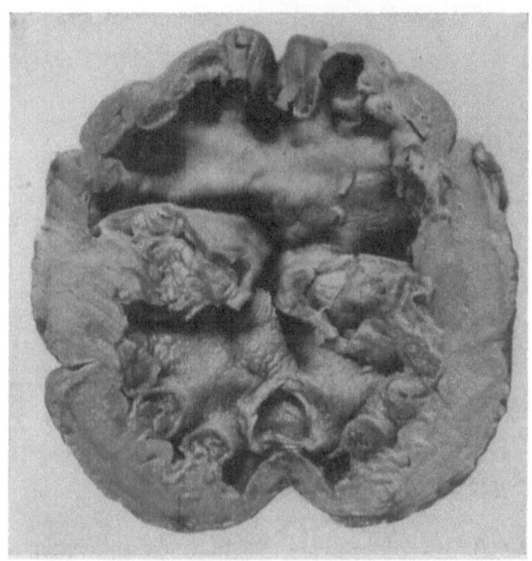

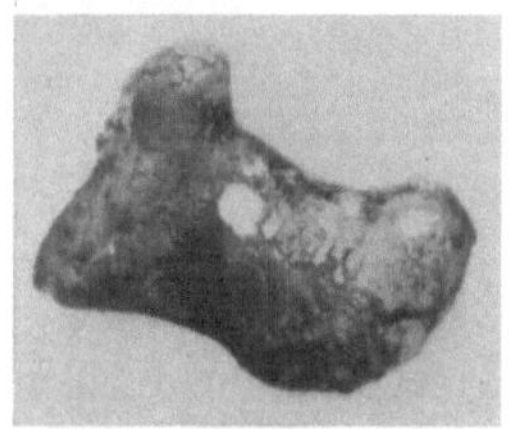

Abb. 37.   Abb. 38.

Abb. 37 und 38. Hydronephrotische Niere, exstirpiert drei Wochen nach Entfernung des Steins wegen Anurie

Es findet sich dann an Stelle der Niere ein fast nur aus fibrosklerotischem Fettgewebe bestehender Körper von der Form der Niere, in dem nur einzelne Hohlräume die früheren Kelche erkennen lassen.

Zweitens kann die Fettumwandlung der Niere von ihrer äußeren Schicht ausgehen. Die Tunica fibrosa wird verdickt, es entsteht eine starke adiposklerotische Wucherung der Fettkapsel, und beide Kapseln verwachsen miteinander. In vereinzelten Fällen geht dann die Wucherung der Fettkapsel so weit, daß die Niere unter Schwund ihres Parenchyms in ein lipomartiges Gebilde umgewandelt wird.

In anderen Fällen atrophiert das Fettgewebe der Fettkapsel unter Wucherung des fibrösen Gewebes, so daß schließlich aus beiden Kapseln eine dicke weißliche Schwarte geworden ist. Die beschriebene Wucherung

der Fettkapsel tritt besonders oft in der Hilusgegend auf und wird
zuweilen so groß, daß sie von außen her als ein harter Tumor fühlbar
sein und für einen malignen Tumor gehalten werden kann.

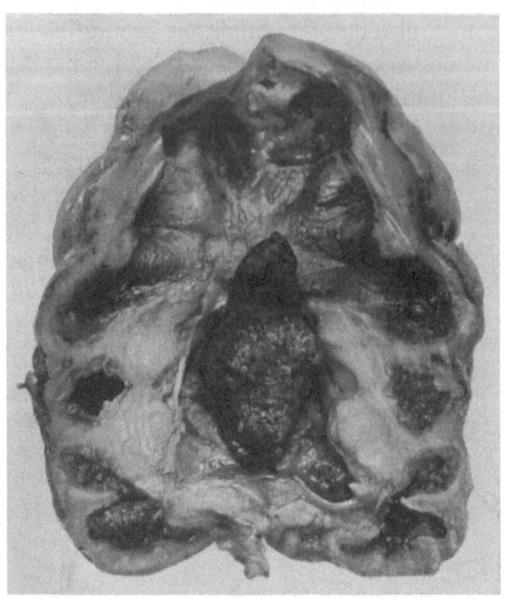

Abb. 39. Pyonephrotische Niere mit Stein.

Hervorzuheben ist noch, daß die ulcerierten Stellen an der Kelchwandung sich oft mit einem Granulationsgewebe füllen. Der Zerstörungsprozeß geht hier zuweilen so weit, daß das Granulationsgewebe das ganze
Parenchym der Niere bis unter die Tunica fibrosa durchwächst, um
dort von Fett durchsetzte, gelblich gefärbte Knoten zu bilden.

3. Diagnose.

Die Diagnose der Nierensteine gründete sich vor Einführung der
Untersuchungsmethode mittels Röntgenstrahlen auf eine Reihe von
Symptomen, welche im einzelnen zwar keinen Beweis für das Vorhandensein eines Steines in der Niere erbrachten, in ihrer Gesamtheit
aber in der überwiegenden Mehrzahl der Fälle die Steindiagnose mit
ziemlicher Sicherheit zu stellen erlaubten.

Das Symptom, das den Kranken in erster Reihe veranlaßt, ärztliche
Hilfe in Anspruch zu nehmen, sind Schmerzen in der Nierengegend.
Diese Schmerzen können verschiedenen Charakter haben. Entweder
handelt es sich um längerdauernde, dumpfe Schmerzen bzw. nur ein

dumpfes Druckgefühl in einer Nierengegend, oder um anfallsweise auftretende, oft sehr heftige, akute Schmerzen, sog. Nierenkoliken. Die Schmerzen können mit Frost, Fieber, Übelkeit und Erbrechen einhergehen und sich bis zu kollapsartigen Zuständen steigern.

Man muß allerdings daran denken, daß ähnliche Anfälle durch Erkrankung der der Niere benachbarten Bauchorgane verursacht sein können (Gallenblase, Darm, insbesondere Appendix usw.). Bezüglich der Differentialdiagnose zwischen Koliken der Niere und anderer Bauchorgane vergleiche S. 93—96.

Die von der Niere ausgehenden Schmerzen strahlen nach dem Hoden, der Eichel oder der Innenfläche des Oberschenkels aus. Dabei besteht starker Harndrang, wobei der Harn nur tropfenweise und zuweilen blutig entleert wird; beim Urinieren treten oft einseitige Schmerzen in der Blase, Vulva oder Harnröhre auf. Den Dauerschmerzen in der Nierengegend liegen vorwiegend wenig bewegliche, aseptische Nierensteine zugrunde. Gewöhnlich werden die Schmerzen durch starke körperliche Bewegungen und Erschütterungen gesteigert. Die Nierenkoliken werden im allgemeinen durch bewegliche Steine verursacht, und zwar dadurch, daß der Stein bei seinem Herabgleiten einen Kelchhals, den Beckenhals oder das Ureterlumen verlegt. Dadurch kommt es zur Stauung in der Niere und im Anschluß daran zur vermehrten Spannung der Tunica fibrosa, als eigentlicher Ursache der Schmerzen. Ausnahmsweise wird der Schmerz nicht in der kranken Niere empfunden, sondern in die andere nicht steinhaltige Niere verlegt.

Das zweite wesentliche Merkmal der Nierensteinerkrankung ist Auftreten von Blut im Urin.

Im Anschluß an eine Kolik oder nach einem Stoß in die Lendengegend, nach einem Sturz, nach körperlichen Erschütterungen oder starken Erregungen, schließlich ohne jede besondere Ursache kann Blut makroskopisch im Harn auftreten, und zwar in verschiedener Menge. Der Harn weist dann die verschiedensten Grade von Färbung auf; er kann fast wie reines Blut aussehen, es kann aber auch nur ein leichter grünlicher Schimmer auf seinen Blutgehalt hinweisen, und dazwischen kommen alle Übergänge vor. Öfters ist der Harn bräunlich gefärbt. Das deutet auf eine langsame Blutung hin. Vielfach ist Blut im Harn nur mikroskopisch nachweisbar. Aber charakteristisch für Nierensteinkrankheit ist die Tatsache, daß, wenn der Ureter vom Stein nicht vollkommen verstopft ist, besonders nach körperlichen Anstrengungen, stets rote Blutkörperchen sich im Harn finden. Dabei kann der Harn vollkommen normal aussehen, ohne nachweisbaren Eiweißgehalt. Öfter werden die roten Blutkörperchen erst im zentrifugierten Harnsediment gefunden, das sich nach etwa 12stündigem Stehen gebildet hat. Es sind ausgelaugte oder frische rote Blutkörperchen, die zuweilen ganz seltsame Formen angenommen haben. Außer den roten Blutkörperchen sind im Harn weiße Blutkörperchen, je nach dem Grade der Infektion spärlich oder in größerer Menge, vielfach zu Häufchen angesammelt, vorhanden.

Ein weiteres Merkmal ist der Abgang eines Steines, vorausgesetzt daß der Arzt Gelegenheit gehabt hat, den Stein im frisch entleerten Urin zu sehen. Die bloßen Angaben von Patienten in Betreff abgegangener Steine sind nicht immer zuverlässig, da es sich entweder um einen Irrtum oder einen Täuschungsversuch des Patienten handeln kann. Sehr oft wird vom Patienten ein reichliches Harnsäuresediment als Harnstein angesehen, und Täuschungsversuche auf diesem Gebiete kommen wohl jedem Arzt gelegentlich einmal vor. So brachte mir ein Rentenjäger als Beweis für das tatsächliche Vorhandensein seiner Nierenkoliken einen kleinen Stein, der sich bei näherer Untersuchung als ein Kieselstein erwies.

War dem Steinabgang in der Nierengegend eine Kolik vorangegangen, die unmittelbar nach dem Steinabgang schwand, dann kann man den Beweis für eine Nierensteinkolik als erbracht ansehen. Da, wie schon erwähnt, öfters mehrere Steine in der Niere vorhanden sind, wird der Abgang eines Steines in jedem Falle veranlassen, das Augenmerk auf den Nachweis von etwa vorhandenen anderen Steinen in der Niere zu richten, wozu in erster Reihe die Röntgenphotographie dient.

Bevor wir hierauf eingehen, will ich noch auf ein verhältnismäßig seltenes Symptom hinweisen, die Anurie.

Der Anuria calculosa geht gewöhnlich, aber nicht immer, eine Nierenkolik voran. In den ersten Tagen fehlen zumeist Allgemeinbeschwerden. Nach 2—3 Tagen treten die ersten Erscheinungen auf, und zwar bestehen sie in Nachlassen des Appetits, Aufstoßen, Übelkeit, Erbrechen, Stuhlverstopfung, Meteorismus. Das Erbrochene ist oft sehr reichlich und enthält in späteren Stadien etwas Blut. Schließlich stellt sich dauernder Singultus ein, es treten allgemeine nervöse Beschwerden hinzu, Kopfschmerzen, Unruhe, Benommenheit. Selten sind urämische Krämpfe, dagegen häufig fibrilläre Muskelzuckungen vorhanden. Die Benommenheit geht schließlich in einen komatösen Zustand über, der, wenn bald ein operativer Eingriff erfolgt, zuweilen noch schwindet, in der Mehrzahl der Fälle aber zum Tode führt.

Anurie tritt auf, wenn nur eine, bzw. eine funktionsfähige Niere vorhanden und ihr Ausführungsgang durch einen Stein vollkommen verstopft ist, oder wenn beide Nieren vorhanden sind, aber in beiden sich Steine befinden und gleichzeitig den Harnausgang vollkommen verlegen. Aber auch nach Verstopfung nur einer Niere bzw. eines Ureters kann reflektorisch eine Anurie der anderen Niere auftreten, sei es daß diese ebenfalls erkrankt oder gesund ist. Diese Anurie geht aber gewöhnlich bald bzw. im Verlauf der nächsten 4 Tage von selbst vorüber oder wird beseitigt, nachdem an der anderen Niere das Harnabflußhindernis entfernt worden ist.

Die Palpation spielt bei der Nierensteindiagnose eine verhältnismäßig kleine Rolle. Nur in den seltensten Fällen kann man die Steine
fühlen bzw. das Aneinanderreiben von Steinen wahrnehmen. Dies
hat jetzt nicht mehr die Bedeutung wie früher, da die palpablen Steine
sicherlich im Röntgenbild erscheinen.

Auch die Feststellung der Größe der Niere ist für die Diagnose der
Nierensteine von verhältnismäßig geringem Werte, da bei Nierensteinen
die verschiedensten Größen vorkommen. Aseptische Steinnieren sind
im allgemeinen nur wenig oder gar nicht vergrößert, und infizierte
Steinnieren, bei denen das Bild der Pyonephrose vorherrscht, können
so groß sein, daß sie einen großen Teil des Bauchraums einnehmen.

Von größerer Bedeutung ist der Druckschmerz bei bimanueller
Palpation der Niere, aber auch dieser ist nur in einer Anzahl von Fällen
auszulösen und daher nicht als pathognomonisch zu betrachten.

Nicht selten findet sich bei Nierensteinerkrankungen eine Druckschmerzhaftigkeit des Ureters an derjenigen Stelle, an der er über die
Linea innominata pelvis hinweggeht, und die rechts ungefähr dem MAC
BURNEYschen Punkt entspricht. Aber auch dieses Symptom ist nicht
für Nierenstein charakteristisch, da es auch bei anderen Nierenerkrankungen vorhanden ist. Das gleiche gilt für die erhöhte Druckschmerzhaftigkeit des Ureters der steinhaltigen Niere bei der Palpation per
vaginam bzw. per rectum.

Das sicherste Hilfsmittel zum Nachweis der Nierensteine sind die
Röntgenstrahlen. Die Röntgentechnik ist jetzt so weit ausgebildet,
daß sie fast in allen Fällen (nach IMMELMANN in 97 $^0/_0$) die Nierensteine
auf dem Röntgenbilde sichtbar macht. Dabei sind die aus reiner Harnsäure oder nur aus Cystin bestehenden Steinschatten weniger intensiv
und daher schwerer erkennbar als die von kalkhaltigen Steinen erzeugten
Schatten. In manchen Fällen zeigt auch das Röntgenbild die verschiedenartige chemische Beschaffenheit des Kerns und der äußeren Schicht.
Unter besonders ungünstigen Umständen (Fettleibigkeit der Unter-
suchten, Verdecktsein durch einen Teil des Skeletts, Kleinheit der
Steine) können Steine sich dem röntgenoskopischen Nachweis ent-
ziehen. Gleichzeitig ermöglicht das Röntgenbild, die Lage des Steins
bzw. der Steine in der Niere und im Ureter zu erkennen. Dazu dienen
unter Umständen Aufnahmen der Nierengegend von verschiedenen
Richtungen aus, andererseits gibt in vielen Fällen die Form des Steinschattens Anhaltspunkte für den Sitz des Steines. Dabei habe ich
z. B. die Fälle im Auge, bei denen der Steinschatten die Form des gesamten Beckenkelchsystems zeigt. In solchen Fällen kann es sich nur
um einen sog. Korallenstein handeln, der das Nierenbecken und die
Kelche ausfüllt.

Im allgemeinen dient zur Lokalisation der Nierensteine die Lagebeziehung des Steinschattens zum Nierenschatten, der ungefähr in

$^2/_3$ aller Fälle ebenfalls auf dem Röntgenbild zu erkennen ist. Allerdings kommt gewöhnlich nur der untere Teil der Niere im Röntgenbild zur Darstellung. Aber aus den vorhandenen Umrissen des Nierenschattens kann man sich den fehlenden Teil mit ziemlicher Genauigkeit ergänzen. Auf diese Weise erhält man eine Vorstellung von der Größe der Niere und von dem Lageverhältnis des bzw. der Steine zur Niere und dem Nierenbecken. Dabei ist die Tatsache wichtig, *daß die Entfernung der Mitte des Nierenbeckens vom oberen Pol zu der Entfernung vom unteren Pol sich wie 5:4 verhält* (Abb. 40). Hieraus kann man Schlüsse über die Lage der Steine zum Nierenbecken ziehen.

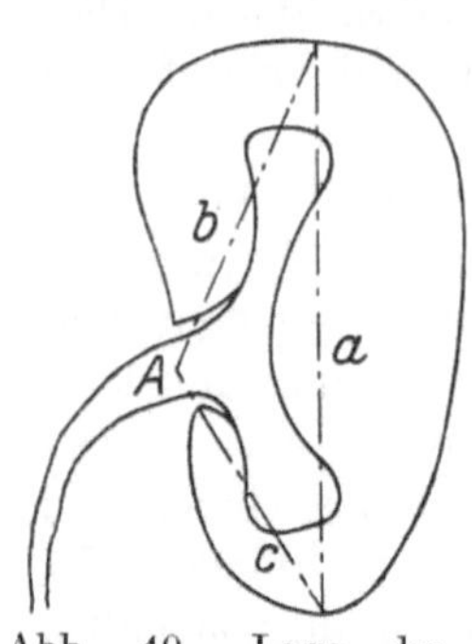

Abb. 40. Lage des Nierenbeckens zu den beiden Polen.

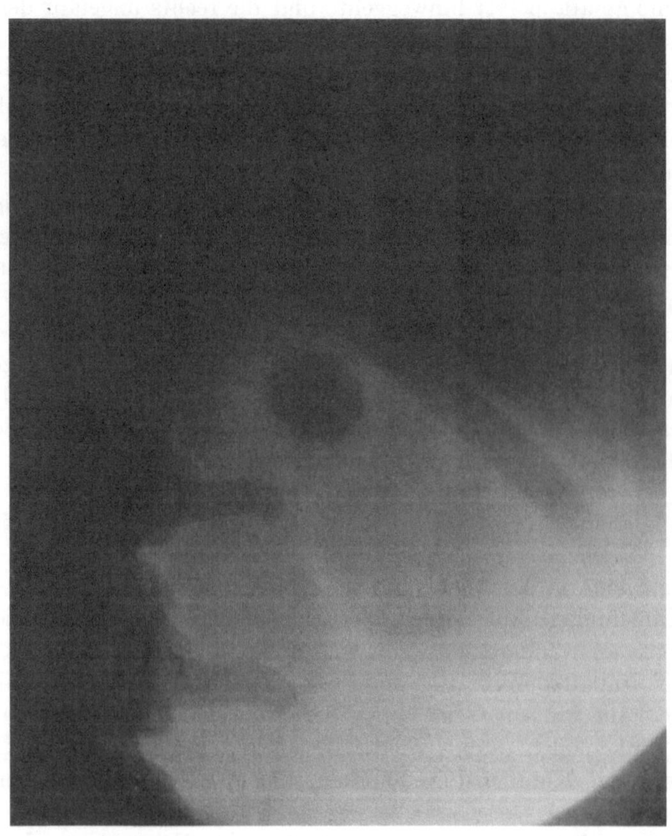

Abb. 41. Stein im extrarenal gelegenen Nierenbecken.

Findet man also den Steinschatten etwas unterhalb der Mitte der Längsachse der Niere, dann weist dies auf die Lage des Steins im Nierenbecken hin.

Abb. 41 rührt von einem Falle her, in dem der Stein extrarenal im Becken lag, vom Nierenparenchym durch einen hellen Streifen getrennt.

Abb. 42 stammt von einem Fall, in dem der Stein, wie die Operation zeigte, im intrarenalen Teil des Nierenbeckens lag. Liegt der Steinschatten oberhalb der Mitte der Längsachse der Niere, so ist der Sitz des Steins nicht im Becken, sondern in einem darüber gelegenen Kelch anzunehmen. Dies habe ich bei der Operation in mehreren Fällen bestätigt gefunden.

In manchen Fällen ist im Röntgenbild nicht die Niere, sondern nur der Stein als Schatten zu erkennen. In solchen Fällen gibt die Form des Steines diagnostische Anhaltspunkte für die Lage des Steins.

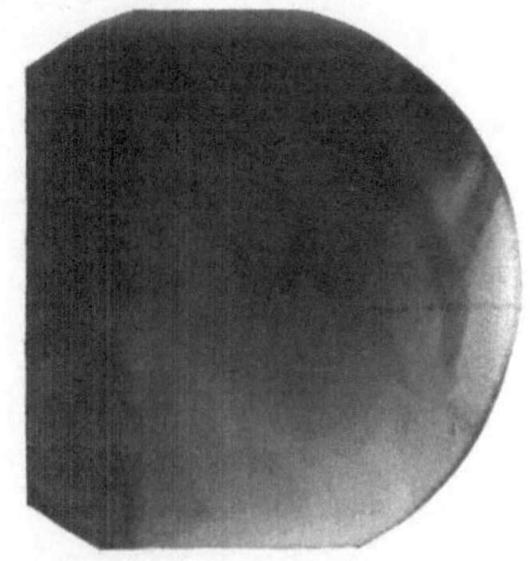

Abb. 42. Stein im intrarenal gelegenen Becken.

Abb. 43 zeigt im Röntgenbild einen Steinschatten, der wie ein Ausguß des Beckenkelchsystems aussieht. Abb. 44 zeigt Steine im Bereich

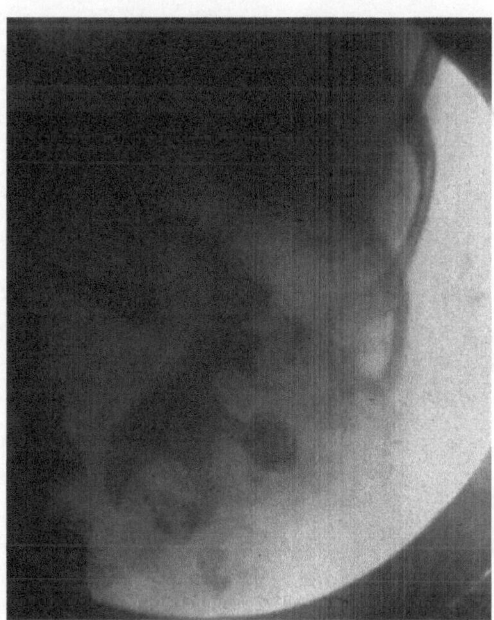

Abb. 43. Großer Becken und Kelche ausfüllender Stein (Korallenstein) der Niere.

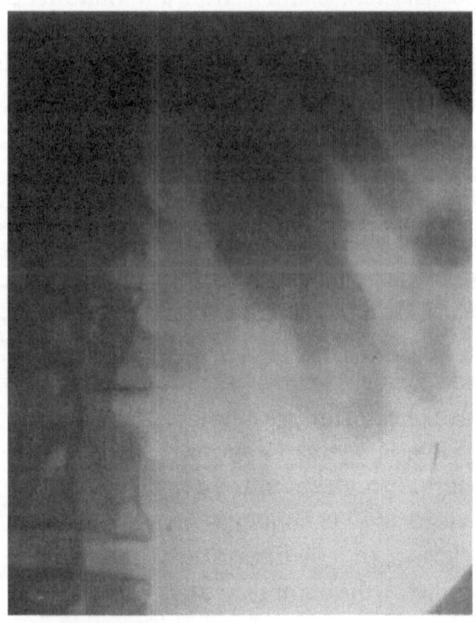

Abb. 44. Großer Stein im Becken, kleinere Steine in den Kelchen.

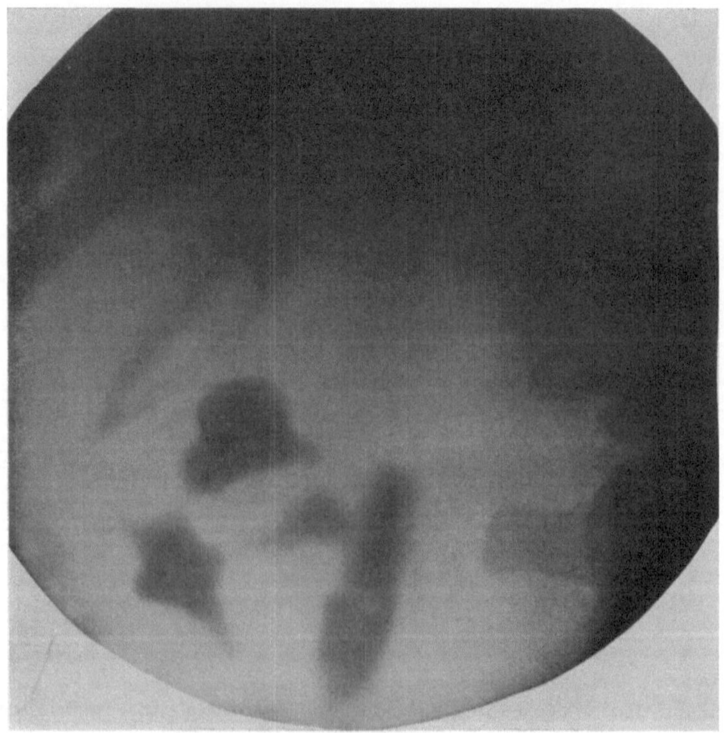

Abb. 45. Steine in den Kelchen. Ureterstein.

der ganzen Niere. In Abb. 45 sind Steine in Kelchen und noch ein großer Ureterstein vorhanden. In Abb. 46 sind die Steinschatten im Bereich der ganzen Niere zu sehen. Solche Bilder sah ich nur in Fällen von Nierenstein nach Rückenmarksverletzung. Abb. 47 zeigt ein Bild, auf Grund dessen angenommen wurde, daß der Stein im Becken liegt und in die Calices maiores hineinragt. Die exstirpierte Niere (Abb. 48) erwies die Richtigkeit dieser Deutung.

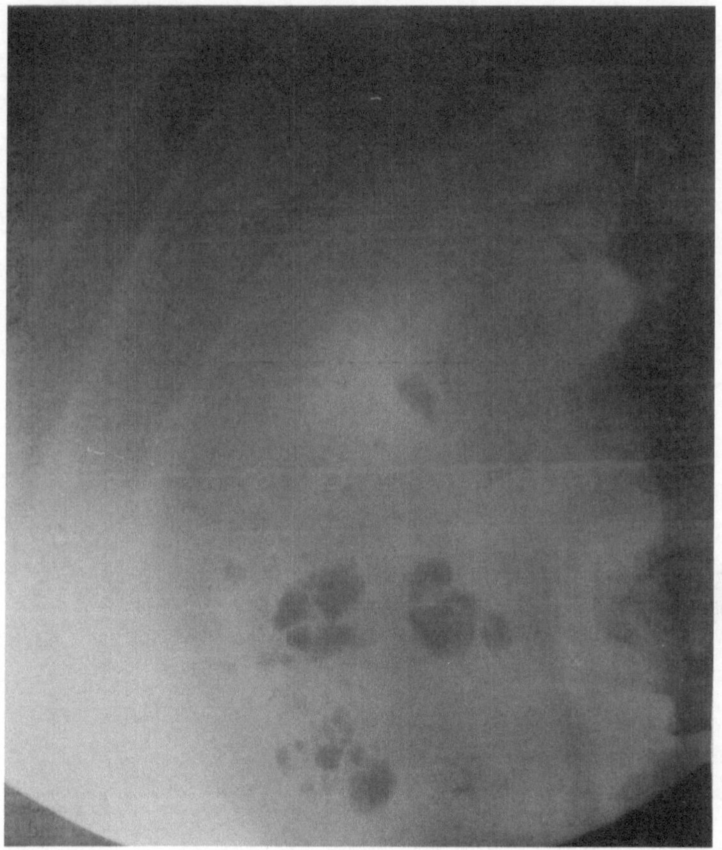

Abb. 46. Zahlreiche Steine in der Niere (nach Rückenmarksverletzung).

Derartige auf Grund der Röntgenbilder gestellte Diagnosen sind aber nicht absolut sicher. So zeigt das Präparat (Abb. 49), das ich der Freundlichkeit I. Orths verdanke, einen Stein mit Fortsätzen von derselben Form, wie den eben beschriebenen Beckenkelchstein. Der Stein liegt aber im oberen Calyx major und entsendet die Fortsätze in Calices minores.

Abb. 50 zeigt einen Stein von herzförmiger Gestalt. Auch in solchem Falle kann man darüber zweifelhaft sein, ob der Stein im Nierenbecken oder in einem Calyx liegt. Eine sichere Diagnose ermöglicht in allen derartigen Fällen die Pyelographie. Sie bringt die Umrisse des Nierenbeckens und die Lage des Steins zum Nierenbecken zur klaren Darstellung. Abb. 50 zeigt ein Bild von dem Falle Abb. 51 nach In-

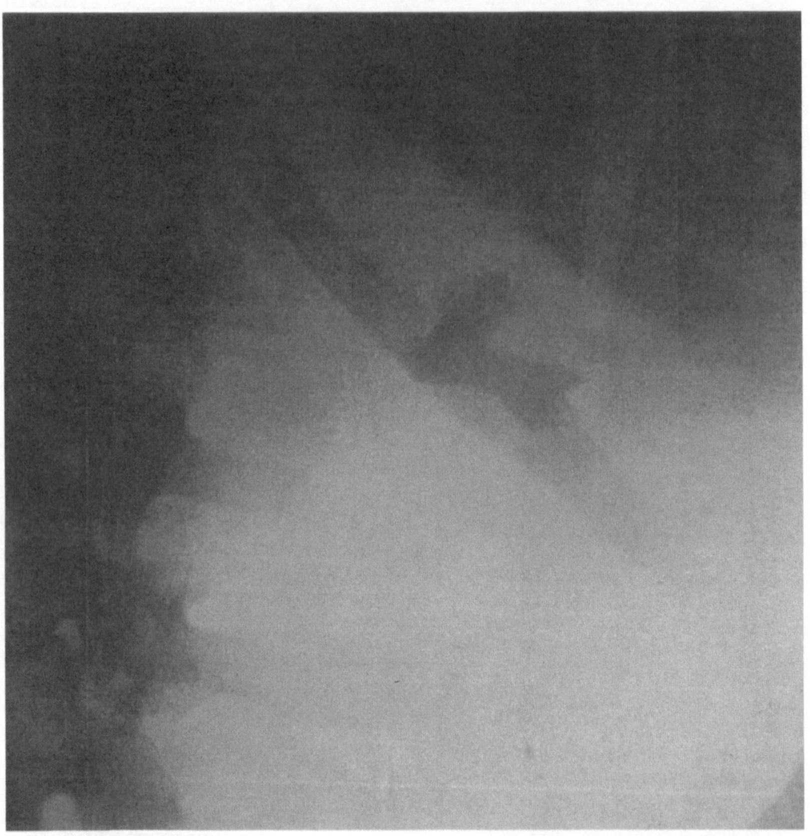

Abb. 47. Stein im Becken mit Fortsätzen in den Calyx major superior und inferior

sufflation von Sauerstoff in das Nierenbecken (nach v. Lichtenberg). Abb. 52 den aus dieser Niere durch Pyelotomie entfernten Stein.

In einem anderen Falle war der Sitz des in der Niere liegenden Steines nicht zu erkennen. Nach Füllung des Nierenbeckens mit 25%iger Bromnatriumlösung (Abb. 53) wurde der Steinschatten durch den Nierenbeckenschatten verdeckt. Daraus konnte man schließen, daß der Stein sich im Nierenbecken befand. Bei genauerem Zusehen konnte man noch eine Andeutung des Steinschattens innerhalb des Nieren-beckenschattens erkennen. Es ergibt sich also daraus: *Die Lage eines herzförmigen Steins wird sicher gestellt durch die Pyelographie.*

In manchen Fällen kann man die Lagebeziehung der einzelnen Nierensteine zur Wirbelsäule für die Diagnose mit verwerten. Dies gilt nur für Aufnahme ohne Kom-pressionsblende, bei denen die natürliche Lage der Niere zur Wirbelsäule unverändert bleibt. Die Lage des Stein-schattens zur Wirbelsäule weist auch in manchen Fällen darauf hin, daß der Stein in einer *kongenital heterotopen Niere* liegt. Dies kann man annehmen, *wenn der Stein-schatten dicht neben der Wir-belsäule liegt,* da ja die heterotope Niere medialwärts gelagert ist und mehr oder weniger dicht neben der Wir-belsäule liegt. Der *umgekehrte* Schluß aber, daß, *wenn der Steinschatten weit entfernt von der Wirbelsäule liegt, es sich nicht um eine heterotope Niere handelt, ist nicht richtig.* Denn oft ist in einer heterotopen Niere das überdies gewöhnlich an der vorderen Wand des Organs gelegene Nierenbecken stark hydronephrotisch er-weitert. Einen derartigen von mir beobachteten Fall zeigen die Abb. 54 und 55, die von einem von mir operativ ent-fernten steinhaltigen Schenkel einer Hufeisenniere stammen. Fassen wir also das Gesagte kurz zusammen, so ergibt sich:

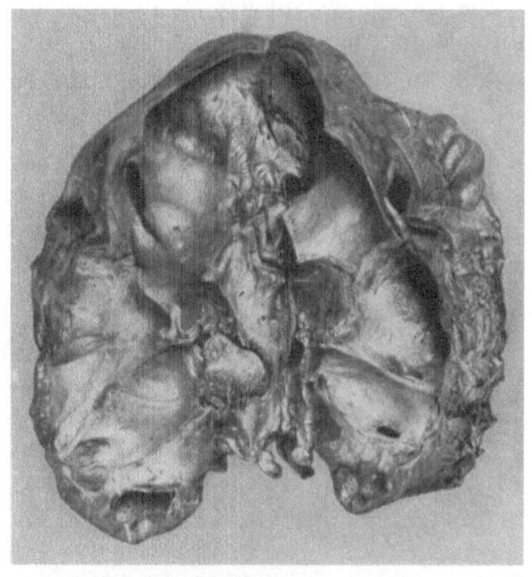

Abb. 48. Die zur Abb. 55 gehörige Niere exstirpiert.

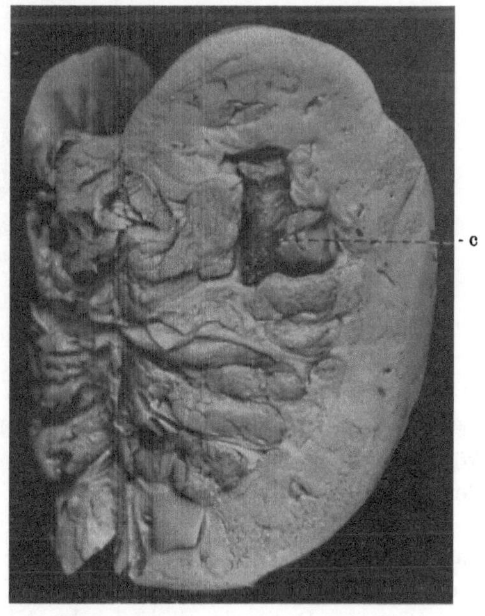

Abb. 49. c Stein im Calyx major mit Fortsätzen in die Calices minores.

Liegt ein Steinschatten dicht nahe der Wirbelsäule, so weist dies auf eine kongenital heterotope Niere hin, liegt aber der Steinschatten von der Wirbelsäule entfernt, so beweist dies nichts dagegen.

Aus diesen Beispielen ist ersichtlich, welchen Nutzen die Röntgenphotographie bei der Lokalisation der Steine in der Niere gewährt.

Zum Schluß sei besonders hervorgehoben, daß in jedem Fall von Verdacht von Nierenstein von beiden Nieren und Ureteren

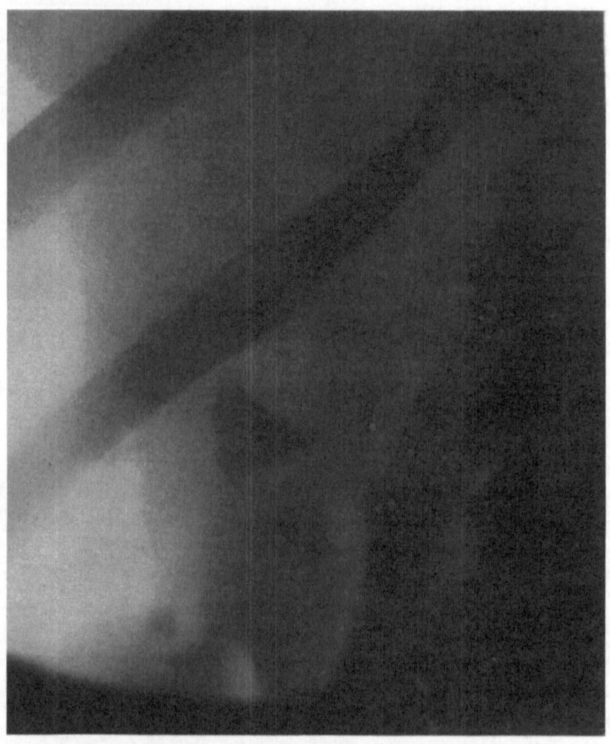

Abb. 50. Stein im Nierenbecken.

Röntgenaufnahmen gemacht werden müssen, denn einerseits sind verhältnismäßig oft Steine in beiden Nieren vorhanden, andererseits können bei einseitiger Nierensteinerkrankung die Schmerzen nur auf der gesunden Seite empfunden werden.

In jedem Falle von nachgewiesenem Stein in der Niere muß man daran denken, daß gleichzeitig in der Niere eine andere Affektion bestehen kann, die für die Wahl der Behandlung bestimmend sein könnte. Denn ein Stein in der Niere indiziert meines Erachtens an sich nicht immer einen operativen Eingriff. Besteht aber gleichzeitig ein ernsteres Leiden, wie Nierentuberkulose, oder gar, was seltener vorkommt, ein maligner Tumor, so ist ein sofortiger operativer Eingriff

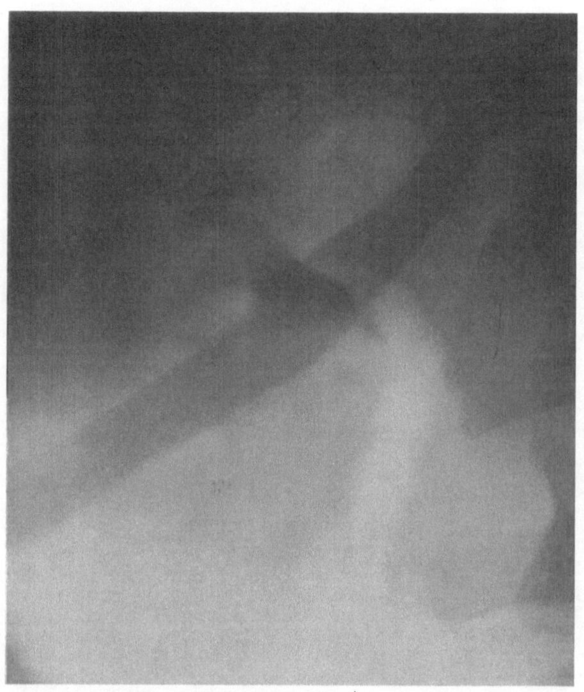

Abb. 51. Insufflation des Nierenbeckens, der Kelche und des Ureters mit Sauerstoff. Der Stein enthält zwei Fortsätze in die Calices majores und einen Fortsatz in den Ureter.

dringend angezeigt. Darum dürfen also über dem Stein nicht andere schwere Erkrankungen übersehen werden. Wenn man aber an solche Möglichkeiten denkt, dann wird man die Diagnose nicht verfehlen.

Bei der Röntgenaufnahme der Nieren sind noch einige allgemeine Gesichtspunkte zu berücksichtigen:

Eine Röntgenaufnahme ist nur dann als brauchbar anzusehen, wenn die untersten beiden Rippen, die Querfortsätze der Lendenwirbel, der Musculus psoas sichtbar sind.

Weiterhin ist auf die bei jeder Röntgenaufnahme möglichen Fehlerquellen zu achten. Abgesehen von Plattenfehlern, die leicht als solche zu erkennen und gegebenenfalls durch

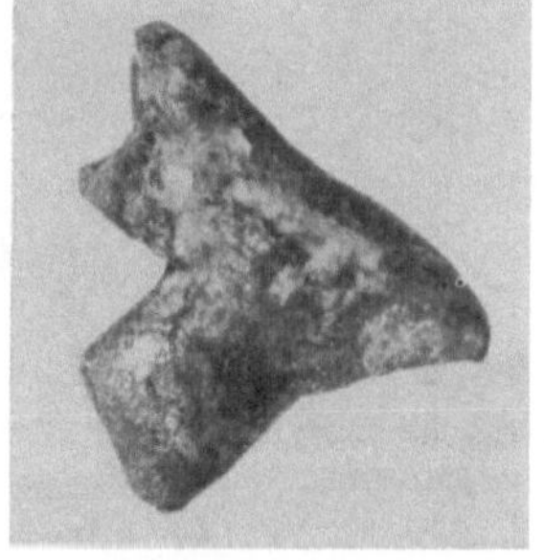

Abb. 52. Der zu Abb. 50 und 51 gehörige Stein durch Pyelotomie entfernt.

10*

eine Aufnahme auf einer Doppelplatte sicher auszuschalten sind, ist bei der Nierenaufnahme zu berücksichtigen, daß auch andere Gebilde in der seitlichen Bauchgegend Schatten geben können, die wie Nieren-

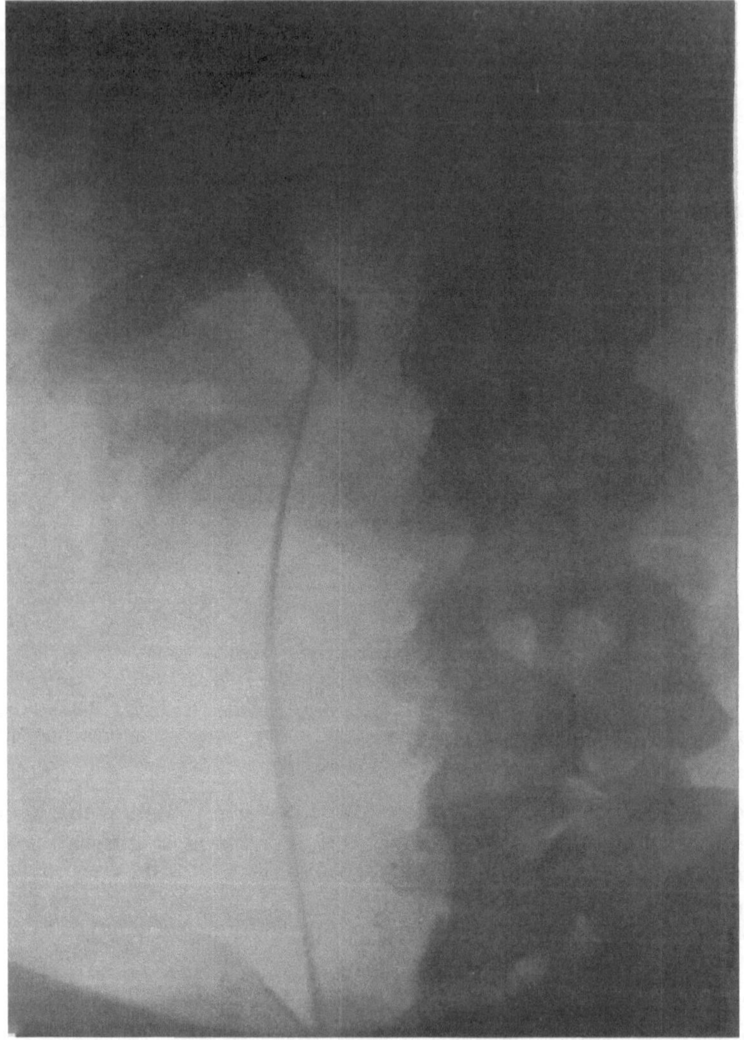

Abb. 53. Pyelographie nach Füllung des Beckens und der Kelche mit Bromnatriumlösung. Der im Becken gelegene Stein ist noch sichtbar.

steinschatten aussehen. Dazu gehören Kotsteine, Pankreassteine, Verkalkungen an den äußersten Spitzen der Processus transversi, Frakturen der Querfortsätze der Lendenwirbel u. a. m. Die Schatten, die von Scybala herrühren, sind oft dadurch gekennzeichnet, daß sie gewöhnlich in der Mitte undurchlässiger als am Rande und von dunklen Ringen oder Halbmonden (Darmgasen) umgeben sind. Eine neue Röntgenaufnahme nach Darreichung von Abführmitteln wird zumeist erkennen lassen, daß es sich um Scybala gehandelt hat.

Auch Gallensteine können, falls sie auf der Platte erscheinen, Veranlassung zu Verwechslung mit Nierensteinen geben. In allen diesen

Abb. 54. Stein im hydronephrotischen Schenkel einer Hufeisenniere.

Fällen wird eine weitere Röntgenaufnahme nach SGALITZER in frontaler Richtung entscheiden lassen, ob der Schatten von einem Gebilde im Bereich der Niere oder außerhalb derselben herrührt.

In manchen Fällen geben nicht zum Körper gehörige Gebilde Schatten auf dem Röntgenbilde, die von weniger Erfahrenen als Steinschatten gedeutet werden. So wurde in einem Falle für einen Steinschatten ein Schatten angesehen, der durch ein auf der Haut der Lendengegend befindliches Leukoplastpflaster verursacht worden war. In einem anderen

Falle, der mir zur Begutachtung vorgelegt wurde, erkannte ich aus der vollkommenen regelmäßigen und scharfen Umgrenzung der Schatten, daß sie nur von einem körperfremden Gegenstand herrühren konnten. In der Tat stellte es sich heraus, daß, wie ich vermutete, die Schatten von einem auf der Haut der Lendengegend befindlichen durchlochten Pflaster herrührten.

Ferner ist noch im allgemeinen bei der Röntgenaufnahme folgendes zu beachten: Bei negativem Ausfall der Aufnahme ist diese gegebenen-

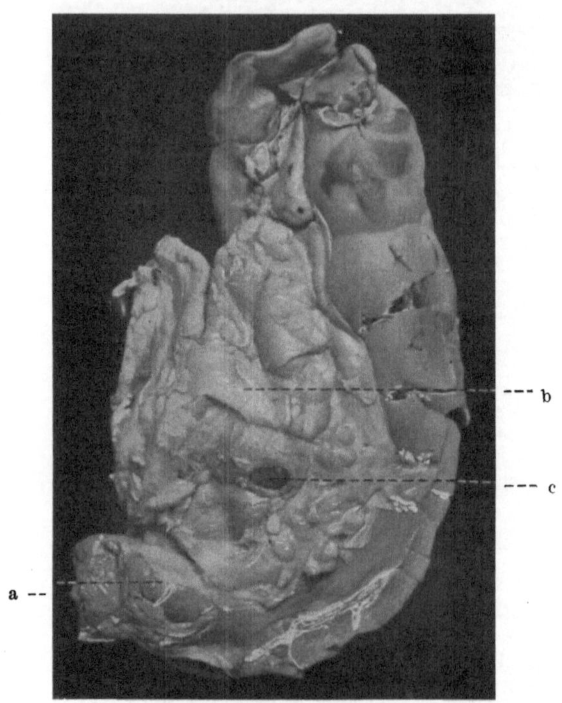

Abb. 55. Der operativ entfernte Schenkel einer Hufeisenniere.
a Verbindungsstück, b Becken, c Stein.

falls zu wiederholen, weil gelegentlich dann doch ein Stein im Röntgenbild sichtbar wird, der bei der ersten Aufnahme keinen Schatten gegeben hat.

Ferner: Wenn zwischen der Röntgenaufnahme und der vorzunehmenden Operation eine längere Zeit verstrichen ist, dann empfiehlt es sich *unmittelbar vor der Operation eine neue Röntgenaufnahme* zu machen, weil der Stein in der Zwischenzeit seine Lage verändert haben kann. Abb. 56 zeigt z. B. einen Fall, bei dem der Stein zunächst so im Inneren der Niere gelegen war, daß ich geglaubt hatte, ihn nur durch Nephrotomie entfernen zu können. Bei der unmittelbar vor der Operation

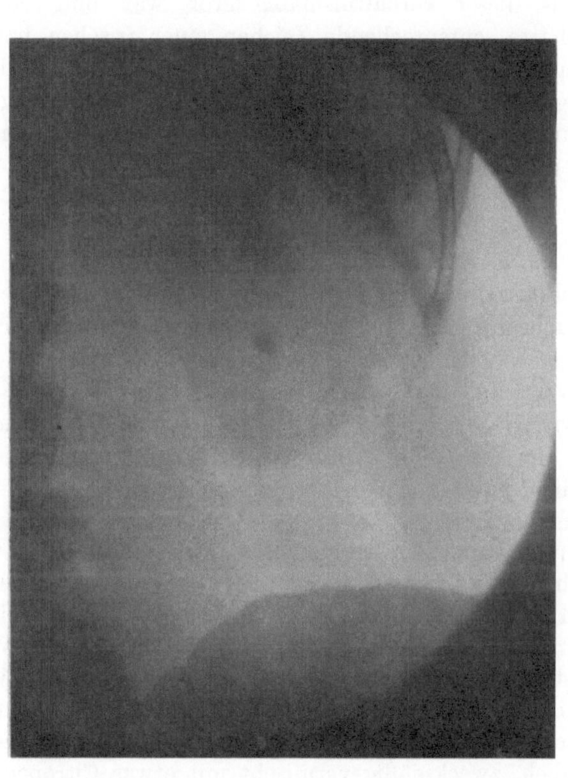

zu ergänzen. Liegt trotz Vorhandenseins zweier Ureteröffnungen der Verdacht vor, daß es sich um eine Solitärniere handelt (conf. S. 51), dann wird man in die Ureteren schattengebende Katheter einführen und durch Röntgenphotographie feststellen, ob beide Ureteren in eine Niere führen.

Ist der Harn blutig, dann erkennt man zystoskopisch, aus welcher Niere der blutige Harn entleert wird. War zuvor ein Stein abgegangen, so sind, falls dieser verhältnismäßig groß war und eine unebene Oberfläche hatte, entsprechende Zeichen einer frischen bzw. früheren Verletzung am Ureterwulst zu sehen. In Fällen, in denen die von einer Nierensteinerkrankung ausgelösten Schmerzen auf der entgegengesetzten Seite empfunden werden, wird erst die zystoskopische Untersuchung den Sitz der Nierensteinerkrankung zeigen.

4. Anzeige zur Operation.

Bei der Behandlung der Nierensteinerkrankung ist in erster Reihe die Frage zu beantworten, ob in allen Fällen von Steinen in der Niere ein operativer Eingriff gemacht werden muß, oder ob man sich zuerst abwartend verhalten und intern behandeln kann.

Die interne Behandlung vermag allerdings nicht, vorhandene Steine aufzulösen. Ihr Ziel kann es nur sein, die Ausstoßung des Steins zu befördern, die Neubildung von Steinen zu verhüten, und die akuten Beschwerden (Koliken) zu beseitigen. Den beiden erstgenannten Indikationen genügt vor allen Dingen die Durchspülung des Organismus mit reichlichen Flüssigkeitsmengen. Auf die Frage, ob hierbei für bestimmte Fälle gewisse Mineralwässer den Vorzug verdienen, oder ob die Aufnahme von indifferenten Flüssigkeiten, wie Wasser, Tee, dasselbe leistet, soll hier nicht näher eingegangen werden. Von inneren Mitteln, die den Abgang von Steinen befördern, hat sich nur das Glycerin bewährt, das in einer Dosis von etwa 100 g pro die, in Einzeldosen von 20 g 3stündlich, zweckmäßig vermischt mit etwas Citronensaft, verabfolgt wird. Diätetische Maßnahmen, um die Neubildung von Steinen zu verhüten, leisten im allgemeinen wenig. Zur Bekämpfung von Koliken ist man auf Morphiuminjektionen angewiesen.

In welchen Fällen kommt nun die interne Behandlung in Betracht? Hierher gehören zunächst diejenigen Fälle, bei denen Koliken aufgetreten sind, und danach fast jedesmal ein Stein abgegangen ist, während das Röntgenbild nach dem Anfall keinen Stein aufweist. In diesen Fällen besteht offenbar eine besondere Disposition zur Neuentstehung von Steinen. Von der Operation wäre somit nichts zu erwarten. Weiter kommen für die interne Behandlung diejenigen Fälle mit Koliken ohne Steinabgang in Betracht, bei denen im Röntgenbild ein kleiner Stein sichtbar ist, von dem man annehmen darf, daß er vielleicht spontan abgehen wird. In derartigen Fällen wird man sich zunächst abwartend verhalten.

Ferner ist die interne Behandlung angezeigt bei denjenigen Fällen von Nierensteinerkrankung, bei denen wegen Alters, schlechten Allgemeinbefindens, Nephritis, Herzerkrankung oder anderer schwerer Erkrankungen jeder größere operative Eingriff im allgemeinen eine direkte Lebensgefahr bedeutet und daher nur dann gewagt werden darf, wenn wegen unerträglicher Schmerzen oder anderer Komplikationen kein anderer Ausweg übrig bleibt.

Schließlich sind wir auf die interne Behandlung angewiesen bei den Fällen doppelseitiger vorgeschrittener Nierensteinerkrankung (z. B. großen Korallenstein oder zahlreichen Steinen in beiden Nieren), bei denen jeder operative Eingriff einerseits quoad sanationem aussichtslos ist, andererseits mit großer Wahrscheinlichkeit durch Verminderung von noch funktionsfähigem Nierengewebe zum Tode an Urämie führen würde. Mittels der Röntgenphotographie, die oft die Dicke der noch erhaltenen Rindenschicht zeigt, ferner der funktionellen Prüfung vermögen wir im allgemeinen diese Fälle mit ziemlicher Sicherheit abzugrenzen.

Bedingt für die interne Behandlung kommen diejenigen Fälle in Frage, bei denen zwar das Röntgenbild einen Nierenstein zeigt, aber keine oder nur sehr geringe Beschwerden vorhanden sind. Es gibt Nierensteine, die keinerlei Neigung zu Ortsveränderungen haben und Jahre, ja Jahrzehntelang in der Niere liegen, ohne weder örtliche Beschwerden zu machen, noch das Allgemeinbefinden zu stören. Andererseits kann dabei jederzeit durch Hinzutreten einer Infektion eine Operation notwendig werden, bei der, falls die Operation nicht früh ausgeführt werden kann, die eingreifende Nephrostomie oder gar die Nephrektomie gemacht werden muß, um das Eintreten einer akuten oder chronischen Pyämie zu verhüten, oder falls solche bereits eingetreten ist, sie zu beseitigen.

In Erwägung dieser Verlaufsmöglichkeiten wird man also, *falls der Stein im extrarenalen Nierenbecken liegt, demnach durch die ungefährliche Pyelotomie entfernt werden kann, zur Operation raten. Wenn dagegen der Stein innerhalb der Niere liegt, so daß er voraussichtlich nur durch Nephrotomie entfernt werden kann, so wird man vorläufig von der Operation abstehen.*

In allen übrigen Fällen von Nierensteinen ist eine Operation unbedingt angezeigt. Kurz zusammengefaßt sind dies alle Fälle von Infektion der Niere mit ihren sekundären Erkrankungen (akute oder chronische Pyelonephritis, Pyonephrose, perinephritischer Absceß). Zweitens sind es Fälle von calculöser Anurie.

Hinsichtlich der infizierten Fälle ist noch folgendes zu beachten: Bei akuter Pyelonephritis, wie sie nicht selten durch Verlegung des

Ostium pelvicum des Ureters durch einen Stein verursacht wird, gelingt es zuweilen durch Einlegung eines Dauerkatheters in den Ureter dem im Becken retinierten Eiter Abfluß zu verschaffen und das Fieber vorübergehend herabzudrücken. Man kann danach die notwendige Operation unter besseren Bedingungen vornehmen.

Die Operation hat den Zweck, entweder den Stein mit Erhaltung der Niere zu entfernen oder, wenn die Niere so schwer erkrankt ist, daß sie für den Organismus so gut wie nutzlos ist und gegebenenfalls sogar die Funktion der anderen Niere schädigt, die erkrankte Niere vollständig zu entfernen.

Außerdem gibt es Fälle, in denen man wegen dringender Lebensgefahr sich zunächst damit begnügen muß, dem Harn Abfluß zu schaffen (durch Nephrostomie). Doch wie soll man den oder die Steine entfernen?

Die Nierensteine können entfernt werden entweder mittels **Nephrotomie** oder **Pyelotomie**. Die Wahl des Eingriffs hängt von der Lage des Steins ab, wie sie das Röntgenbild zeigt. In vielen Fällen liegt der Stein so, daß er sowohl durch die Nephrotomie, wie auch durch die Pyelotomie entfernt werden kann. Da die Nephrotomie, trotzdem sie durch meine Methoden einschließlich ihrer Modifikationen (Radiärschnitt, Querschnitt) wesentlich verbessert worden ist, vor allem wegen der Gefahr der Nachblutung, immerhin noch einen mehr oder weniger ernsten Eingriff bedeutet, während die Pyelotomie fast ungefährlich ist, so ist selbstverständlich in allen diesen Fällen die **Pyelotomie die Operation der Wahl.** Die Pyelotomie kommt in Betracht für fast alle Fälle von Nierenbeckenstein, abgesehen von solchen, bei denen das Nierenbecken sehr tief innerhalb der Niere liegt, sehr klein ist. Wir können darum folgendes sagen:

Liegt der Steinschatten neben dem Nierenschatten (Abb. 41), so ist er, wenn er auch noch so groß ist, durch die Pyelotomie zu entfernen. Liegt der Steinschatten dagegen tief innerhalb des Nierenschattens, so wird zu seiner Entfernung im allgemeinen wohl nur die Nephrotomie in Betracht kommen.

Es gibt jedoch Ausnahmen. In einigen Fällen, in denen ein **großer Steinschatten ganz innerhalb des Nierenschattens** lag, habe ich vor der Operation geglaubt, den Stein nur durch die Nephrotomie entfernen zu können. An der operativ freigelegten Niere lag aber das **verhältnismäßig große Nierenbecken in seiner ganzen Ausdehnung der hinteren Wand des Organs** an, und im Nierenbecken lag der an sich große Stein. Dieser konnte leicht durch **Pyelotomie** entfernt werden. Es ergibt sich also:

Liegt der Steinschatten neben dem Nierenschatten, so ist der Stein durch Pyelotomie zu entfernen; liegt dagegen der Steinschatten innerhalb des Nierenschattens, so ist deshalb die Pyelolithotomie nicht unbedingt unmöglich.

Liegt ein Stein im Becken und ein Stein in einem kleinen Kelch, dann entferne ich zunächst den Stein aus dem Nierenbecken mittels Pyelotomie, gehe dann mit dem Finger ins Becken ein, suche wenn möglich bimanuell den Stein in der Nierenrinde zu fixieren und schneide von außen her in radiärer Richtung auf den Stein ein.

Liegt der Stein im unteren Calyx major, so kann er, wie es mir mehrfach gelungen ist, durch die Pyelotomie entfernt werden. Dies ist deswegen möglich, weil der Calyx major inferior, im Gegensatz zum Calyx major superior, mit weitem Hals in das Becken mündet.

Handelt es sich um einen Stein, der das Becken und sämtliche Kelche ausfüllt, oder liegen die Steine in einer Niere so zerstreut wie in Abb. 46, dann ist, zumal bei gleichzeitig bestehender Pyonephrose, die Nephrektomie angezeigt.

Bei der Häufigkeit doppelseitiger Steinerkrankung tritt an den Chirurgen nicht selten die Frage heran, falls auf beiden Seiten ein operativer Eingriff angezeigt ist, welche Niere zuerst zu operieren ist. Es läßt sich hierüber etwa folgendes sagen:

Ist die eine Niere so schwer erkrankt, daß ihre Erhaltung so gut wie wertlos ist, und daß sie sogar auf die andere weniger erkrankte Niere, bei der die Operation nicht dringend angezeigt ist, schädigend einwirkt, dann ist die schwerer erkrankte Niere zuerst zu operieren.

Wenn dagegen in der einen Niere ein extrarenal liegender Beckenstein sehr starke Koliken verursacht, in der anderen Niere aber ein großer Stein mit zahlreichen Fortsätzen in der Niere liegt und deren Parenchym bis auf geringe Reste zum Schwund gebracht hat, dann ist zuerst der extrarenal gelegene Stein durch die ungefährliche Pyelotomie zu entfernen. In derartig von mir operierten Fällen sind die Kranken nach der Operation an der einen Niere dauernd frei von Beschwerden geblieben, so daß sie von der Operation an der zweiten Niere nichts mehr wissen wollten.

In diesen Fällen war also nicht, wie in den zuerst beschriebenen, zunächst die schwerer erkrankte, sondern diejenige Niere zu operieren, die die erheblich stärkeren Beschwerden verursacht hatte.

Bei der Verschiedenheit der Nierensteinerkrankungen und der durch sie hervorgerufenen subjektiven Störungen in jeder einzelnen Niere lassen sich also allgemeine Regeln darüber, welche von beiden erkrankten Nieren zuerst zu operieren ist, kaum aufstellen. Man wird demnach von Fall zu Fall unter besonderer Berücksichtigung der Lage des Steins, der Schwere des vorzunehmenden Eingriffes und des Allgemeinzustandes des Patienten darüber entscheiden, welche Niere zuerst zu operieren ist.

5. Anurie.

Die schwerste, wenn auch glücklicherweise nicht sehr häufige Komplikation bei der Nierensteinerkrankung ist die Anurie. Über ihre Pathogenese und Symptome wurde bereits das Notwendige gesagt. Da die Anurie, falls sie nicht spontan aufhört oder durch ärztlichen Eingriff beseitigt wird, in jedem Falle zum Tode an Urämie führt, darf man sich nicht expektativ verhalten, sondern muß sofort eine aktive Therapie einleiten. Man wird zunächst festzustellen suchen, an welcher Niere der Harnabfluß zuletzt aufgehoben worden ist bzw. auf welcher Seite zuletzt Schmerzen aufgetreten sind. Wenn dies anamnestisch nicht festzustellen ist, so gelingt es zuweilen durch Palpation der Nieren und Ureteren. Treten hierbei nur auf einer Seite Schmerzen auf, die sich bei benommenen Patienten zuweilen nur durch Verziehung des Gesichts oder reflektorische Muskelcontractur der Bauchwand an der Stelle der Palpation kenntlich machen, dann kann man die Niere bzw. den Ureter der betreffenden Seite als Sitz der letzten Verstopfung durch einen Stein annehmen.

Sicherer wird diese Feststellung, wenn bei der Röntgenuntersuchung nur auf der betreffenden Seite ein Stein in der Niere oder im Ureter zu sehen ist. Natürlich sind auch dabei Irrtümer möglich. Ein kleiner Stein, der möglicherweise die Anurie verursacht hat, kann im Röntgenbild nicht sichtbar sein, während auf der anderen Seite ein großer Stein, der an der Harnabsperrung unschuldig ist, auf der Platte erscheint. Da somit das Röntgenbild keinen ganz sicheren Aufschluß über die Seite und den Sitz der Steinokklusion bringt, da ferner die Röntgenphotographie in vielen Fällen von Anurie wegen der gleichzeitig bestehenden Obstipation und Aufblähung des Leibes überhaupt nicht möglich ist, so versucht man in jedem Falle, durch Zystoskopie und Ureterenkatheterismus weiteren Aufschluß zu erlangen. In manchen Fällen wird man dabei gleichzeitig therapeutisch eingreifen können.

Zuweilen sieht man den Stein im Ostium vesicale des Ureters oder erkennt ihn dadurch, daß man, veranlaßt durch die eigenartige Vorwölbung der Ureterpapille, den Ureterkatheter in das Ureterostium einführt und den Stein fühlt. Im Anschluß daran kann man in manchen Fällen den Stein sogleich in der später zu beschreibenden Weise entfernen.

In anderen Fällen kann man grießartige Konkremente, die die Verstopfung des Ureters verursacht hatten, mit dem in den Ureter eingeführten Katheter so weit verkleinern, daß sie danach der von oben her einsetzende Harnstrom, eventuell unterstützt durch Spülungen durch den Ureterkatheter von der Blase aus, aus dem Harnleiter herausschwemmt, und so die normale Harnentleerung dauernd wieder hergestellt wird.

Zuweilen kann man den Stein durch einen in den Ureter eingeführten Katheter so zur Seite schieben, daß der Harn durch den Katheter in die Blase abfließt. Der Erfolg ist aber leider dann nicht immer dauernd, da nach Entfernung des Katheters gewöhnlich der Stein das Ureterlumen wieder von neuem verschließt. Immerhin erholt sich der Patient durch die vorübergehende Beseitigung der Anurie so weit, daß man danach unter wesentlich günstigeren Bedingungen die Operation zur Entfernung des Steins anschließen kann. Da jedoch die dauernde Beseitigung der Anurie auf zystoskopischem Wege nur ausnahmsweise gelingen dürfte, so wird gewöhnlich bei Steinanurie die Operation notwendig sein. Hierbei müssen wir uns im allgemeinen von folgenden Grundsätzen leiten lassen:

Die Operation ist möglichst frühzeitig auszuführen, da sich mit jedem Abwarten die Aussicht auf einen Erfolg verschlechtert.

Ferner muß es das Ziel sein, vor allem den Harnabfluß in Gang zu bringen. Der Stein ist daher sogleich nur dann zu entfernen, wenn seine Lage vorher bekannt ist, und seine Entfernung die Operation nicht sehr verlängert. In anderen Fällen ist die Entfernung des Steins auf später zu verschieben.

Als dritter Grundsatz muß gelten, daß die Operation auf der Seite der letzten Steinokklusion ausgeführt werden soll. Wie diese Seite zu ermitteln ist, wurde schon oben gesagt.

Im einzelnen ist über die in Frage kommenden operativen Eingriffe noch folgendes zu bemerken:

Kennt man auf der betreffenden Seite den Sitz des Steins, sei es auf Grund des Röntgenbildes, sei es auf Grund des vorher beschriebenen zystoskopischen Vorgehens, dann wird man direkt auf die Entfernung des Steins ausgehen, und je nach dem Sitze desselben, die Ureterolithotomie, Pyelotomie oder Nephrotomie ausführen.

Finden sich im Ureter mehrere Steine nebeneinander, so wird man sie zusammen entfernen.

Liegen aber die Steine im Ureter weit voneinander entfernt, dann kann man in der Regel dem Patienten die eingreifende Operation zur Entfernung sämtlicher Steine nicht zumuten und wird sich darauf beschränken, den Harnabfluß oberhalb des am meisten proximalwärts gelegenen Steins im Ureter zu ermöglichen (J. Jsrael).

Findet man einen Stein im Ureter und einen anderen in der Niere, so ist, wenn der Stein in einem Calyx liegt, also die Okklusion nicht verursacht haben kann, der im Ureter liegende Stein zu entfernen (Ureterotomie).

Handelt es sich aber um einen Stein im Ureter und einen im Nierenbecken, dann ist zunächst der Nierenbeckenstein zu entfernen und die Wunde zum Ableiten des Harns offen zu halten (Pyelostomie bzw. Nephrostomie). Der Ureterstein kann dann später operativ entfernt werden. Nur wenn der Ureterstein im obersten Teil des Ureters liegt, kann man ihn mit dem Nierenstein zugleich entfernen.

Wenn man jedoch vor der Operation keinerlei Anhaltspunkte für die Lokalisation des okkludierenden Steins hat, dann legt man die Niere mit dem obersten Teil des Ureters frei und macht das weitere Vorgehen von dem Befunde an dem freigelegten Organ abhängig. Liegt nur im Ureter ein Stein, so entfernt man ihn. Findet man aber einen Stein im Nierenbecken oder kann man aus der prallen Spannung des Nierenbeckens einen Stein im Ureterostium des Beckens annehmen, dann ist die Pyelolithotomie angezeigt. In allen anderen Fällen ist die Nephrolithotomie bzw. wenn kein Stein aufzufinden ist, die Nephrostomie zur Sicherung des Harnabflusses vorzunehmen.

Im Anschluß an die calculöse Anurie seien hier noch kurz die anderen Nierenerkrankungen angeführt, bei denen Anurie auftreten kann. Vor allem ist hier zu nennen: die doppelseitige Nephritis im Anschluß an Infektionskrankheiten (Scharlach, Diphtherie usw.) oder Vergiftungen (Sublimat, Canthariden usw.), doppelseitige Cystennieren. Ferner kann in allen Fällen Anurie auftreten, in denen die eine Niere fehlt oder zerstört bzw. funktionsunfähig ist, und die Funktion der anderen, zuvor gesunden oder ebenfalls kranken Niere durch Hinzutreten einer akuten Störung plötzlich aufgehoben wird. So kann bei doppelseitiger Nierentuberkulose, bei der die eine Niere zerstört oder exstirpiert worden ist, die andere noch funktionsfähige Niere plötzlich nach Verlegung des Ureterlumens durch ein Blutgerinnsel oder einen Eiterpfropf ihre Funktion einstellen. Ferner kann die Sekretion der einzigen funktionierenden Niere durch aufsteigende Pyelonephritis infolge von akuter Steigerung des intrarenalen Druckes plötzlich aufhören.

In überaus seltenen Fällen kann die Funktion einer Solitärniere bei Endokarditis durch Embolie, infolge eines Traumas durch Thrombose der Arteria renalis aufgehoben werden.

Unabhängig von einer primären Nierenerkrankung kann ferner Anurie eintreten, wenn der Harnabfluß aus beiden Nieren unmöglich gemacht wird. So können große Blasensteine, ein Blasentumor bzw. eine Uretercyste zunächst das eine Orificium ureteris und bei weiterem Wachstum beide Ureterostien verlegen.

Häufiger noch sind die Fälle, in denen die Lumina beider Ureteren durch außerhalb der Blase liegende Beckentumoren verschlossen sind, sei es durch Kompression, Knickung oder Hineinwachsen des Tumors durch die Wandung in das Lumen des Ureters. Besonders häufig kommt dies bei Uteruscarcinom vor, wenn dieses sich auf die Parametrien verbreitet hat.

Während das Zustandekommen der bisher beschriebenen Arten von Anurie leicht verständlich ist, ist die Pathogenese der sog. reflektorischen Anurie noch nicht in jeglicher Hinsicht geklärt. Es handelt sich dabei, wie schon bei Schilderung der calculösen Anurie erwähnt worden ist, um das plötzliche Aufhören der Funktion einer zuvor gesunden oder doch funktionsfähigen Niere nach plötzlicher Unterbrechung der Harnentleerung aus der anderen Niere (durch Knickung, Kompression oder Okklusion des Ureters). Die reflektorische Anurie geht gewöhnlich etwa innerhalb der ersten 3—4 Tage spontan vorüber oder hört auf, nachdem ein entsprechender operativer Eingriff an der anderen Niere vorgenommen worden ist, der die plötzliche Harnsperre, die Ursache der reflektorischen Anurie beseitigt hat. ISRAEL erklärt diese Anurie durch einen Reflex von einer Niere zur anderen (renorenaler Reflex).

Reflektorische Anurie tritt ferner nach stumpfen Bauchverletzungen auf, ohne Beteiligung der Nieren, ferner gelegentlich, wie GUYON und ALBARRAN angegeben haben, nach chirurgischen Eingriffen an der Blase (Lithotripsie).

Schließlich sei noch in differentialdiagnostischer Hinsicht erwähnt, daß auch bei Hysterischen Anurie, oder richtiger ausgedrückt, hochgradige Oligurie vorkommt, ohne daß irgendeine der eben erwähnten Ursachen nachweisbar ist. Man muß auch an diese Möglichkeit denken, um gegebenenfalls eine unnötige Operation zu vermeiden.

Als Therapie der Anurie kommt in allen Fällen, in denen die Anurie durch akute, hochgradige, intrarenale Drucksteigerung verursacht wird, in erster Reihe die Dekapsulation in Betracht; bei Pyelonephritis mit zahlreichen Abscessen in der Niere eventuell die Scarification und auch die Nephrostomie.

In allen Fällen, in denen man die Ursache der Anurie nachweisen kann, ist die kausale Therapie angebracht. Bei Anurie infolge von inoperablen Beckentumoren wird die Nephrostomie, Pyelostomie oder Ureterostomie ausgeführt. Der Eingriff wird natürlich nur dann vorgenommen, wenn die Erkrankung nicht zu weit vorgeschritten ist. In hoffnungslosen Fällen wird man von jedem operativen Eingriff absehen.

6. Operationen bei Steinkrankheiten der Niere.
a) Die Nephrolithotomie mittels Längsschnitts.

Die Freilegung der Niere ist in gleicher Weise auszuführen, wie auf S. 37 angegeben ist. Nachdem der Calyx major inferior eröffnet worden ist, führt man eine Sonde von dem Calyx aus in das Becken und erweitert unter ihrer Leitung die Öffnung so weit, bis man mit der Fingerkuppe in das Becken hineingelangen kann. Man entfernt dann den oder die Steine mit einer Zange oder einem sog. Steinlöffel, nicht ohne sich vorher davon überzeugt zu haben, daß der Stein nicht fixiert ist, denn sonst kann leicht ein etwa in einen Kelch hineinragender Fortsatz des Steins unbemerkt abbrechen und in der Niere zurückbleiben. Vom Nierenbecken aus kann man dann in diejenigen Kelche gelangen, in denen, soweit man es im Röntgenbild vorher festgestellt hat, Steine liegen und sie unter vorsichtiger Erweiterung der Kelchhälse entfernen. Ist die Röntgenphotographie nicht nur in einer, sondern in mehreren verschiedenen Richtungen hergestellt worden, dann kann die Zahl der in der Niere liegenden Steine mit großer Wahrscheinlichkeit bestimmt werden, nicht aber mit Sicherheit, da ganz kleine oder für Röntgenstrahlen durchgängige Steine auf der Platte nicht erkennbar sind. Man wird daher zur Sicherheit durch bimanuelle Palpation von der Außenwand und der Schnittfläche der Niere aus auf etwa noch in ihr vorhandene Steine fahnden.

Fühlt man in einem Kelche einen Stein, dann sucht man ihn unter digitaler Erweiterung des Kelchhalses und gegebenenfalls unter Gegendrücken von der Nierenoberfläche her zu entfernen. Wenn der Kelchhals dabei nicht in dem Grade erweitert wird, um das Herausholen des Steines zu ermöglichen, dann kerbt man ihn mit dem Messer ein. Doch muß man dabei besonders vorsichtig vorgehen, da hier die großen Äste der Nierenarterie verlaufen. Man macht daher nur einen ganz kurzen Einschnitt, und zwar in radiärer Richtung, möglichst zwischen zwei radiär verlaufenden Ästen der Nierenarterie.

An dem entfernten Stein ist festzustellen, ob nicht noch ein Stück von ihm in der Niere zurückgeblieben ist, denn ein noch so kleiner Steinrest kann durch Apposition von Salzen in kurzer Zeit stark wachsen und erhebliche Beschwerden verursachen. War der entfernte Stein bröcklig, dann werden etwaige zurückgebliebene Reste durch Spülung des Becken- und Kelchraumes mit Borsäurelösung zu entfernen gesucht. Alsdann folgt die Naht des Nierenschnittes in der früher geschilderten Weise.

Zuvor jedoch muß man vom eröffneten Nierenbecken aus einen Katheter in den Ureter einführen, um sich von seiner Durchgängigkeit bis zur Blase zu überzeugen. Auf diese Weise wird ein etwa noch im Ureter liegender Stein, der auf dem Röntgenbild nicht sichtbar war, aufgefunden und sogleich entfernt. Durch das Zurückbleiben des Steins könnten nicht allein die an sich durch den Ureterstein verursachten Störungen auftreten, sondern es könnte auch die Naht der Niere infolge von intrarenalen Stauungen insuffizient werden und zu Blutungen führen. Im günstigsten Falle würde eine Nierenfistel zurückbleiben, und zu deren Heilung müßte der Stein doch noch aus dem Ureter entfernt werden.

In Fällen mit Infektion der Niere wird die Wunde nicht genäht und zur Sicherung des freien Harnabflusses — als Voraussetzung für die spätere Heilung der Nephrostomiewunde — ein starkkalibriger Ureterkatheter durch den Ureter, die Blase und die Urethra nach außen geleitet. Handelt es sich aber um eine schwere Infektion der Niere (vorgeschrittene calculöse Pyonephrose), so exstirpiert man zweckmäßig sogleich die Niere, da nach allgemeiner Erfahrung die Nephrostomie bei derartigen Fällen wesentlich ungünstigere Resultate ergibt, als die Nephrektomie.

b) Der Radiärschnitt.

Ist der Stein zu groß, um durch die kurze Incision des Kelchhalses aus ihm herausgeholt zu werden, dann ziehe ich den Radiärschnitt vor. Wenn der Stein von der äußeren Wand her gefühlt wird, entferne ich gewöhnlich den Stein von vornherein durch einen Radiärschnitt von der Außenwand der Niere her. An den beiden Polen fällt der Schnitt in die Längsrichtung.

c) Pyelotomie.

Das Nierenbecken kann an drei Stellen eröffnet werden:
1. An der hinteren Wand, Pyelotomia posterior.
2. An der vorderen Wand, Pyelotomia anterior.
3. An der unteren Wand, Pyelotomia inferior.

Die Pyelotomia posterior wurde zunächst allgemein und wird wohl auch jetzt noch von vielen Chirurgen ausschließlich angewandt. Dies geschah und geschieht deswegen, weil die hintere Wand des Beckens von Gefäßen entblößt ist, während an der vorderen Beckenwand die Art. und Vena renalis bzw. ihre Hauptäste vorüberziehen. Auch kann man an der luxierten Niere an der hinteren Wand die Incision bequem ausführen und dann die Schnittwunde nähen. Der Schnitt wird gewöhnlich in der Längsrichtung ausgeführt. Man darf ihn distalwärts nicht bis in das Ostium pelvicum des Ureters verlängern, denn zuweilen ist dieses physiologisch so eng, daß es infolge der Schnittnarbe leicht zur Stenose des Ostiums mit ihren ernsten Folgen kommen kann. Andererseits darf man den Schnitt, wie ich gezeigt habe, proximalwärts nicht bis in das Nierenparenchym fortführen. Man wäre nämlich leicht geneigt, dies in Fällen zu tun, in denen sich bei der Operation herausstellt, daß die Incisionsstelle nicht lang genug ist, um durch sie den Stein zu entfernen. Die Verlängerung des Beckenschnittes bis in das Nierenparenchym verbietet sich deshalb, weil im Sinus der Niere der große dorsale Hauptast der Nierenarterie von oben nach unten verläuft (Abb. 57). Dieser würde bei der Verlängerung des Schnittes durchschnitten und damit eine starke, schwer zu stillende Blutung und ein ausgedehnter Infarkt der Niere verursacht werden.

Bei der Pyelotomia anterior wird das Nierenbecken an der Vorderwand im allgemeinen durch Längsschnitt eröffnet, und zwar bei engem Becken im Zwischenraum zwischen den vor ihm verlaufenden großen Gefäßen. Die angeblichen Vorzüge dieser Methode bei kleinem Becken (P. Rosenstein) leuchten mir nicht ein. Dagegen ist meines Erachtens zuweilen bei ausgeweitetem Becken die Pyelotomia anterior angebracht, wo der Schnitt fern von den großen Gefäßen erfolgen kann (s. S. 86, Abb. 29). Die Pyelotomia anterior führe ich in allen Fällen von kongenitaler Heterotopie, so auch bei Hufeisenniere aus, da hier das Becken im wesentlichen an der vorderen Wand der Niere liegt. Sonst wende ich im allgemeinen und insbesondere in denjenigen Fällen, in denen es sich nur um einen Stein handelt, die Pyelotomia inferior an. v. FEDOROFF und ZUCKERKANDL haben diese Methode aus dem Grunde angegeben, weil man auf diesem Wege den Stein in situ der Niere aus dem Becken entfernen kann. Außerdem bietet sie meines Erachtens folgende Vorzüge: Während man einen größeren Stein, der die platte Form des Nierenbeckens angenommen hat, durch den hinteren Nierenbeckenschnitt nur in der Weise entfernen kann, daß man ihn um seine Längsachse dreht, wobei die Wundränder leicht gequetscht werden, kann man bei der Pyelotomia inferior einen Stein, der keine Fortsätze hat, aus dem Becken entfernen, ohne ihn um seine Längsachse zu drehen. Abb. 58 und 60 zeigen die platte Form der Steine. Sie sind mehrfach so lang und breit

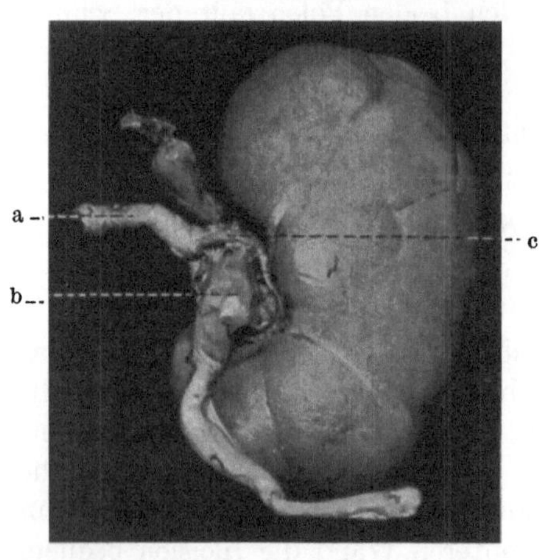

Abb. 57. a Arteria renalis. b Nierenbecken.
c Dorsaler Hauptast der Nierenarterie.

als dick. So gelang es auch, den Stein (Abb. 60), der Fortsätze in den oberen und unteren Calyx major entsendet, durch die Pyelotomia inferior zu entfernen, während dies bei der Pyelotomia posterior im allgemeinen nicht gut möglich gewesen wäre. Wenn man vom unteren Pyelotomieschnitt aus den Beckenkelchstein entfernt, muß man bei der Extraktion des Steins, *um den oberen und unteren Stein-fortsatz zu entwickeln, den Zug in der Richtung ausüben, der der Verlaufsrichtung jedes Steinfortsatzes entspricht.* Eine gute Anschauung für die Verlaufsrichtung der Calices majores bietet der mittels Pyelotomie entfernte Stein, der die Form des Beckens mit den Calices majores angenommen hat (Abb. 60). Am Stein ist der obere Fortsatz, der in dem Calyx major lag, nach vorn, der untere, vorher im unteren Calyx major gelegene Stein, nach hinten gedreht.

Die Pyelotomia inferior würde aber der Pyelotomia posterior in gewissem Maße nachstehen, wenn, wie es vielleicht den Anschein hat, die Incision an der unteren Nierenbeckenwand nur erheblich kürzer ausgeführt werden könnte als an der dorsalen Wand des Nierenbeckens.

Dies wäre der Fall, wenn die Entfernung des Orificium pelvicum des Ureters von der Arteria dorsalis an der unteren Wand kleiner wäre als an der hinteren Beckenwand. SCHNITTKIN hat nun auf meine Anregung hin diese Entfernungen an 40 Nieren bestimmt, wobei er in denjenigen Fällen, in denen das Orificium pelvicum des Ureters nicht scharf abgegrenzt war, sondern das Becken allmählich in den Ureter überging, von dem Punkt aus die Messung vornahm, wo man das Orificium vermuten durfte. Die Messungen SCHNITTKINS haben folgendes ergeben: Bei 40 Nieren war in 25 Fällen die Länge der unteren Nierenbeckenwand

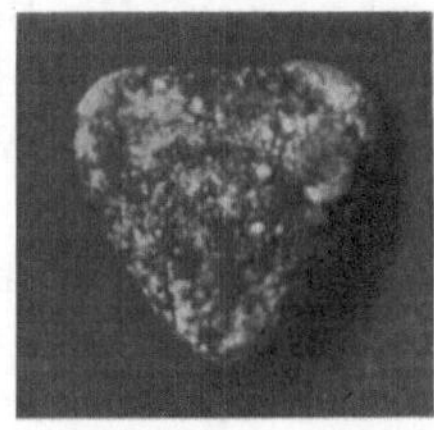

Abb. 58. Platter Nierenstein.

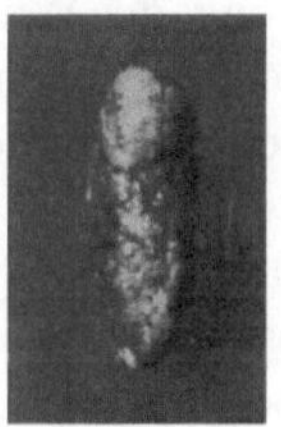

Abb. 59. Derselbe Stein von der Seite betrachtet.

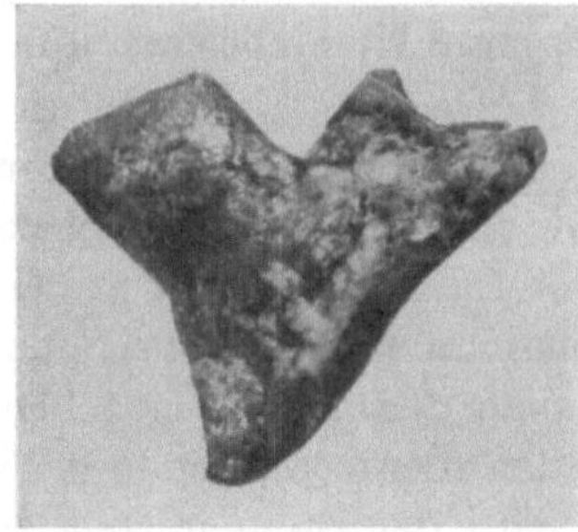

Abb. 60. Platter Nierenstein mit Fortsätzen in den oberen und unteren Calyx major.

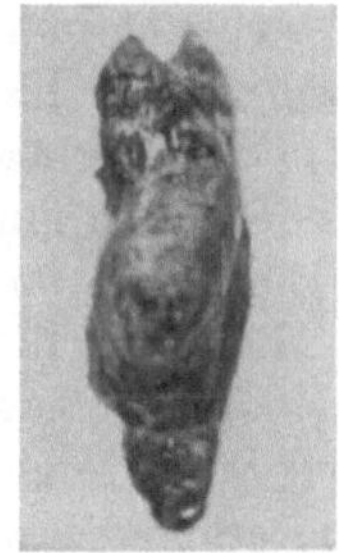

Abb. 61. Derselbe Stein von der Seite betrachtet.

größer oder gleich groß wie der hinteren Wand. Die größte Differenz war 0,8, die kleinste 0,1 cm, in den übrigen 15 Fällen, in denen die Länge der hinteren Beckenwand größer war, betrug die größte Entfernung 1 cm. Aus diesen Zahlen ergibt sich also in praktischer Hinsicht, daß im allgemeinen der Nierenbeckenschnitt an der unteren Wand ungefähr ebenso lang, wie an der hinteren Beckenwand ausgeführt werden kann.

Die Pyelotomia inferior hat aber meines Erachtens noch schließlich folgenden Vorteil: Bei den respiratorischen Bewegungen der Niere gleitet die Nahtstelle an der hinteren Wand des Nierenbeckens an der Rückenwand vorüber und ist traumatischen Einwirkungen, wie sie schon von spontan auftretenden starken Muskelkontraktionen ausgehen können, ausgesetzt. Die Nahtstelle würde, selbst wenn sie mit einem Lappen der Tunica fibrosa nach PAYR bedeckt worden ist, vor den traumatischen Störungen weniger geschützt sein, als die Nahtstelle an der unteren Nierenbeckenwand. Denn diese ist andauernd, auch bei den respiratorischen Bewegungen, von dem sich gleichmäßig mitbewegenden unteren Nierenpol mit dem hier gelagerten Fettgewebe bedeckt. So erkläre ich mir die Heilung der Pyelotomia inferior auch in Fällen, in denen ich genötigt war, zur Entfernung eines Steins aus dem unteren Calyx major den kleinen Finger in das Becken, das sehr klein war, einzuführen, wobei eine Quetschung der Wundränder nicht zu umgehen war. Die Beckenwunde wurde in solchen Fällen nur mit etwa 2 Nähten geschlossen. Nachdem sich dann noch 2—3 Tage etwas Harn aus der Wunde entleert hatte, trat glatte Heilung ein.

Die Technik der Pyelotomia inferior ist folgende: Nach vollständiger Lösung der Niere aus ihrer Umgebung wird der untere Pol der Niere hoch gehoben, und nun sucht man den Ureter in der Nähe seines pelvinen Ursprungs auf. Man erkennt ihn mittels Palpation an seiner eigenartigen Konsistenz, und nach seiner Freilegung an seiner blaßgelben, von dünnen längsverlaufenden Gefäßen durchzogenen Oberfläche. Nachdem man den Ureter mittels eines Mullstreifens emporgehoben hat, arbeitet man sich an ihm bis zum Nierenbecken und an dessen unterem Rande bis zum Nierengewebe heran. Dabei ist es oft notwendig, ein stark entwickeltes peripelvines Fettgewebe zu durchschneiden. Indem man nun den Stein an die untere Wand des Beckens herandrängt, schneidet man auf ihn an der unteren Beckenwand in Längsrichtung ein. Kleine glatte Steine springen dann zuweilen aus der Schnittwunde heraus. Bei größeren Steinen kann man den Schnitt gegebenenfalls bis in den Sinus fortsetzen. Eine zuweilen hier verlaufende größere Vene kann unterbunden werden. Alsdann wird der Stein mittels einer Zange aus dem Becken herausgeholt. Wenn der Stein Fortsätze in die beiden Calices majores entsendet, dann wird, wie ich schon erwähnt habe, die Extraktion bald in der Richtung des unteren, bald in der des oberen Calyx major ausgeführt. Nach der Extraktion des Steins lege ich eine einreihige Naht an, bei der die Schleimhaut nicht mitgefaßt wird (submukös) und schütze die Naht durch Vernähung des auf dem Nierenbecken liegenden Fettgewebes. Bei sehr dünner Beckenwand ist zuweilen eine submuköse Naht nicht ausführbar. In diesem Falle kann man sich mit der Naht des darüberliegenden Fettgewebes begnügen. Auch in denjenigen Fällen, in denen ich aus dem unteren Calyx major einen Stein, den ich mit der Zange nicht fassen konnte, mit dem kleinen Finger herausholte, begnügte ich mich, wie bereits erwähnt, mit einfachen Situationsnähten. Auch diese Fälle heilten, wenn der Harnabfluß nach unten frei war.

d) Pyelotomie mit Radiärschnitt.

In Fällen von Nierenbeckenstein und Stein in einem kleinen Kelch
entferne ich zunächst den Nierenbeckenstein, gehe dann mit dem Finger
in das Becken ein und suche, wenn möglich, mit dem Finger von
innen her und mit den Fingern der anderen Hand von außen her
den Stein zu fixieren. Alsdann schneide ich von außen her in radiärer
Richtung auf den Stein im Kelche ein.

Uretersteine.

Die Steine im Ureter sind meistens in den Harnleiter eingewanderte
Nierensteine, die gewöhnlich vor einer physiologischen oder pathologisch erworbenen Enge des Ureters stecken geblieben sind. Selten
entstehen Steine im Ureter selbst an Stellen mit entzündlicher Wand-
veränderung, sowie an angeborenen oder erworbenen Strikturen, ferner
in divertikelartigen Ausbuchtungen des Ureters, in denen sich Harn
ansammeln und stagnieren kann. Endlich bleiben öfters Steine im intramuralen Blasenteil des Ureters stecken. Zu bemerken ist noch, daß
Steine, die aus der Niere in den Ureter hinabgewandert sind, durch
Anlagerung von Salzen aus dem sie umspülenden Harn wachsen und in
manchen Fällen so groß werden können, daß sie den größten Teil des
Ureters ausfüllen. Zuweilen entsteht an der Oberfläche des Steins eine
Rinne, durch welche der Harn am Stein vorbeifließen kann.

Die Engen sind am Anfangs- und Endteil des Ureters gewöhnlich
am stärksten ausgeprägt, weniger stark an der Kreuzungsstelle mit den
Vasa iliaca und an der Übergangsstelle der Pars parietalis in die Pars
visceralis. Wir finden dementsprechend die Steine am häufigsten am
Nierenbecken, dann im Ureter vor dem Eingang in die Blase, selten
an der Übergangsstelle der Pars parietalis in die Pars visceralis und
Kreuzungsstelle mit den Vasa iliaca.

Die oberste physiologische Enge ist in vielen Fällen nicht vorhanden. Das Becken geht vielmehr kontinuierlich in den Ureter über.
Ein in diesem Bereich gelegener Stein dürfte daher an einer und derselben
Stelle sicherlich von einigen Autoren als Becken-, von anderen als Ureterstein betrachtet worden sein. Bei der Beurteilung der Statistiken
von Nieren- und Uretersteinen ist dies meines Erachtens zu berücksichtigen.

Man wird in solchen Fällen den Sitz des Steins exakter bezeichnen,
wenn man dabei folgendes beachtet: Das Nierenbecken verengt sich
allmählich zu einem Schlauch, der eine kleine Strecke nach unten hinzieht,
sich dann aber unter mehr oder weniger spitzem Winkel medialwärts
nach oben und vorn wendet, um dann wieder bogenförmig nach

unten zu verlaufen. Da, wo der Schlauch beginnt, sich medialwärts und nach oben zu wenden, ist meines Erachtens das proximale Ende des Ureters anzunehmen. Während der Operation, bei der die Niere angezogen wird, wird das häufig schwer zu erkennen sein. Beim Vergleich des Sitzes des Steins im Röntgenbild, in seiner Beziehung zum Nierenschatten, mit dem Befund bei der Operation, der uns die Entfernung des Steins vom Nierenhilus zeigt, dürfte es jedoch häufiger gelingen, den Anfangsteil des Ureters zu bestimmen.

Früher war man für die Diagnose ausschließlich auf die klinischen Symptome angewiesen. Allerdings bieten diese nur für eine bestimmte Gruppe der Fälle einigermaßen einen Anhaltspunkt für die Annahme von Steinen im Harnleiter. Es sind dies die Fälle, in denen die Steine im unteren Teil des Ureters liegen. Bei diesen beherrschen das Krankheitsbild mehr die auf die Blase hinweisenden Störungen, nämlich ausstrahlende Schmerzen nach der Blase, den Geschlechtsteilen, dem Rectum und nach dem Gesäß hin, verbunden mit dysurischen Beschwerden.

Ein weiteres Merkmal bieten die dauernd an eine bestimmte Stelle in der Uretergegend gebundenen Schmerzen. Diese Störungen aber lassen nur mit einer gewissen Wahrscheinlichkeit auf einen Ureterstein schließen. Im allgemeinen können bei Ureter- und Nierensteinen vollkommen gleiche Erscheinungen auftreten.

Die Diagnose war sicher nur in denjenigen Fällen zu stellen, in denen man von der Vagina, bzw. dem Rectum aus den Stein fühlte. Zwar kann sich bei der bimanuellen Palpation der Ureter an einer umschriebenen Stelle so stark zusammenziehen, daß er sich wie ein fester, vielleicht steinhaltiger Wulst anfühlt. Der Erfahrene wird aber sofort erkennen, daß es sich hier nicht um einen Ureterstein handelt, ganz abgesehen davon, daß bei einigem Zuwarten der Krampf des Ureters und damit der eigenartige Wulst schwindet.

Seit Einführung der Röntgenphotographie haben diese Symptome wesentlich an Wert eingebüßt.

In Röntgenbild sehen wir oft außer Steinschatten in der Niere auch solche in derjenigen Gegend, die dem Verlauf des Ureters entspricht. Dann ist es sehr wahrscheinlich, daß es sich um Uretersteine handelt. Auch beim Fehlen von Steinen in der Niere können Schatten in der Gegend des Ureters durch ihre Dichtigkeit und Form als solche zu erkennen sein. Gelegentlich kommen aber doch Verwechslungen mit anderen Gebilden vor. Verkalkte Mesenterialdrüsen, abgesprengte Knochenteile, Phlebolithen usw. geben auf der Platte Schatten, die oft schwer von Steinschatten zu unterscheiden sind. In zweifelhaften Fällen kann man durch Einführung eines Katheters in den Ureter weiteren Aufschluß erlangen. Man verwendet einen Zebrakatheter, der durch verschiedene Farben in je ein Zentimeter Breite abgeteilt ist.

Beim Einführen des Katheters in den Ureter zählt man genau ab, wieviel Zentimeter tief er eingeführt werden kann, bis er an ein Hindernis gelangt. Der Ureter ist 21—33 cm lang. Kann man den Katheter so weit frei vorschieben, dann könnte man das Fehlen eines Uretersteins annehmen. So richtig dies im allgemeinen ist, so trifft es doch nicht für alle Fälle zu. Der Stein kann, wie in von mir beobachteten Fällen, in einem Divertikel des Ureters liegen, und der Katheter an ihm vorbei bis ins Becken gelangt sein.

Zur sicheren Feststellung führt man daher von vorneherein einen Katheter mit durch Wismut durchtränkter schattengebender Wandung oder einen mit Mandrin versehenen Katheter in den Ureter ein. Mittels Röntgenphotographie vermag man dann den Verlauf des Ureters zu erkennen und bestimmen, ob der Stein im Bereich des Ureters liegt. Abb. 62 stammt von einem Patienten, dem eine Niere von einem anderen Chirurgen exstirpiert worden war. Der Patient klagte über Schmerzen in der Lendengegend. Da er Rentenempfänger war, wurden ihm seine Beschwerden nicht geglaubt. Der in den Ureter eingeführte Katheter zeigte, daß bei der Operation noch ein Stein im obersten Teil des Ureters zurückgeblieben war. Zwei andere Patienten wurden mir mit der auf Grund der Röntgenuntersuchung gestellten Diagnose Ureterstein zur Behandlung überwiesen. In beiden Fällen zeigten die Röntgenbilder nach Einführung eines schattengebenden Katheters in den Ureter, daß die vermeintlichen Uretersteinschatten nicht im Ureter lagen. In dem einen Falle (Abb. 63) handelt es sich offenbar um Phlebolithen, im anderen (Abb. 64)

Abb. 62. Nach Nephrotomie im Ureter zurückgebliebener Stein. Schattengebender Katheter im Ureter.

um tuberkulöse Mesenterialdrüsen. Im Fall (Abb. 63) um tuberkulöse Mesenterialdrüsen und einen Stein.

Zeigt das Röntgenbild den Stein dicht neben dem Ureterkatheter, so darf man meines Erachtens nicht außer acht lassen, daß trotzdem der schattengebende Körper und der Ureter weit voneinander entfernt sein können, denn sie können hintereinander liegen. Entscheidend ist dann der Befund zweier in verschiedener

Richtung gemachten Aufnahmen.   Das war im Falle, zu dem Abb. 65 gehört, geschehen.

Kommt der in den Ureter eingeführte Katheter bis an das Hindernis, das man nach dem einfachen Röntgenbild als den Stein annehmen muß, dann entspricht die Länge des eingeführten Katheters nicht immer genau der Entfernung des Steins vom Orificium internum des Ureters.   In dem Fall, von dem Abb. 66 stammt,

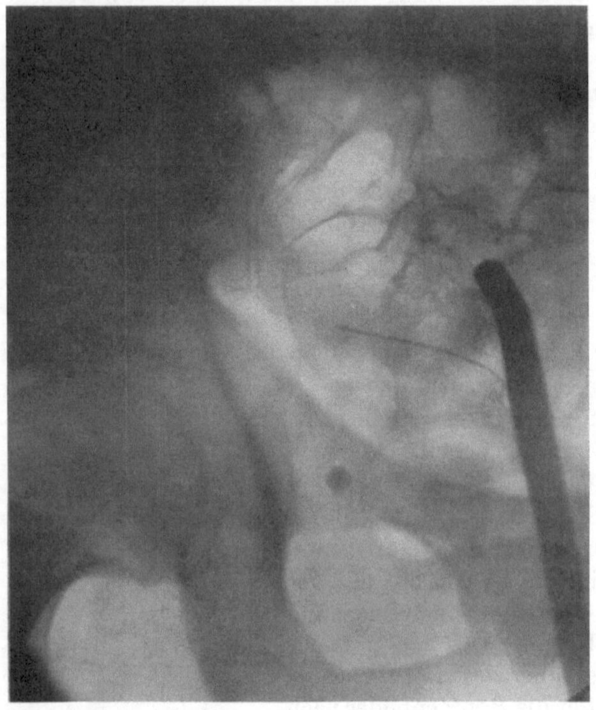

Abb. 63. Phlebolith. Im Ureter, der durch einen eingeführten Schatten gebenden Katheter kenntlich gemacht ist, kein Stein.

gelangte der Katheter $4^1/_2$ cm weit in den Ureter. Das stereoskopische Röntgenbild aber zeigte, daß der Katheter etwa 1 cm weit am Stein vorbei nach oben verschoben war. Der Stein, den ich dann durch lumbo-abdominalen Schnitt entfernte, war $3^1/_2$ cm weit über der Blasenmündung gelegen.

Kleine Steine können durch peristaltische oder antiperistaltische Bewegungen nach unten oder auch nach oben verschoben werden. Bei zu verschiedenen Zeiten aufgenommenen Röntgenuntersuchungen findet man nicht selten den Stein an verschiedenen Stellen. Deswegen ist es auch notwendig, unmittelbar vor der Operation noch eine Röntgenaufnahme zu machen. Man ermittelt damit die Stelle, wo man den Stein bei der Operation aufzusuchen hat, bzw. kann man feststellen, ob nicht etwa, wie es schon vorgekommen ist, der Stein inzwischen aus dem Ureter in die Blase gewandert ist, sodaß auf diese Weise eine überflüssige Operation erspart werden kann.

Betrachten wir nunmehr den Fall: Das ganze Krankheitsbild weist auf einen Stein hin, im Röntgenbild ist aber kein Stein nachweisbar. Dann ist daran zu denken, daß trotzdem ein Stein in der Niere oder im Ureter vorhanden sein kann. Gelegentlich zeigt ihn eine zweite Röntgenaufnahme. Ist aber auch in dieser kein Steinschatten nachweisbar, dann führe ich einen Katheter in den Ureter ein. Bleibt er im Ureter stecken, dann kann dies dadurch verursacht sein, daß der Katheter in eine Falte der Ureterschleimhaut hineingeraten ist. Bleibt er

bei einer erneuten Untersuchung wieder an derselben Stelle stecken, so wird auch bei negativem Röntgenbefund der Verdacht auf Ureterstein begründet sein. Die Diagnose kann, wie in von mir beobachteten Fällen, von lebenswichtiger Bedeutung sein.

Therapie. Bei Ureterstein kommt eine Operation erst dann in Betracht, wenn vergeblich versucht worden ist, ihn auf konservativem Wege zu entfernen, oder wenn er so groß ist, daß man von vornherein annehmen muß, daß er auf natürlichem Wege nicht spontan abgehen bzw.

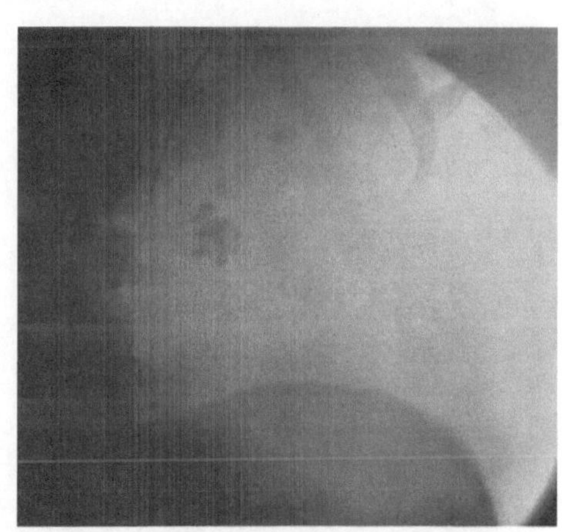

Abb. 64. Verkalkte Mesenterialdrüsen, in deutlichem Abstand vom Ureter, der durch einen eingeführten schattengebenden Katheter kenntlich gemacht ist.

durch nichtoperative Maßnahmen entfernt werden kann. Bisweilen gehen allerdings Steine ab, deren Dimension das physiologische Lumen, insbesondere das der Engen des Ureters im allgemeinen erheblich übertrifft. So sind in Fällen meiner Beobachtung Steine von der Größe eines Dattelkerns aus dem Ureter von selbst in die Blase gelangt. Es handelte sich hierbei allerdings zumeist um Steine mit glatter Oberfläche, und die Ureterwand war offenbar entweder physiologisch sehr ausdehnungsfähig oder pathologisch ausgeweitet. Andererseits können kleine Steine in einer Enge der Ureterwandung stecken bleiben, besonders wenn sie höckerig oder kantig sind. Man glaubt den Abgang des Steins unterstützen zu können durch Einnehmen von 100 g Glycerin, ferner durch

Trinken von viel Flüssigkeit. Mehr Aussicht auf Erfolg aber bietet die Einspritzung von Flüssigkeiten in den Ureter auf zystoskopischem Wege. Mittels Ureterkatheters wird Glycerin, Öl, Paraffinöl oder Borsäure in den Ureter injiziert, teils um die Peristaltik des Ureters anzuregen, teils um die Reibung des Steins an den Wänden des Harnleiters

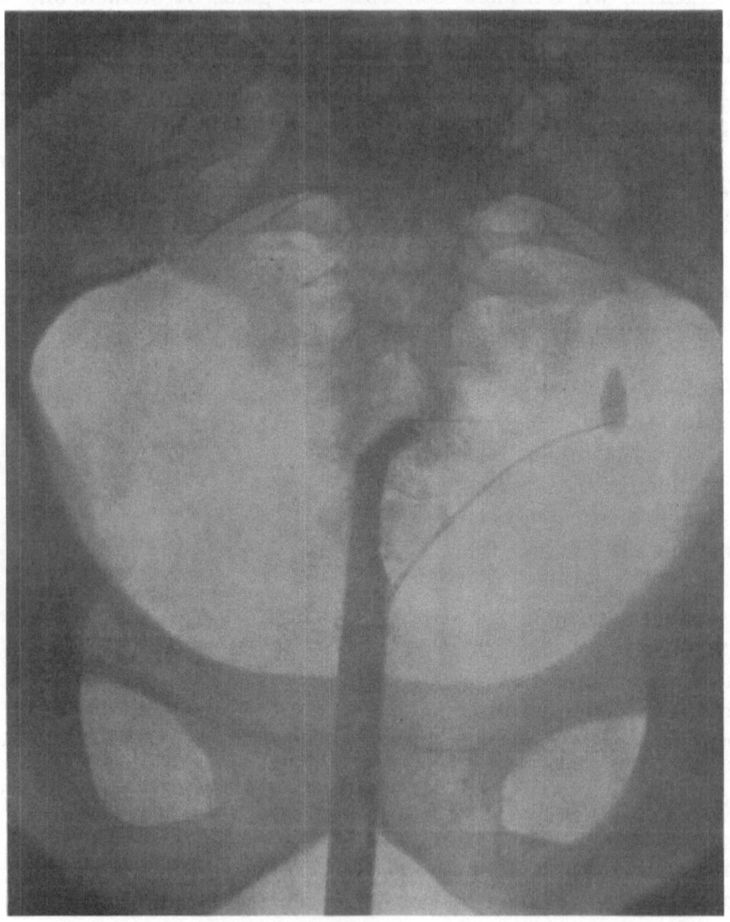

Abb. 65. Der schattengebende Katheter führt auf einen Stein im Ureter.

zu vermindern. Von solchen Injektionen wird man meines Erachtens besonders dann Erfolg haben, wenn man sie ausführt, bevor entzündliche Veränderungen der Ureterwand oder ihrer Umgebung die Contractilität oder Elastizität des Ureters herabgesetzt haben. Bei Operationen am Ureter habe ich in der Umgebung des Steins mehr oder weniger starke Indurationen und in anderen Fällen nur Adhäsionen vorgefunden, die den Ureter an die Rückenwand fesselten und seine Peristaltik unmöglich machten.

In einem anderen Falle habe ich mit dem Ureterkatheter einen bröckligen Stein zerstoßen und die einzelnen Bröckel mittels wiederholter Spülungen mit Borsäurelösung entfernt.

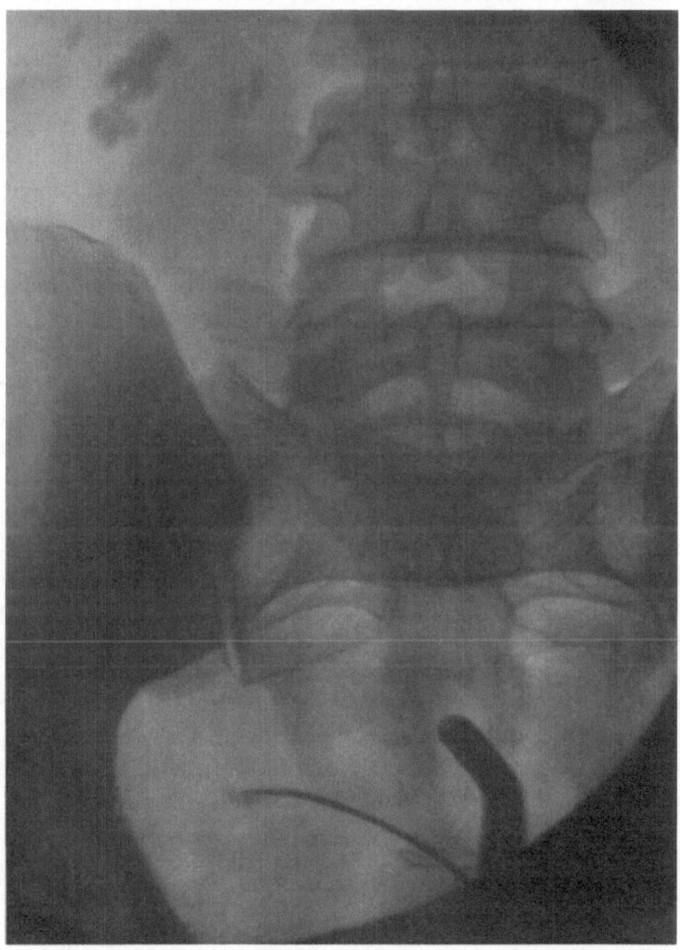

Abb. 66. Der schattengebende Katheter führt auf einen Stein im Ureter. Außerdem sind verkalkte Mesenterialdrüsen sichtbar.

Eine andere Methode zur Entfernung von Uretersteinen ist folgende: Man läßt einen zystoskopisch in den Ureter eingeführten Katheter mehrere Stunden liegen, um sein Lumen auszuweiten. Bei einem 6 jährigen Mädchen konnte ich mittels Ureterzystoskops ein Bougie Nr. 4 in den

Ureter einführen, das ich mehrere Stunden liegen ließ. Da aber dadurch das Ureterlumen nicht in dem Maße ausgeweitet wurde, daß der Stein den Ureter passieren konnte, wollte ich einen dickeren Katheter in den Ureter einführen. Das war aber mit dem Kinderzystoskop nicht möglich. Ich half mir nun so, daß ich, wie zur Erweiterung von Urethralstrikturen, in den Ureter nacheinander Katheter Nr. 4 einführte. Es mußte zu diesem Zwecke nach Einführung des ersten Katheters in den Ureter das Zystoskop herausgezogen und danach, armiert mit dem zweiten Ureterkatheter, von neuem eingeführt werden. In gleicher Weise wurde nach einem Tage noch ein dritter Katheter in den Ureter eingeführt, so daß zunächst 2 und dann 3 Katheter nebeneinander im Ureter lagen. Nachdem die drei Katheter etwa einen halben Tag im Ureter gelegen hatten, wurden sie entfernt, und einige Stunden danach ging der Stein spontan ab.

Eine im Prinzip verwandte Methode benutzte JAHR zur Entfernung von Steinen aus dem untersten Teil des Ureters. Er führt in den Ureter einen Katheter ein, an dessen Spitze ein kleiner leerer Gummiballon sich befindet; dieser wird dann gefüllt und weitet wie ein Kolpeurynter den Ureter aus.

In anderer Weise geht BLUM vor. Er entfernte einen Stein aus dem untersten Teil des Ureters mit der Schlinge eines Operationszystoskops.

Schließlich kann man noch bei Steinen im untersten Teil des Ureters galvanokaustisch mit Hilfe eines Operationszystoskops das Ureterdach durchtrennen und dadurch den Abgang des Steins, gegebenenfalls unter Zuhilfenahme eines zangenartigen Instrumentes, ermöglichen. Diese Methode erscheint mir aber aus folgenden Gründen nicht ganz unbedenklich.

Einmal wird durch die Durchtrennung des Ureterdaches der physiologische Ventilverschluß zerstört. Dadurch könnte leicht Rückwärtsstauung des Harns und aufsteigende Infektion eintreten. Ferner könnte nach der Heilung eine narbige Striktur des Ureters an der Operationsstelle entstehen. Endlich liegt noch die Gefahr vor, daß bei der Durchtrennung des Ureterdaches die Blasenwand ganz durchschnitten und eine perivesicale Harninfiltration verursacht wird. Um den letzten Punkt aufzuklären, d. h. zu bestimmen, wie weit man das Ureterdach einschneiden darf, ohne eine Durchschneidung der Blase befürchten zu müssen, haben auf meine Veranlassung GRETHER und ZAKY durch Messungen an einer größeren Zahl von Leichen die Länge des innerhalb der Blasenwand verlaufenden Teils des Ureters festzustellen gesucht. Diese Untersuchungen sind in verschiedener Weise ausgeführt worden und haben daher nicht zu übereinstimmenden Ergebnissen geführt. Für die Praxis läßt sich so viel aus ihnen entnehmen, daß man zwar zuweilen das obere Ureterdach über 2 cm weit durchtrennen könnte, ohne die Blasenwand so weit zu durchschneiden, daß eine perivesicale Harninfiltration eintreten könnte. Es kann aber dieses Vorkommnis auch bereits nach Durchtrennung des Ureterdaches in einer Strecke von

8 mm eintreten, da in einzelnen Fällen dieser geringe Wert für die intramurale Länge des Ureters gefunden wurde. In einem Falle von im
untersten Teil des Ureters eingeklemmten Stein bei einer 57jährigen
Frau war der intramurale Abschnitt des Ureters sogar nur 5 mm lang.
Da wir vorläufig im Einzelfall nicht die Länge des intramuralen Ureter-
abschnittes bestimmen können, diese aber in dem letzt erwähnten Falle
nur 5 mm betrug, dürfte man eigentlich den Schnitt nicht länger als 5 mm
machen. Hierdurch ist die praktische Bedeutung dieser endoskopischen
Operationsmethode sehr beeinträchtigt.

Die beschriebenen konservativen Methoden zur Entfernung von
Uretersteinen führen im allgemeinen nur in einem Teil der Fälle zum
Ziel. Wo sie versagen oder von vornherein keine Aussicht auf Erfolg
bieten, ist man auf die operative Entfernung des Steins angewiesen. Hier
kommt allein die lumbo-abdominale Freilegung des Ureters in Betracht.

1. Die Freilegung des Ureters auf lumbo-abdominalem Wege.

Um vor unliebsamen Überraschungen bei der Operation geschützt
zu sein und sich gleichzeitig die Operation zu erleichtern, empfiehlt
es sich, wie schon erwähnt vor Beginn der Operation zu zystoskopieren,
um festzustellen, ob der Stein nicht seit der letzten Untersuchung spontan
in die Blase gelangt ist, und zweitens einen Katheter in den Ureter
einzuführen. Liegt nämlich ein Katheter im Ureter, so kann man bei
der Operation ihn und zumeist den Stein in ihm leichter finden.

Da man früher nie mit Sicherheit im voraus feststellen konnte,
ob es sich um einen Stein in der Niere oder im Ureter handelte, legte
man stets zunächst die Niere frei. Konnte dann palpatorisch weder im
Becken noch in der Niere ein Stein nachgewiesen werden, und war der
Ureter erweitert, dann durfte man das Vorhandensein eines Steines im Ureter
annehmen und verlängerte den zur Freilegung der Niere extraperitoneal
ausgeführten lumbo-abdominalen Schnitt, dem Verlauf des Ureters
entsprechend, nach vorn und unten, legte den Ureter frei und verfolgte
ihn, bis man an den Sitz des Steins gelangte. So mußte der Schnitt
sehr lang und vor allem der retroperitoneale Raum in großer Ausdehnung
eröffnet werden. Seit man aber durch die Röntgenphotographie genau
den Sitz des Uretersteines bestimmen kann, ist bei etwaigem Nichtvorhandensein eines Nierensteines die Freilegung der Niere und des
ganzen Ureters nicht mehr notwendig. Man kann sich auf die Bloßlegung
desjenigen Teils des Ureters beschränken, in dem der Stein liegt. ISRAEL
hat nun die Freilegung des ganzen Ureters, sowie seiner einzelnen Teile,
zu einer bestimmten Methode erhoben und geht in folgender Weise
vor: Der zur Freilegung der Niere übliche lumbo-abdominale Schrägschnitt wird abwärts bis zu einem Punkte fortgeführt, der 2—3 Querfinger weit medianwärts vom vorderen oberen Darmbeinstachel liegt. Dann

verläuft der Schnitt 2—3 Querfinger breit vom Lig. Poupartii entfernt und diesem parallel bis zur Mitte der Rectusscheide und wird schließlich abwärts senkrecht bis zur Symphyse verlängert. Der Schnitt durchtrennt also die laterale Hälfte der vorderen Rectusscheide zunächst in querer Richtung und verläuft dann senkrecht nach unten. Das umschnittene Stück der Rectusscheide wird vom Rectus abpräpariert, und dessen lateraler Rand freigelegt. Der Rectus kann dann mit einem Haken weit medialwärts verschoben werden. Nunmehr wird das Peritoneum mit der Fascia transversa von der gemeinsamen Aponeurose der Musc. obliqu. intern. und transversus stumpf abgelöst und aus der Fossa iliaca heraus medial- und aufwärts verschoben. So gelingt es in die Tiefe bis in die Uretergegend heranzukommen. Man findet aber oft hier den Ureter nicht, da er dem Peritoneum fest anliegt, wenn er nicht durch entzündliche Adhäsionen an die hintere Wand gefesselt ist. Man muß also den Ureter an der peritonealen Wand der Wundhöhle aufsuchen und findet ihn oft erst nach Entfernung des Hakens, mit dem man das Peritoneum und den an ihm hängenden Ureter abgedrängt hat. Man erkennt ihn an seiner eigenartigen Konsistenz und an seinem charakteristischen Aussehen. Wenn aber der Ureter schlaff, stark erweitert und darmähnlich geworden ist, dann versagen diese Kriterien. In solchen Fällen muß man den Ureter an denjenigen Stellen aufsuchen, an denen er sicher zu finden ist, das ist einmal sein Abgang vom Nierenbecken, ferner die Kreuzungsstelle des Ureters mit den großen Gefäßen, und schließlich ein Punkt etwa 2 Finger breit lateralwärts von der Mitte des Promontoriums.

Nachdem der Ureter aufgefunden und freigelegt worden ist, besteht die weitere Aufgabe darin, die Lage des Steins in ihm festzustellen. Dies gelingt ohne weiteres bei festliegendem Stein, wenn der Schnitt in einer der vorher bestimmten Lage des Steins entsprechenden Gegend angelegt ist. Findet man aber den Stein nicht sogleich, so kann das dadurch verursacht sein, daß er zu klein ist oder seine Lage nach der letzten Untersuchung verändert hat. Ein kleiner Stein kann zuweilen erst nach sorgfältiger Freilegung des Ureters aufgefunden werden, und ein mobiler Stein kann durch den Ureterkatheter nach oben verschoben sein. Man wird deshalb den Stein oberhalb des eingeschobenen Katheters aufsuchen und ihn meistens dort finden. Liegt er aber dort nicht, dann ist die Annahme gerechtfertigt, daß der Katheter zwischen Stein und Ureterwand nach oben gelangt ist. In diesem Falle wird man den Ureter nach unten zu verfolgen haben, zumal die Steine meist im unteren Teil des Ureters liegen. Eine weitere Stütze erhält dieses Vorgehen, wenn der freigelegte Teil des Ureters erweitert und mit Flüssigkeit gefüllt ist. Dann muß sich eben die durch den Stein verursachte Verlegung des Ureterlumens weiter unten befinden. Ist der Stein aufgefunden, dann löst man den Ureter, soweit dies nicht schon vorher geschehen ist, von der Unterlage ab. Der Ureter ist aber zuweilen mit dem Peritoneum so fest verwachsen, daß seine Ablösung nicht gelingt. In diesem Falle klemmt man ober- und unterhalb des Steines den Ureter mitsamt dem Peritoneum ab, wobei man darauf achten muß, nicht etwa unter dem Peritoneum liegende Darmteile mitzufassen. Ist der Ureter oberhalb des Steins stark gefüllt, dann saugt man seinen flüssigen Inhalt, wenn es nicht vor der Ureterabklemmung gelungen ist, ihn nach oben zu verdrängen, mit einer Spritze ab.

Fühlt man am Ureter den Stein, bzw. den Wulst, hinter dem man den Sitz des Steines annimmt, dann isoliert man ihn von seiner Umgebung, und zwar möglichst mit den Fingern, unter Schonung der seine Wandung ernährenden Gefäße, und löst etwaige fibröse Stränge, die den Ureter an die Umgebung fesseln und seine peristaltischen Bewegungen unmöglich machen.

Nunmehr fragt es sich, wo soll man den Ureter inzidieren? ISRAEL empfiehlt zur leichteren Entfernung eines tiefliegenden, schwer zugänglichen Steines, ihn nach oben zu verschieben, aber nur, wenn dies leicht und ohne Gefahr, die Ureterwand zu verletzen, möglich ist. Sonst ist der Stein an seinem Sitz zu entfernen. Nach Abdeckung der ganzen Wundfläche wird der Ureter durch je einen ober- und unterhalb des Sitzes des Steins angelegten Fadenzügel so weit komprimiert, daß sein Lumen verschlossen wird. Damit wird folgender Zweck verfolgt: Mit den Fadenzügeln wird der Ureter nach vorn gedrängt und dadurch die Operation wesentlich erleichtert. Ferner wird dadurch vermieden, daß bei der Operation der Stein etwa zu weit nach oben entgleitet und eine ausgedehnte Freilegung des Ureters erforderlich wird, um den Stein aufzufinden und zu entfernen; schließlich wird durch die Abdeckung der Wundfläche verhütet, daß nach Entfernung des Steines der infektiöse Inhalt aus dem Ureter sich in die Wundhöhle ergießt.

Nach diesen Vorbereitungen wird der Ureter zur Entfernung des Steines eröffnet. Hierbei könnte man darüber zweifelhaft sein, ob man auf den Stein oder etwas darüber in dem unveränderten Gewebe der Ureterwand einschneiden soll. Ich ziehe das letztere vor, schneide in den Ureter in Längsrichtung dicht oberhalb des Steines ein und verlängere den Schnitt nach unten, soweit es zur Entfernung des Steines notwendig ist. Der Schnitt im Gesunden scheint mir günstigere Aussicht auf Heilung zu bieten als der Schnitt in die entzündlich veränderte, wenn auch verdickte Wand im Bereich des Steines. Allerdings besteht in manchen Fällen unterhalb des Sitzes des Steins eine so hochgradige Stenose, daß es zu ihrer Beseitigung noch einer Verlängerung des Schnittes bedarf. Ich habe aber dadurch keine Verzögerung der Heilung beobachtet. Nach Entfernung des Steins wird der Ureterschnitt durch dünnste Catgutfäden, die nur durch die Serosa und Muscularis gelegt sind, vernäht. Ich habe in meinen Fällen stets nur eine einfache Nahtreihe angelegt und danach wohl in einzelnen Fällen eine wenige Tage währende Nahtinsuffizienz, nie aber eine später entstandene Stenose beobachtet. War an der Incisionsstelle der Ureter sehr eng, so habe ich mich oft nur auf eine Naht beschränkt oder von einer Naht überhaupt abgesehen.

Bei granulierender, eitriger Periureteritis, ferner bei juxtavesicaler Lage des Steins, wenn die Anlegung der Naht technisch zu schwierig erschien, habe ich von vornherein auf die Naht verzichtet. Aber auch ohne die Naht habe ich in solchen Fällen stets, wenn auch verzögerte Heilung beobachtet. In jedem Falle wird ein Drain bis an den Ureter eingelegt, ohne jedoch ihn zu berühren.

Der Wundverlauf nach der Ureterolithotomie ist, falls die Ureterwunde genäht worden ist, gewöhnlich ungestört. Nur selten, insbesondere wenn bei tiefliegenden Steinen die Nahtlegung wegen technischer Schwierigkeiten nicht vollkommen gelang, wird die Naht undicht; aber schon nach wenigen Tagen schließt sich die Wunde wieder. Geschieht dies nicht spontan, so genügt es für einige Tage, einen Katheter in den Ureter einzulegen, um die Fistel zur Heilung zu bringen. Seitdem ich nach Entfernung des Steins aus dem Ureter darauf achte, daß unterhalb des Ureterschnittes kein Hindernis für den Harnabfluß, sei es durch eine Verengerung oder durch einen Stein zurückbleibt, habe ich bei meinen Fällen niemals das Entstehen einer Dauerfistel beobachtet.

Bei stark vereitertem und infiziertem Ureter kann trotz der Entfernung des Steins die Eiterung fortbestehen. Zuweilen kann man durch regelmäßige Spülung die Eiterung beseitigen. Gelingt dies nicht, so muß der Ureter mit samt der dann immer auch pyonephrotisch erkrankten und funktionell minderwertigen Niere entfernt werden.

2. Die vaginale Ureterolithotomie.

Bei Frauen kann man einen Stein, wenn er im untersten Teil des Ureters gelegen und per vaginam fühlbar ist, auch per vaginam entfernen. Voraussetzung dabei ist, daß sich außerdem kein anderer Stein im Ureter findet. Ferner muß der Ureter frei von Veränderungen sein, die Scheide genügenden Zugang für den operativen Eingriff bieten, und der Uterus darf keinen eitrigen Katarrh haben. Die Operation wird in folgender Weise ausgeführt: Die Cervix wird mit einer Kugelzange nach abwärts und nach der dem Sitz des Steines entgegengesetzten Seite gezogen. Dann wird das vordere Scheidengewölbe mit einem Scheidenhebel gespannt, worauf man die Scheidenschleimhaut über dem Stein etwa 3—4 cm weit einschneidet, die Wundränder auseinanderzieht und den Ureter stumpf freilegt. Man fixiert den Ureter durch einen am oberen Ende des Steines eingeführten Haltefaden und komprimiert mit dem Rand des Scheidenhebels den Ureter oberhalb des Steins, damit er bei der Operation nicht nach oben entweicht. Man schneidet in der Längsrichtung des Ureters auf den Stein ein. Bei weitem Ureter führt man zwei Haltefäden in der Längsrichtung des Ureters durch seine Wand zu beiden Seiten des Steines, dann wird der Stein entfernt, die Ureterwunde wird darauf mit Catgut paramukös vernäht. Wenn die Naht der Ureterwunde aus technischen

Gründen nicht ausgeführt werden kann, so heilt die Ureterwunde trotzdem, wenn auch etwas verzögert. Die Scheidenwunde kann vernäht werden, muß aber im Bereich des Harnleiterschnittes offen bleiben, um in jedem Falle eine Harninfiltration zu verhüten. Nach der Operation ist in den Fällen, in denen unterhalb des Sitzes des Steines der Ureter eng ist, die zystoskopische Einführung eines dicken Katheters (etwa Nr. 8) angezeigt, den man einige Tage im Ureter liegen läßt. In den übrigen Fällen ist das nachträgliche Einlegen des Ureterkatheters nur dann zweckmäßig, wenn aus der Scheidenwunde länger als etwa 1 bis 2 Wochen Harn abfließt.

Bei Männern kommt bei juxta-vesical liegendem Ureterstein auch die perineale Methode in Betracht. Die Urteile über diese Methode, die im allgemeinen als unbequem und schwierig gilt, lauten verschieden. Ich selbst habe darüber keine Erfahrung.

Gar nicht zu empfehlen ist die von einigen Autoren auf Grund theoretischer Erwägungen angegebene Ureterolithotomie auf inguinalem, sakralem oder rectalem Wege. In den wenigen Fällen, bei denen diese Methoden praktisch ausgeführt wurden, haben sie fast durchweg Mißerfolge ergeben.

Neuntes Kapitel.

Tuberkulose der Niere.

1. Anatomie und Pathogenese.

Die Nierentuberkulose tritt in zwei verschiedenen Formen auf: als akute oder subakute Miliartuberkulose und als chronische Nierentuberkulose. Die Miliartuberkulose der Niere bietet kein selbständiges, klinisches Interesse. Sie ist eine Teilerscheinung einer über den ganzen Körper verbreiteten Erkrankung oder eine Metastase von einem anderen tuberkulös erkrankten Organ. Die chronische Nierentuberkulose ist dagegen eine selbständige Erkrankung, verursacht erhebliche Beschwerden, und durch die Exstirpation einer tuberkulösen Niere kann bei guter Funktion der anderen Niere vollkommene Heilung eintreten. Von großer Bedeutung für die Diagnostik und Therapie der chronischen Nierentuberkulose ist die Kenntnis ihrer pathologischen Anatomie. Sie soll hier kurz geschildert werden.

Die chronische Nierentuberkulose beginnt einseitig. Man unterscheidet zwei Typen:

1. Die käsig kavernöse Nierentuberkulose, auch als Nephrophthisis caseosa bezeichnet,

2. die chronische disseminierte, tuberöse Nierentuberkulose.

Früher unterschied man noch als besondere Krankheitsform die
tuberkulöse Ulceration der Papillenspitzen. Neuere Untersuchungen
haben jedoch gezeigt, daß die Tuberkulose der Papillenspitzen ein
frühes Stadium der käsig kavernösen Form der Nierentuberkulose
darstellt.

Die disseminierte tuberöse Form kommt verhältnismäßig sehr selten
vor und ist prognostisch wesentlich ungünstiger als die ulcerative Form.
Man findet bei ihr die Niere von linsen- bis bohnengroßen Knoten durchsetzt, die keine Neigung zum ulcerösen Zerfall und zur sekundären
Höhlenbildung zeigen. Die tuberkulösen Herde liegen zumeist in der
Rinde der Niere. Nur in einzelnen Fällen sind sie über die ganze Niere
verbreitet.

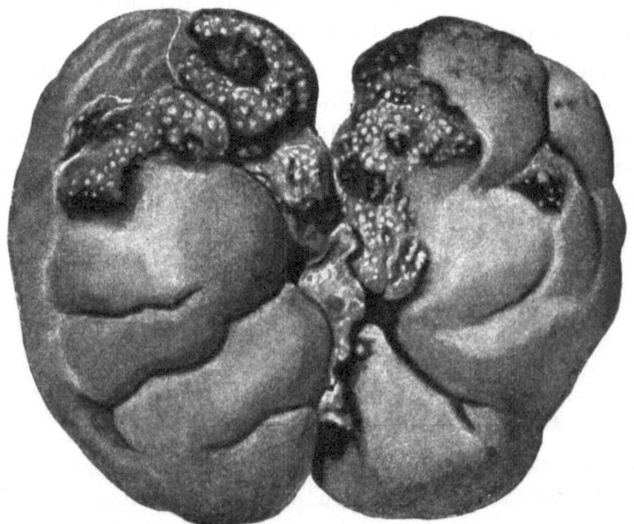

Abb. 67. Nierentuberkulose, besonders im oberen Pol.

Bei der käsig kavernösen Form der Tuberkulose sind im ersten
Stadium die Papillen geschwollen und sehen blaß aus.

Bald danach treten tuberkulöse Herde zuerst im Mark, und zwar
nur in einer oder mehreren Papillen auf. Gelegentlich liegt der Herd
noch über der Kelchwand. In der Regel ist aber das Gewebe nach dem
Becken hin ulceriert. Bei weiterer Entwicklung der Tuberkulose verbreiten sich im Mark vom Herd in der Papille aus strahlenförmig kleine
Knötchen. Diese werden allmählich immer größer, verkäsen, verschmelzen
miteinander, und so wird das Gewebe zerstört, bis schließlich die Markschicht und dann auch die genetisch dazu gehörige Rindenschicht in
eine käsige Masse umgewandelt sind. Dieser Zerstörungsprozeß kann
auf eine Markschicht und den Rindenteil begrenzt sein, er kann aber

auch in mehr oder weniger hohem Grade mehrere, selbst alle entsprechenden Teile der Niere befallen. Durch den Zerfall entstehen im Nierengewebe Kavernen. Aus ihnen gelangen käsige Gewebsbröckel in die harnableitenden Teile, bleiben gelegentlich im Ostium pelvicum des Ureters oder in einer anderen Ureterenge stecken und erzeugen eine Stauung in den proximalen Teilen. Es kann hierdurch zu einer einfachen tuberkulösen Hydronephrose kommen. In der Regel aber entsteht durch Mischinfektion mit Staphylokokken und Streptokokken oder Bacterium coli eine tuberkulöse Pyonephrose. Abb. 67 stammt von einem Fall, in dem im wesentlichen der obere Pol befallen ist. Abbildungen 68 und 69 stammen von tuberkulösen Pyonephrosen.

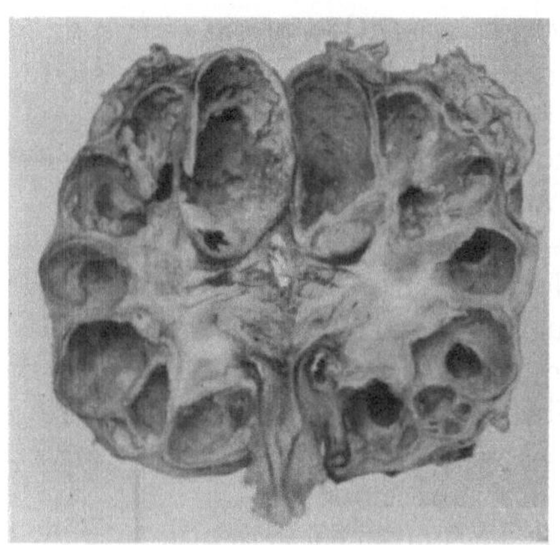

Abb. 68. Tuberkulöse Pyonephrose.
Ureter stenosiert.

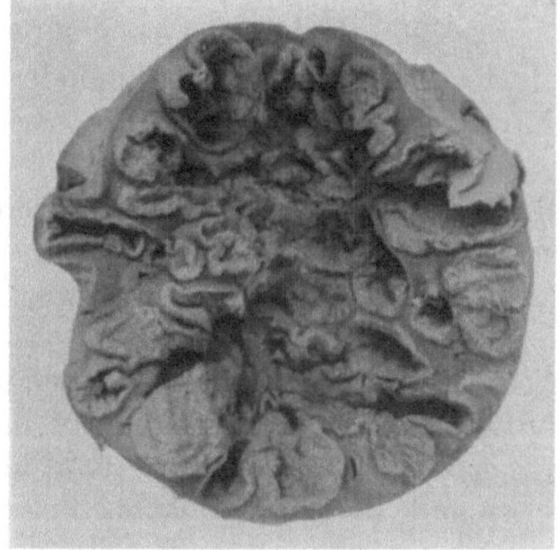

Abb. 69. Käsige Tuberkulose der Niere.

Der Inhalt der Kavernen besteht aus Urin und Eiter in quantitativ verschiedenem Verhältnis. Zuweilen ist der Inhalt mehr wässerig, zuweilen mehr eiterig. Infolge Eindickung kann der Inhalt eine rahmige, selbst Glaserkitt ähnliche Beschaffenheit annehmen, teilweise sogar verkalken. Zu Steinbildungen kommt es in den Kavernen sehr selten, gelegentlich aber im Becken.

Die Tuberkelbacillen verbreiten sich innerhalb der Niere auf dem Wege der Harnkanälchen wie der Blutbahn. Innerhalb der Harnkanälchen gelangen die Bacillen mit dem Harnstrom nach dem Becken hin. Ist aber durch Kompression der Abfluß durch die Sammelröhren behindert, so kann sich die Tuberkulose innerhalb des Marks in aufsteigender Richtung verbreiten.

Daß die Tuberkulose sich auch auf dem Blutwege verbreiten kann, beweisen die vielfachen tuberkulösen Infarkte in der Rinde. Der tuberkulöse Herd schließt oft genau in der Mitte eines Markkegels

ab. Hier ist aber auch die Grenze des Gefäßgebietes einer Nierenarterie.

Die Gestalt der Niere weist oft bei ziemlich weit vorgeschrittenem
Stadium der Erkrankung keine wesentlichen Veränderungen auf. Sie
kann aber auch durch käsigen Verfall und Zerstörung des Gewebes,
besonders in der Rinde, wesentlich verändert sein. Dabei kann die Niere
eine Gestalt wie bei Pyonephrose annehmen.

Im allgemeinen behält auch die tuberkulöse Niere ungefähr ihre
physiologische Größe. Tritt aber infolge einer Verengerung in den
harnableitenden Teilen eine Stauung auf, so wird die Niere größer und
erreicht oft das Mehrfache ihres normalen Volumens. Umgekehrt kann
bei freiem Sekretabfluß durch den ulcerösen Zerfall des Parenchyms
das Organ erheblich zusammenschrumpfen.

Für die tuberkulöse Niere gibt es also keine pathognomonische Größe.

Die meisten Kavernen münden in das Nierenbecken; einige sind
durch bindegewebiges, sklerotisches Gewebe von diesem getrennt.

Was die Entstehung der Nierentuberkulose anlangt, so galt früher
allgemein die Lehre, daß die Niere auf ascendierendem Wege durch
Einwandern von Tuberkelbacillen aus den tiefer gelegenen Harn- und
Sexualorganen (Blase, Prostata, Nebenhoden) infiziert wird. Die
späteren ausgedehnten anatomischen und klinischen Erfahrungen haben
diese Anschauung als irrig erwiesen und gezeigt, daß die Tuberkelbacillen
zumeist von einem älteren Herd in einem anderen Organ in die Niere
auf dem Blutwege gelangen, und die begleitende Tuberkulose der Harnleiter und Blase sekundär von der Niere aus entsteht.

Dabei möchte ich noch auf folgende anatomischen Verhältnisse aufmerksam machen, die meines Erachtens die Ansiedlung der tuberkulösen Keime im Nierenmark besonders begünstigen: Die Verlaufsrichtung der Vasa efferentia und ihre Auflösung in Capillaren ist so
angeordnet, wie es zur Erzielung des physiologischen Gleichmaßes in
der Zirkulation der Niere erforderlich ist. Die Vasa efferentia in der
Nähe der Rinde verlaufen ziemlich schräg nach oben und zerlegen sich
sehr bald in Capillaren. Nach der Mitte der Nierenrinde hin nehmen
die Vasa efferentia eine mehr horizontale Verlaufsrichtung an, bevor sie
sich in Capillaren auflösen. In dem untersten Teil der Nierenrinde verlaufen die Vasa efferentia in einem mehr oder weniger spitzen Winkel
nach unten und bilden die büschelförmigen Verzweigungen, die bis in
die Nähe der Papillen verlaufen und sich erst dann in Capillaren auflösen. Hier sind bei der chronischen Tuberkulose gewöhnlich die aller-
ersten Herde zu finden, und es liegt meines Erachtens die Annahme
nahe, daß die Tuberkelbacillen nur bis in die untersten Glomeruli gelangen, von ihnen aus durch die Vasa efferentia in die Markstrahlen
geschleudert werden, um dort, wo sie sich in Capillaren auflösen, haften
zu bleiben, sich zu vermehren und ihre zerstörende Wirkung auszuüben.

Gegen die Lehre von der hämatogenen Verbreitung der Nierentuberkulose wurde hauptsächlich der Einwand erhoben, daß gewöhnlich nur eine Niere erkrankt ist. Eine Erklärung für die einseitige Lokalisation der Nierentuberkulose ergibt meines Erachtens die Berücksichtigung besonderer physiologischer Eigentümlichkeiten an der Niere. Zuweilen sind nämlich, wie ich habe zeigen können, in einer Niere an einzelnen Venen Klappenbildungen bzw. Verengerungen, am Ursprung kleiner Äste der Nierenarterie Einschnürungen vorhanden, während sie an der zugehörigen anderen Niere nicht in gleicher Weise nachweisbar sind. Auch sind zweifellos die Einschnürungen der Vasa afferentia an ihrer Einmündung in die Glomeruli wie der Vasa efferentia an ihrem Ursprung aus den Glomeruli nicht gleichmäßig an beiden Nieren entwickelt. Berücksichtigen wir diese Besonderheiten in der Anlage der Gefäße, die an sich nichts Krankhaftes bedeuten, sondern meines Erachtens physiologische Vorrichtungen zur Erhaltung des Gleichmaßes in der Zirkulation des Blutstromes und des Sekretionsdruckes der Niere sind, so geben sie eine einleuchtende Erklärung dafür ab, daß sich nur in einer Niere die Tuberkulose etabliert, und die andere Niere davon verschont bleibt. Die Tuberkelbacillen bleiben eben in den Gefäßen derjenigen Niere stecken, die durch ihre physiologische Anlage die günstigsten mechanischen Bedingungen dazu bietet.

In den Fällen, in denen beide Nieren tuberkulös sind, kann man die Frage aufwerfen, ob die später erkrankte Niere ebenfalls auf dem Blutwege oder ascendierend von der Blase aus infiziert wurde. Gewisse Befunde sprechen dafür, daß in der Tat die Erkrankung der zweiten Niere auf ascendierendem Wege erfolgt. Man findet nämlich oft das Blasenende des zweiten Ureters tuberkulös erkrankt vor, während der renale Teil des Ureters noch frei von Veränderungen ist. Auch gelang es im Tierversuch (WILDBOLZ) nach ausschließlicher Injektion von Tuberkelbacillen in die Blase eine aufsteigende Nierentuberkulose zu erzeugen, wenn man eine retrograde Peristaltik des Ureters herbeiführte. Dadurch werden die Infektionskeime in das Becken und die Kelche förmlich hineingesogen und führen zur tuberkulösen Infektion des Nierenparenchyms. Diese experimentellen Untersuchungen haben eine praktisch klinische Bedeutung.

Man kann sich nämlich gut vorstellen, daß es bei starker Füllung der Blase und krankhaften Kontraktionen ebenfalls zu einer akuten Drucksteigerung in der Blase und retrograder Peristaltik kommen kann, die eine ascendierende tuberkulöse Infektion der Niere zur Folge haben. Besonders dürften hochgradige Engen im Ureter diese Entstehungsweise der Nierentuberkulose begünstigen.

Die Nierentuberkulose kann auch auf die Nierenkapsel übergreifen und hier zu einfachen entzündlichen und zu spezifisch tuberkulösen Veränderungen führen.

Durch die Entzündung wird die Tunica fibrosa der Niere und die Fettkapsel verdickt, verschmelzen miteinander und bilden zusammen eine fibrolipomatöse, bzw. fibrosklerotische, knollige Schicht, wobei das Fettgewebe im wesentlichen zugrunde gehen und nur in einzelnen Knollen erhalten bleiben kann. Diese Schwarte ist zuweilen mehrere Zentimeter dick und mit der Umgebung fest verschmolzen. Durch die Verschmelzung der Nierenkapsel mit der Umgebung können bei der extrakapsulären Nephrektomie die mit der Kapsel verwachsenen Darmteile, Vena cava oder die Aorta verletzt werden. Da aber die Kapsel der Tunica fibrosa nur locker aufliegt, kann gewöhnlich die Niere leicht ausgehülst werden.

Die fibrolipomatöse Schwarte bildet sich auch um das Nierenbecken und dringt an den Gefäßen entlang in die Columnae Bertini hinein.

Die spezifisch tuberkulösen Veränderungen in der Kapsel entstehen meist durch direkte Propagation eines tuberkulösen Fungus, der von einem tuberkulösen Herde in der Nierenrinde bis in die fibrolipomatöse Schwarte sich ausbreitet. In anderen Fällen ist makroskopisch die Nierenoberfläche intakt. Gleichwohl finden sich käsige Knoten in der Fettkapsel, die durch Infektion vom Inneren der Niere aus auf dem Wege der Lymph- oder Blutbahnen in der Kapsel entstanden sind. In noch anderen Fällen finden sich in der Nierenkapsel makroskopisch keine tuberkulösen Veränderungen, trotzdem aber sind in ihr nach Legueu häufig Tuberkelbacillen nachweisbar.

Bei Nierentuberkulose ist daher stets auch die makroskopisch normal aussehende Nierenfettkapsel bei der Operation mit zu entfernen.

Bei Nierentuberkulose ist gewöhnlich das Nierenbecken sehr früh miterkrankt. Weiterhin greift die Tuberkulose auf den Ureter über. Es kommt zu Knötchen- und Geschwürsbildung in der Schleimhaut des Ureters, dann zu Verkäsung, wobei die elastischen Fasern der Ureterwand schwinden können. Auch die Muscularis kann von dem Prozeß mitergriffen und in Granulationsgewebe umgewandelt werden. Die Adventitia des Ureters wird gewöhnlich bereits in einem frühen Stadium der Nierentuberkulose fibrolipomatös verdickt. Der Ureter stellt dann einen rigiden Strang dar, der zuweilen Daumendicke erreichen kann. Das Ureterlumen ist oft nicht verkleinert. Infolge entzündlicher Prozesse in der Umgebung des Ureters, wie durch vernarbende Geschwüre an seiner Innenwand kann es zu Stenosen und selbst zu Obliterationen kommen. Dadurch wird der Abfluß des oft bröckligen Nierensekrets behindert oder aufgehoben, und so entstehen, wie im Kapitel über Hydronephrose dargelegt ist, die sekundären Veränderungen des Nierenbeckens. Zwischen stenosierten, bzw. obliterierten Stellen des Ureters sammeln sich oft käsige, zuweilen verkalkte Massen an.

Außer den geschilderten anatomischen Veränderungen kann es infolge des Schwundes der elastischen Fasern und der dadurch verursachten Herabsetzung der Elastizität zu dynamischen Störungen in der Peristaltik des Harnleiters kommen, die ebenfalls Stauungserscheinungen in dem proximalwärts gelegenen Teil des Ureters und im Becken herbeiführen können.

Die Verdickung des Ureters ist per vaginam oder per rectum fühlbar und als ein wichtiges palpatorisches Merkmal für die Diagnose der Nierentuberkulose verwendbar.

Die Periureteritis kann Schrumpfung und Verkürzung des Ureters verursachen. Zystoskopisch kommt dies in einer starken Einziehung der Blasenwand am Ostium vesicale des Ureters zum Ausdruck.

Symptomatologie und Diagnose. Bei der Bedeutung, welche die frühzeitige Erkennung der Nierentuberkulose für den Erfolg der Behandlung hat, ist es wichtig, daß der Arzt die Erkrankung schon im Beginn erkennt. Darum soll zunächst die Symptomatologie besprochen werden.

Entsprechend der chronischen tuberkulösen Infektion beherrscht häufig den Patienten, oft bevor Störungen des Harntractus auftreten, das Gefühl von Müdigkeit und Mattigkeit. Sein Allgemeinbefinden verschlechtert sich. Er magert ab. Sehr bald treten Beschwerden im Bereich der Harnorgane, zuweilen in der Nierengegend, in der Regel aber in der Blase auf. Die Blase zeigt meist nur die Zeichen einer erhöhten Reizbarkeit. Es fällt den Erkrankten auf, daß sie auch nachts mehrmals Harn lassen müssen. In anderen Fällen muß der Harn, sobald das Bedürfnis auftritt, sofort entleert werden. Wird der Harndrang unterdrückt, so stellen sich krampfartige Schmerzen in der Blasengegend ein. Nach einiger Zeit wird auch die Harnentleerung selbst schmerzhaft. Die Schmerzen stellen sich am Anfang und besonders am Ende der Entleerung ein. Nach der Entleerung hat der Patient oft das Gefühl eines schmerzhaften Dranges, als wenn noch Harn entleert werden müßte. Späterhin hält oft der Harndrang stundenlang an ein Zustand, der die Patienten außerordentlich stark herunterbringt.

Zuweilen treten die Schmerzen auch unabhängig von den Harnentleerungen auf, halten kürzere oder längere Zeit an und währen oft wochen- oder monatelang. Die Beschwerden werden oft durch Bettruhe gemildert.

In einigen Fällen wird das Krankheitsbild durch andere Blasenbeschwerden eingeleitet. Manchmal wird im Beginn der Nierentuberkulose eine besonders große Harnmenge entleert, gelegentlich in 24 Stunden 2—4 Liter, eine Tatsache, die von den Franzosen als ein für die Nierentuberkulose sehr verdächtiges Symptom angesehen wird.

In verhältnismäßig wenigen Fällen treten die Schmerzen zunächst in der Nierengegend auf. Es bestehen dumpfe Schmerzen in der erkrankten Niere. Sie bleiben oft lange Zeit, ja sogar dauernd hier lokalisiert. Manchmal werden auch infolge von Verstopfung des Ureterlumens durch Blutgerinnsel oder Eiterflocken und dadurch verursachter Harnstauung kolikartige Erscheinungen beobachtet. Die Schmerzen, strahlen in das Bein der erkrankten Seite oder in die Blasengegend, oft bis in die Harnröhre aus. Öfters tritt der Schmerz nur in der der erkrankten Niere entsprechenden Seite der Blase oder Harnröhre auf.

Die geschilderten Beschwerden: Pollakiurie, die Schmerzen, die Inkontinenz und die vermehrte Harnmenge sind aber nicht pathognomonisch für Nierentuberkulose, und erst die weitere Untersuchung muß die Diagnose sichern.

Bei der objektiven Untersuchung fällt die große Empfindlichkeit der Blase auf. Schon Druck auf die Blasengegend, sei es von den Bauchdecken aus, sei es auf die hintere Blasenwand, wird schmerzhaft empfunden. Das Berühren der Blasenschleimhaut mit dem eingeführten Katheter, ja schon das Einführen des Katheters selbst verursacht lebhafte Schmerzen, ebenso die Injektion selbst vollkommen indifferenter Flüssigkeiten. Entleert man den Harn, so ist besonders das Abfließen der letzten Tropfen sehr schmerzhaft. Daher wird auch bei der gewöhnlichen Urinentleerung oft nicht die gesamte Harnmenge entleert, sondern es verbleibt ein Residualharn. Durch die schwere Veränderung der Blasenschleimhaut und die starke Empfindlichkeit des Detrusor ist die Kapazität der Blase vermindert, zuweilen so sehr, daß eine zystoskopische Untersuchung überhaupt nicht möglich ist, da sich nicht genügend Flüssigkeit in die Blase einführen läßt.

Die große Schmerzhaftigkeit bei der Einführung eines auch nur dünnen Katheters ist zuweilen durch tuberkulöse Strikturen, besonders im hinteren Teil der Harnröhre bedingt.

Einen weiteren Anhaltspunkt für die Diagnose ergibt die Palpation der Niere. Man findet zuweilen die Niere vergrößert und auf Druck schmerzhaft. Besonders die Palpation der Nierenbeckengegend löst manchmal einen schmerzhaften Harndrang aus. Häufig ist die tuberkulös erkrankte Niere nicht vergrößert, oder sie liegt so unter dem Rippenbogen verborgen, daß sie nur so weit palpabel ist, wie jede normale Niere.

Bezüglich der Druckschmerzhaftigkeit der Niere habe ich gefunden, daß die Niere auch unter physiologischen Verhältnissen, besonders bei sensiblen Individuen sehr empfindlich ist. Bei einiger Erfahrung wird es aber leicht zu entscheiden sein, ob es sich um eine wirkliche Schmerzhaftigkeit oder nur um eine gesteigerte Empfindlichkeit handelt.

Eine gewisse Beachtung verdient auch die respiratorische Beweglichkeit der Niere. Diese ist bei der tuberkulös veränderten Niere so lange vorhanden, als der tuberkulöse Prozeß nicht auf die Kapsel übergegriffen hat. Ist aber die Niere und besonders der obere Pol mit der Umgebung verwachsen, dann kann man in der Tiefe weder ihre physiologische Form noch ihre respiratorische Beweglichkeit feststellen. Dann findet man oft palpatorisch ein Organ mit buckelartigen Auftreibungen, das man ausschließlich für die tuberkulös veränderte Niere halten möchte. Bei der operativen Freilegung fand sich aber mehrfach, daß die buckelartigen Auftreibungen nur der schwartig veränderten Kapsel der Niere angehören, während diese selbst verhältnismäßig sehr klein ist.

Hat man auf Grund des ganzen klinischen Befundes eine Nierentuberkulose angenommen, kann man aber die Nieren überhaupt nicht fühlen, so wird doch durch die Schmerzhaftigkeit der Palpation häufig reflektorisch eine Contractur der Bauchwandmuskulatur hervorgerufen, die einen Fingerzeig dafür bietet, auf welcher Seite man die erkrankte Niere zu vermuten hat.

Der palpatorische Nachweis der Druckschmerzhaftigkeit und der Vergrößerung einer Niere muß aber für die Frage, welche Niere erkrankt ist, sehr vorsichtig beurteilt werden. Da die tuberkulöse Niere sehr klein oder, unter dem Rippenbogen verborgen, nicht palpabel sein kann, ist häufig die andere gesunde Niere kompensatorisch vergrößert und dadurch leichter palpabel und druckempfindlich.

Ferner wird bei der tuberkulösen Niere, ebenso wie bei Nierensteinerkrankungen, die spontane Schmerzhaftigkeit gelegentlich nicht in der kranken, sondern der gesunden Niere lokalisiert.

Bei der Palpation ist der Druck nicht allein in der Gegend, die dem Nierenbecken entspricht, schmerzhaft, sondern auch in der Gegend der Ureterkreuzungsstelle und an der Einmündungsstelle des Ureters in die Blase. Die Palpation des Ureters an dieser Stelle, sei es per vaginam oder beim Manne per rectum, gibt oft ein wertvolles Moment ab für die Diagnose der Nieren-, bzw. der Uretertuberkulose. Per vaginam ist der Ureter leicht zu palpieren, während die Palpation beim Manne per rectum einige Schwierigkeiten bietet. Führt man den Zeigefinger bis in die Mitte zwischen Portio und Douglas, dann an der oberen Wand entlang schräg nach außen und unten, so gelingt es, bei gleichzeitiger Palpation von den Bauchdecken aus den Ureter zu fühlen. Dieser Druck löst auch bei normalem Ureter ein Schmerzgefühl aus, das in der Mitte der Blase empfunden wird. Der tuberkulös veränderte Ureter ist aber zumeist schwielig verdickt fühlbar und druckschmerzhaft.

Ferner sind als begleitendes Symptom der Nierentuberkulose makroskopische Veränderungen an den Sexualorganen nachweisbar. Man hat früher die tuberkulöse Erkrankung der Harn- und der Sexualorgane stets in einen ätiologischen Zusammenhang miteinander gebracht. Nunmehr wissen wir aus den Untersuchungen von ISRAEL und ILLYES, daß beide nebeneinander selbständig bestehen können. Immerhin aber treten sie so häufig zusammen auf, daß man daran einen Anhaltspunkt für die Diagnose finden kann. Am häufigsten stellt man in den Nebenhoden, der Prostata und zuweilen auch in den Samenblasen eine tuberkulöse Erkrankung fest, die sich durch derbe knotige Infiltration zu erkennen gibt. Bei Frauen gelingt es nur sehr selten, tuberkulöse

Veränderungen an den Genitalorganen nachzuweisen. Doch sei hier besonders darauf aufmerksam gemacht, daß KRÖNIG in derartigen Fällen vielfach an dem durch Curettement gewonnenen Gewebe tuberkulöse Veränderungen hat nachweisen können, die klinisch sich sonst nicht kenntlich gemacht hatten.

Ein sehr wesentliches Hilfsmittel für die Diagnose bildet die Harnuntersuchung. Im Anfangsstadium der Erkrankung ist der Harn ziemlich klar, und es bildet sich erst nach längerem Stehen ein kleiner Bodensatz. Ganz besonders ist der Nachweis einer Trübung schwierig, wenn im Beginn der Erkrankung eine große Menge Harn entleert wird. Eine geringe Trübung des Harns wird häufig lange Zeit von den Patienten nicht beachtet. Im zentrifugierten Harn aber kann man schon in diesem Stadium deutlich Leukocyten in größerer Zahl nachweisen. Ebenso findet man im Harn schon im Anfangsstadium der tuberkulösen Erkrankung Erythrocyten, und gerade diese Feststellung weist bei Fehlen irgendwelcher anderer Krankheitsursachen zuerst auf Tuberkulose hin. Beim weiteren Fortschreiten der Erkrankung nimmt die Zahl der Leukocyten im Harn zu. Sehr stark ist die Eiterung bei pyonephrotischer Veränderung bzw. Kavernenbildung in der Niere. Es ist begreiflich, daß hierbei nach Druck auf die Niere bei freiem Abfluß durch den Ureter eine größere Menge Eiter im Harn auftritt. Wird aber der Ureter verstopft, und ist der Eiterabfluß behindert, dann vermindert sich entsprechend, vorausgesetzt daß die andere Niere klaren Harn entleert, die Trübung in dem aus der Blase entleerten Harn. Die Klärung des Harns kann aber nicht als günstiges Moment betrachtet werden, denn es tritt infolge der Eiterverhaltung Fieber auf. Dieses geht erst vorüber, wenn das Abflußhindernis beseitigt ist, und der eiterhaltige trübe Urin sich wieder in die Blase entleeren kann.

Wir wissen, daß auch bei anderen Infektionen des Harntractus, vorausgesetzt, daß keine Harnstoffzersetzung stattgefunden hat, der Urin sauer reagiert. Indessen ist diese Erscheinung bei der Tuberkulose ganz besonders intensiv, so daß sie vielfach als ein pathognomonisches Symptom für die tuberkulöse Erkrankung des Harntractus angegeben ist. Die Reaktion des Harns kann aber alkalisch werden, wenn, wie es zuweilen vorkommt, neben der Tuberkulose eine Mischinfektion vorhanden ist.

Der Eiweißgehalt des Harns ist bei tuberkulöser Erkrankung der Niere nicht sehr hoch. Im Anfangsstadium der Erkrankung sind meist nur Spuren von Albumen im Harn nachweisbar, und auch in den weiter fortgeschrittenen Stadien der Erkrankung erreicht der Albumengehalt nicht mehr als 1⁰/₀₀. Dabei sind oft einzelne hyaline Zylinder vorhanden. Ist der Albumengehalt höher, wobei hyaline Zylinder in größerer Zahl und auch granulierte Zylinder auftreten, so handelt es sich um eine Nephritis.

Nach Rovsing kann in äußerst vorgeschrittenen Fällen von Nierentuberkulose bei offenem Ureter der Harn eiweißfrei sein. Dies ist offenbar dann der Fall, wenn alles sezernierende Gewebe völlig zerstört und in käsige Massen umgewandelt ist. In relativ frischen Fällen von Tuberkulose hat Rovsing zuweilen kein Albumen gefunden. Da sind dann andere Symptome vorhanden: Hämaturie, anfallsweise Schmerzen, Eitergehalt ohne nachweisbare banale Mikroorganismen.

Die Blutbeimischung im Urin ist zuweilen nur mikroskopisch, oft auch makroskopisch erkennbar. Das Harnsediment ist dann von blutigen Fasern durchsetzt. Zuweilen wird das Krankheitsbild durch starke Blutungen eingeleitet, die, was allerdings selten ist, so groß sein können, daß sie an sich einen operativen Eingriff indizieren. Ich selbst habe zwei Fälle beobachtet, bei denen die Tuberkulose im wesentlichen in den Papillenspitzen des Marks vorhanden war und zu sehr starken Blutungen geführt hat.

Das bemerkenswerteste Symptom einer tuberkulösen Erkrankung der Niere ist aber das Auftreten von Tuberkelbacillen im Harn. Es gibt zweifellos Fälle, wo bei sicher bestehender Tuberkulose der Niere keine Tuberkelbacillen im Harn festgestellt werden können. In der großen Mehrzahl der Fälle aber habe ich Tuberkelbacillen nachweisen können. Häufig ist auch der Befund an einem Tage negativ, während an einem anderen zahlreiche Bacillen gefunden werden. Es erscheint demnach zweckmäßig, nicht viele Präparate von einem Sediment auf Tuberkelbacillen zu untersuchen, sondern von verschiedenen Sedimenten einzelne Präparate.

Die Menge der ausgeschiedenen Bacillen steht nicht in direktem Verhältnis zur Ausdehnung der Erkrankung. Das Gegenteil ist der Fall. In frühen Stadien, wo es nur zur Ulceration der Beckenwand gekommen ist, findet man oft große Mengen von Bakterien, während bei Kavernenbildung in der Niere der Bacillengehalt meist ein spärlicher ist, wie auch bei anderen tuberkulös erkrankten Organen sich in späteren Stadien nur wenig Tuberkelbacillen im Eiter zeigen. Zu berücksichtigen ist allerdings noch, daß in den Frühstadien der Erkrankung, in denen die tuberkulösen Herde der Niere noch nicht in Kommunikation mit dem Beckenkelchsystem gelangt sind, die Tuberkelbacillen überhaupt nicht im Harn nachweisbar sein können, wie auch in den Fällen, in denen durch Obliteration des Ureters der Abfluß des Sekrets aus dem tuberkulös erkrankten Organ verhindert ist; in solchen Fällen findet man bei Gesundheit der anderen Niere nicht nur keine Bacillen im Harn, sondern der Harnbefund kann ein vollkommen normaler sein.

Nach Israel ist der Bacillengehalt viel reichlicher, wenn es sich nicht allein um eine Tuberkulose der Niere, sondern auch um eine tuberkulöse Erkrankung der Blase handelt, da zu dem Bacillengehalt, der aus der Niere stammt, noch die Bacillenmassen aus den tuberkulösen

Geschwüren der Blase hinzukommen. Nach WILDBOLZ können schon allein in dem aus einer tuberkulösen Niere gewonnenen Harn sehr große Mengen Bacillen vorhanden sein.

Zuweilen gelingt es nicht, Bacillen im Harnsediment nachzuweisen, besonders in Fällen, in denen der Harn in sehr großen Mengen entleert wird. Dann empfiehlt sich die von FORSSELL angewandte Methode, einen Liter Urin 24 Stunden sedimentieren zu lassen, und erst das Zentrifugat dieses Sediments zu untersuchen.

Zur Färbung des Sediments bedient man sich des gewöhnlichen Verfahrens mit Carbolfuchsin und verdünntem Methylenblau. Die Antiforminmethode ist bei tuberkelbacillenhaltigem Harne nur dann von besonderem Vorteil, wenn der Harn infolge einer Mischinfektion schleimig und alkalisch geworden ist.

Besondere Aufmerksamkeit ist auch dem Umstand zu widmen, daß den Tuberkelbacillen in Form und Färbung die säurefesten Smegmabacillen sehr ähnlich sind und daher leicht mit ihnen verwechselt werden können. Zwar sind die Smegmabacillen im allgemeinen plumper gestaltet, liegen nicht so dicht in Gruppen nebeneinander, und die einzelnen Bacillen sind meist verschieden in ihrer Größe, aber immerhin ist es ROLLY gelungen, Smegmabacillen nachzuweisen, die im mikroskopischen Bilde und auch hinsichtlich ihrer Färbung vollkommen den Tuberkelbacillen gleichen. Diese vollkommene Gleichheit beider Bacillenarten ist aber doch nur äußerst selten. Im allgemeinen wird man aus dem Aneinander- und Übereinanderliegen der Tuberkelbacillen und den kleineren oder größeren Gruppenbildungen, im Zusammenhang mit dem übrigen klinischen Krankheitsbild, eine sichere Diagnose stellen können.

Für die Diagnose ist auch nicht außer acht zu lassen, daß ein etwaiger Tuberkelbacillenbefund im Harn nicht von der Blase oder der Niere, sondern aus dem Sekret der Prostata oder der Samenblase stammen kann, das in die Harnorgane gelangt ist. Bei Erkrankung der Sexualorgane ist jedoch der Eitergehalt des Urins nur sehr gering und kommt meistens nur in Gestalt eitriger Fäden zum Ausdruck.

Wir haben bereits oben gesehen, daß zuweilen bei tuberkulöser Erkrankung der Niere der mikroskopische Nachweis von Tuberkelbacillen im Harn negativ ausfällt. *Ergibt die Untersuchung des eitrigen, auch auf der Agarplatte kultivierten Harns das Fehlen anderer Bakterien, so muß dieser Befund als eine weitere Stütze für die Diagnose der Nierentuberkulose angesehen werden.* Aber der positive Nachweis anderer Infektionskeime bei Fehlen von Tuberkelbacillen darf nicht als Beweis für das Nichtvorhandensein einer Tuberkulose gewertet werden, da, wie wir gesehen haben, bei der Tuberkulose der Niere häufig eine Mischinfektion vorhanden sein kann. Allerdings ist auch bei Mischinfektion der Harn vielfach keimfrei.

In jedem Fall tut man gut, die Harnuntersuchung vor Einleitung jeden instrumentellen Eingriffes vorzunehmen, durch den eine Mischinfektion verursacht werden kann, wenn auch eine solche, allerdings sehr selten, auf dem Wege der Blutbahn entstehen kann.

Die für den allgemeinen Nachweis einer tuberkulösen Erkrankung empfohlenen Tuberkulinmethoden (PIRQUETsche Hautreaktion, Ophthalmoreaktion, subcutane Injektion nach KOCH) haben sich für den speziellen Nachweis von Nierentuberkulose als wertlos erwiesen und sind auch zum Teil nicht ungefährlich.

In allen Fällen, in denen das klinische Bild auf Nierentuberkulose hinweist, im Harn aber mikroskopisch keine Tuberkelbacillen nachweisbar sind, hat sich die Tierimpfung mit dem Harnsediment als sehr wertvoll gezeigt. Beim Tierversuch ist jedoch auch zu berücksichtigen, daß der negative Ausfall einer einmaligen Impfung noch nicht absolut dafür beweisend ist, daß der Harn von nichttuberkulösen Nieren stammt. Wissen wir doch, daß in den Anfangsstadien der Nierentuberkulose Bacillenherde im Mark vorhanden sein können, ohne daß sie mit dem Becken- oder Kelchsystem in Kommunikation getreten zu sein brauchen, und daher nicht zur Ausscheidung im Harn gelangen können. Ferner ist auch das stark eitrige Sekret aus bereits kavernösen Nieren vielfach arm an Tuberkelbacillen. Man wird sich daher mit dem negativen Ausfall einer Impfung mit nur einem Sediment, wenn auch an mehreren Tieren, nicht zufrieden geben, sondern eventuell mehrere verschieden gewonnene Sedimente zur Impfung benützen.

Nach der Injektion des Urinsedimentes in die freie Bauchhöhle oder subcutan in den Unterbauch und Oberschenkel von Meerschweinchen treten makroskopische tuberkulöse Gewebsveränderungen auf. Indes besteht dabei ein gewisser Übelstand insofern, als man frühestens nach 6 Wochen ein greifbares Ergebnis erhält. Daher hat man nach anderen Methoden gesucht, um in kürzerer Zeit zum Ziel zu gelangen.

BLOCH geht in folgender Weise vor: Er zerquetscht am Meerschweinchen durch die Haut hindurch die Leistendrüsen und spritzt das mit 4%igem Antiformin vorbehandelte Harnsediment in den Oberschenkel ein. Nach 10 Tagen werden die Drüsen exstirpiert und in $15\text{—}20\%$ Antiformin zerrieben. Es bildet sich dabei eine homogene milchige Flüssigkeit. Diese wird zentrifugiert und im Sediment in gefärbtem Strichpräparat auf Tuberkelbacillen untersucht. Werden aber hierbei Tuberkelbacillen nicht nachgewiesen, so beweist dies nicht, daß keine Nierentuberkulose vorliegt. Man tötet dann das Tier erst nach 6 Wochen, um bei der Sektion etwaige Tuberkulose nachzuweisen.

M. KLOPSTOCK wendet folgendes Verfahren an: Der mittels Ureterkatheters steril aufgefangene Harn wird zentrifugiert. Man überzeugt sich durch Methylenblau- und Gramfärbung davon, ob im Sediment reichliche Eiterbakterien vorhanden sind. In diesem Falle zerquetscht man die

Leistendrüsen nicht, da durch diese die Bakterien unmittelbar ins Blut übergehen und zur tödlichen Sepsis des Tieres führen würden. Bei geringem Bakteriengehalt aber werden die Leistendrüsen gequetscht, 0,5 ccm des steril aufgefangenen Urinsediments wird in die linke Kniefalte des Meerschweinchens eingespritzt. Nach wenigen Wochen wird die gequetschte Leistendrüse auf Tuberkelbacillen untersucht. Die Infektion verbreitet sich von den Leistendrüsen aus auf die iliakalen, lumbalen Drüsen, die Milz, die Drüsen vor der Porta hepatis und endlich die Bronchialdrüsen. Der Nachweis der Infektion all dieser Drüsen ist für die Diagnose unbedingt erforderlich, da eine Tuberkulose ausschließlich der Mesenterialdrüsen auf einer zufälligen Stallinfektion beruhen könnte. Man impft zweckmäßig zwei Tiere gleichzeitig, und bei einem zweifelhaften Ergebnis der Untersuchung wiederholt man den Tierversuch.

Bei der Verwertung des Tierversuchs muß man berücksichtigen, daß auch verhältnismäßig gering veränderte Nieren, bei denen im Harn nur wenig Albumen festgestellt worden ist, ja auch anscheinend gesunde Nieren im Blute kreisende Tuberkelbacillen ausscheiden können. Gleichwohl kann die positive Feststellung von Tuberkelbacillen im Verein mit den anderen klinischen Erscheinungen im allgemeinen als Bestätigung für das Vorhandensein einer Nierentuberkulose gelten.

Eine große Bedeutung für die Feststellung der Nierentuberkulose hat die Zystoskopie. Diese ist nur in vorgeschrittenen Fällen von Nierentuberkulose nicht anwendbar, in denen die ebenfalls tuberkulös affizierte Blase schon so geschrumpft oder so empfindlich ist, daß sie nicht mit derjenigen Menge Flüssigkeit gefüllt werden kann, wie es zur Zystoskopie notwendig ist.

Im Anfangsstadium der Nierentuberkulose findet man zuweilen die Blase vollkommen intakt. Die Blasenbeschwerden sind dann auf einen renovesicalen Reflex zurückzuführen. In den meisten zur Beobachtung kommenden Fällen hat aber die Tuberkulose bereits durch den Ureter auf die Blase übergegriffen. Man sieht dann in der Umgebung des Ureters einzelne gelblich weiße, kleine Knötchen, vielfach mit einer zentralen Verkäsung und von einem entzündlichen Hof umgeben. Die Blasenschleimhaut ist geschwollen, gerötet, die Gefäßzeichnung verwischt. Auch die Ureterpapille zeigt oft gewisse Veränderungen: Die Schleimhaut ist geschwollen, gerötet, prolabiert. Besonders bemerkenswert ist aber, daß die von Tuberkulose freie Blasenschleimhaut vollkommen normalen Befund aufweist. Die Lokalisation der tuberkulösen Erkrankung in der Umgebung eines Ureters oder auch bei weiter vorgeschrittenen Stadien in der einen Blasenhälfte berechtigt zu der Annahme, daß die Niere der entsprechenden Seite tuberkulös erkrankt ist. Neuerdings empfiehlt SCHEDE nach dem Vorgang von BUERGER, aus verdächtigen Stellen der erkrankten

Blasenschleimhaut mittels einer von ihm angegebenen Probezange, die in jedes einläufige Ureterenzystoskop eingeführt werden kann, ein Stückchen zur histologischen Untersuchung herauszuschneiden und auf Tuberkelbacillen zu untersuchen.

Bei weiterem Fortschreiten der Erkrankung ist fast das ganze Blaseninnere verändert. Die Schleimhaut ist aufgelockert, entzündlich gerötet, voller Geschwüre, an zahlreichen Stellen Ekchymosen, es fehlt der Glanz der normalen Schleimhaut. Die Ureteren sind dann oft stark erweitert, ihre Wand ist starr, und durch Verkürzung sind die Ureterenostien vielfach trichterförmig eingezogen. Charakteristisch ist aber noch, daß selbst bei sehr weit vorgeschrittener Blasentuberkulose oft noch in der Blase Stellen vorhanden sind, die vollkommen normal aussehen.

In vielen Fällen reicht die Zystoskopie nicht allein dazu hin, um den Sitz der tuberkulösen Erkrankung mit Sicherheit festzustellen. Erst der Ureterenkatheterismus gibt darüber Aufschluß.

Der Ureterenkatheterismus wurde früher bei Nierentuberkulose von einigen Autoren abgelehnt. Im allgemeinen wird man aber bei einiger Vorsicht die befürchteten Schädigungen vermeiden oder auf ein so geringes Maß beschränken, daß sie gegenüber dem Nutzen, den der Ureterenkatheterismus für die exakte Diagnose und rationelle Therapie ergibt, nicht ins Gewicht fallen. Um zu verhüten, daß durch den Ureterkatheter bei seinem Passieren der Blase infektiöser Blaseninhalt weiter verschleppt wird, lasse ich gleichzeitig eine Borlösung langsam in den Ureterkatheter injizieren, bis er in die Uretermündung eingeführt ist. Ich führe zwar den Ureterkatheter eine Strecke weit über die Mündung hinauf, um über eine etwa bereits vorhandene tuberkulöse Veränderung des untersten Teils des Ureters hinwegzugelangen, vermeide es aber, den Katheter zu weit oder gar bis ins Becken hinaufzubringen.

Ist nun der aus dem einen Ureter mittels Ureterkatheters gewonnene Harn vollkommen normal, dagegen der aus der anderen Niere aufgefangene Harn eiter- und bluthaltig, so kann bei positivem Tuberkelbacillennachweis gesagt werden: Diese Niere ist tuberkulös erkrankt.

War in dem Urin aus der für gesund gehaltenen Niere kein Eiter vorhanden, so glaubte man noch vor kurzer Zeit nicht, eine tuberkulöse Erkrankung mit Sicherheit ausschalten zu können, ohne vorher das Sediment dieses Harns im Tierversuch geprüft zu haben. Fiel dann das Tierexperiment positiv aus, so wurde auch diese Niere trotz Fehlens von Eiter als tuberkulös angesehen. Man ging sogar soweit, aus einem derartigen Befund eine Kontraindikation für die Nephrektomie der schwerer erkrankten Niere abzuleiten. Nach unseren neueren Erfahrungen ist diese Auffassung nicht richtig. Denn nicht allein bei schwerer fortgeschrittener Tuberkulose der Lungen, sondern auch im initialen Stadium der Lungentuberkulose sowie auch bei tuberkulöser Erkrankung

anderer Organe können im Blute Tuberkelbacillen kreisen und durch
die gesunden Nieren ausgeschieden werden.

Auch wenn aus der zweiten, für gesund gehaltenen Niere Eiweiß
in geringer Menge ausgeschieden wird, beweist dies nicht etwa, daß
diese Niere tuberkulös erkrankt ist. Diese Eiweißabsonderung ist in der
Regel auf eine toxische Einwirkung von der erkrankten Niere aus zurückzuführen, oder sie entsteht durch den geringen Blutgehalt, der bei noch
so vorsichtigem Ureterenkatheterismus dem Harn beigemischt ist.
Diese leichten Blutungen entstehen häufig auch ohne Läsion der Schleimhaut und sind auf eine reflektorische Hyperämie der Schleimhaut im
Ureter zurückzuführen. Der Albumengehalt ist gewöhnlich sehr gering,
er übersteigt nur selten $^1/_2$—$1^0/_{00}$. Ist er aber größer, sind vor allem
hyaline Zylinder in großer Zahl oder granulierte Zylinder nachweisbar,
so können wir eine gleichzeitige Nephritis diagnostizieren.

Man muß also bei der Gewinnung des Nierenharns mittels Ureterkatheters und bei der Beurteilung des Befundes besonders kritisch und
vorsichtig vorgehen. Man muß berücksichtigen, daß durch die Einführung des Katheters in den Ureter, trotz der eben angegebenen Vorsicht, Eiter und Tuberkelbacillen in den Ureter mit hineingeschleppt
werden können. Es ist daher, wie bereits bemerkt, ratsam, den Ureterkatheter weiter, jedoch nicht bis in das Becken hinaufzuschieben und
den Harn in einzelnen Portionen nacheinander aufzufangen. Dann
wird der durch den Katheter etwa aus der Blase hineingeschleppte
bacillenhaltige Eiter vornehmlich in den ersten Portionen sich zeigen.
Bei diesem Vorgehen wird man auch noch eine weitere Fehlerquelle
ausschalten, die zu einer falschen Diagnose führen kann. Wenn nämlich
nur der unterste Teil des Ureters von der Blase aus ascendierend infiziert
sein sollte, so könnte auch von hierher tuberkulöser Eiter in den Ureterkatheter gelangt sein. Dann würde aber ebenfalls nur in den ersten,
nicht aber in den später aufgefangenen Urinportionen Eiter enthalten
sein. *Man benützt also zur Untersuchung erst die später aufgefangenen
Harnportionen.* Bemerkt sei noch, daß verhältnismäßig oft der Katheter
beim weiteren Vorschieben infolge tuberkulöser Wandveränderungen im
Ureter stecken bleibt.

Als brauchbares Unterstützungsmittel zur Sicherung der Diagnose
empfiehlt Schede neuerdings die vergleichende Leukocytenzählung des
aus beiden Ureteren entleerten Harns. Normalerweise findet man im
Ureterharn nur vereinzelte Leukocyten, besteht aber ein tuberkulöser
Prozeß in der Niere, dann ist die Leukocytenzahl stark vermehrt. Daher
gibt die vergleichende Leukocytenzählung des Blasenurins und des aus
beiden Ureteren gewonnenen Harns einen Anhaltspunkt dafür, welches
Organ (Blase, rechte oder linke Niere) vorwiegend erkrankt ist. Der Urin
der kranken Niere weist gegenüber dem der gesunden oft die zehn- bis
hundertfache Menge Leukocyten auf. Zur Zählung der Leukocyten bedient man sich einer Liquorzählkammer.

Die Röntgenphotographie gewährt im Frühstadium der Nierentuberkulose keinen Nutzen für die Diagnose. In den vorgeschrittenen Stadien ist der Nierenschatten zuweilen vergrößert. Etwaige Verkalkungsherde in der Niere ergeben im Gegensatz zu den Nierensteinen unregelmäßig verteilte und gestaltete Schatten. In manchen Fällen vorgeschrittener Nierentuberkulose, bei denen die Zystoskopie und der Ureterenkatheterismus nicht ausführbar waren, ermöglichte nur das charakteristische Röntgenbild (Glaserkittniere) die Feststellung des Charakters und des Sitzes der Nierenerkrankung.

Die Pyelographie ergibt gewöhnlich eine Erweiterung des Nierenbeckens auf Kosten des Nierenparenchyms. Durch Kombination der Pyelographie mit dem Pneumoperitoneum sollen sogar feinere Veränderungen an den Papillen deutlicher hervortreten.

Wesentlich gestützt und gefördert wird die Diagnose und damit auch die Indikationsstellung für die Operation durch die Feststellung der funktionellen Wertigkeit jeder Niere. In bezug auf die hier in Betracht kommenden Methoden sei auf S. 29 hingewiesen.

Therapie. Während die Tuberkulose anderer Organe (Lunge, Knochen, Gelenke) in weitgehendem Maße durch konservative Behandlung (Sonnen und Diätbehandlung usw.), zum Teil auch durch spezifische Behandlung (Tuberkulin) günstig beeinflußt, in manchen Fällen geheilt wird, versagt bei der Nierentuberkulose die konservative Behandlung so gut wie völlig. Darum gilt gegenwärtig fast allgemein die Auffassung, daß bei Nierentuberkulose in erster Linie die chirurgische Therapie in Betracht kommt, und daß sie um so aussichtsreicher ist, je früher die Operation ausgeführt wird. Die operative Behandlung kann nur in der Entfernung der tuberkulösen Niere bestehen. Zweifellos ist die Anzeige zur Entfernung der tuberkulösen Niere, wenn die andere Niere gesund und vollkommen funktionsfähig ist. Die Erfahrung hat gezeigt, daß die zurückbleibende Niere nicht allein die durch die Operation verursachten Schädigungen überwindet, sondern auch die Funktion der anderen Niere in hinreichendem Maße dauernd mit übernimmt.

Nun sind zweifellos Fälle von einseitiger Nierentuberkulose beobachtet worden, bei denen nach langjährigem Bestehen schließlich Heilung insofern eintrat, als das erkrankte Organ im wesentlichen durch Okklusion des Ureters zu funktionieren aufgehört hatte. Indem dadurch gleichzeitig die fortdauernde Reizung, die der herabrieselnde eiterhaltige Harn in der Blase erzeugte, fortblieb, gingen die Veränderungen in der Blase, wie nach einer wirklichen Nephrektomie, zurück oder schwanden gänzlich, und wenn die andere Niere normal war, so war es ihr Sekret allein, das per Urethram entleert wurde. Allerdings war in der Niere mit geschlossener Tuberkulose oft fast alles Parenchym durch den tuberkulösen Prozeß zerstört. Indes fand man doch in ihr bei genauer Untersuchung noch floride tuberkulöse Herde. Daß diese

„Autonephrektomie“ noch keine wirkliche Heilung bedeutet, war ferner daraus zu ersehen, daß sich erst nach Entfernung der betreffenden Niere die Patienten außerordentlich erholten. Damit waren zweifellos auch die toxischen Einwirkungen geschwunden, die von der abgeschlossenen Tuberkulose auf den gesamten Organismus ausgegangen waren. Es handelte sich also in Fällen von Autonephrektomie nicht um eine wirkliche, sondern nur scheinbare Heilung. Derartige Fälle kommen überdies sehr selten vor, und mit einer Spontanheilung einer tuberkulösen Niere kann man im allgemeinen nicht rechnen.

Der Hauptvorzug der chirurgischen Therapie bei Nierentuberkulose besteht darin, daß sie bei günstigem Ausgang der Operation in der Mehrzahl der Fälle schnell zur Heilung führt, während die konservative Behandlung, wenn sie überhaupt nützen soll, jahrelang fortgesetzt werden muß, wodurch die für eine Operation noch günstige Zeit verloren gehen kann. Nur im kindlichen Alter scheint mir eine konservative Behandlungsweise eher angezeigt.

Vor der Operation ist es wichtig, festzustellen, ob die tuberkulöse Erkrankung der Niere sich im Anfang befindet, oder weit vorgeschritten ist. Man wird dann mit um so größerer Sicherheit nicht allein die Operation in Angriff nehmen, sondern auch unbeirrt durchführen. Sieht die freigelegte Niere normal aus, so wird man sich dadurch nicht täuschen lassen und etwa die Nierenspaltung ausführen, um festzustellen, ob man sich in der Diagnose geirrt hat und die Niere nicht tuberkulös ist. Denn einmal kann man an den Schnittflächen der Niere nicht erkennen, ob nicht etwa doch in der Tiefe ein tuberkulöser Herd versteckt liegt, hat man aber bei der Nierenspaltung einen tuberkulösen Herd eröffnet, dann kann von ihm aus das Operationsfeld leicht tuberkulös infiziert werden. In der Tat ist auch mehrfach nach einer derartigen Probespaltung der Niere Miliartuberkulose aufgetreten (VÖLCKER).

Die Indikation zur Nephrektomie ist beim Vorhandensein von Komplikationen schwerer zu bestimmen. So z. B. bei Schwangerschaft. Diese darf keine Kontraindikation zur Nephrektomie abgeben, denn die Operation ist wiederholt erfolgreich im dritten bis fünften Monat der Gravidität ausgeführt worden, ohne daß nach der Entbindung Schädigungen, sei es für die Mutter oder für das Kind aufgetreten wären. Die Nephrektomie erst nach der Entbindung vorzunehmen, erscheint bedenklich, wenn man erwägt, wie schnell unter dem Einfluß der Schwangerschaft im allgemeinen tuberkulöse Erkrankungen fortschreiten.

Eine weitere Komplikation im oben erwähnten Sinne wäre eine allgemeine Körperschwäche. Ist diese nur eine Folge der tuberkulösen Nierenerkrankung, so muß erst recht die Nephrektomie vorgenommen werden. Die Erfahrung hat gezeigt, daß solche Patienten sich dann sehr schnell erholen und geradezu aufblühen.

Ebenso kann die Genitaltuberkulose, die so häufig mit der Nierentuberkulose kombiniert ist, nicht die Exstirpation der tuberkulösen Niere verbieten, wenn sie auch die Prognose hinsichtlich der Spätmortalität und der vollkommenen Heilung wesentlich verschlechtert.

Bei der Operation wird man den tuberkulös erkrankten Nebenhoden gleichzeitig mit entfernen, während die Exstirpation der tuberkulösen Prostata oder der Samenblase nicht angezeigt erscheint, da dies einen zu erheblichen operativen Eingriff bedeuten würde. Da überdies der Allgemeinzustand der Patienten nach der Nephrektomie sich wesentlich bessert, so kann auch dies zu einer spontanen Heilung der tuberkulös erkrankten Sexualorgane mit beitragen, wenn es auch, wie wir uns immer gegenwärtig halten müssen, selten ist.

Auch eine leichte Lungentuberkulose wird häufig durch die Nephrektomie günstig beeinflußt. Ist aber die Lungentuberkulose weit vorgeschritten, dann wird eine Rückbildung durch die Nephrektomie nicht mehr zu erwarten sein. Im Gegenteil, die bei einem operativen Eingriff unvermeidlichen Schädigungen werden die Prognose verschlechtern. Das gleiche gilt bei dem Bestehen von manifesten tuberkulösen Herden an irgendeinem anderen Organ. Man kann hier nicht allgemein die Indikationsgrenze bestimmen, sondern muß streng individualisieren. Aber auch bei sehr weit vorgeschrittener Lungentuberkulose kann eine Operation angezeigt erscheinen, wenn durch sie eine Linderung hochgradiger Beschwerden zu erwarten ist, auch wenn keine Aussicht auf Heilung besteht.

Neben der Tuberkulose der einen kann auch eine Erkrankung der anderen Niere bestehen, z. B. Nephritis. An sich verbietet auch diese Erkrankung noch nicht die Exstirpation der tuberkulösen Niere. Geringfügige nephritische Veränderungen der nicht tuberkulösen Niere können nämlich auch eine Folge der tuberkulösen Erkrankung der anderen Niere sein oder, besonders bei Mischinfektionen des tuberkulös erkrankten Organs, sehr gesteigert werden. Dabei muß man auf eine infolge der Operation in der anderen Niere entstehende akute Verschlimmerung gefaßt sein. Nach kurzer Zeit dürfte diese vorübergehen, und zuweilen selbst ein Rückgang der Nephritis durch die Nephrektomie des erkrankten Organs herbeigeführt werden.

Weiter kann neben der Tuberkulose einer Niere auch noch ein Stein in der anderen Niere vorhanden sein. Solange die Steinerkrankung keine besonderen Störungen verursacht, besteht meines Erachtens keine Kontraindikation gegen die Nephrektomie. Verursacht aber die Steinniere hochgradige Beschwerden, so wird man individuell zu entscheiden haben, welche Niere man zuerst operativ in Angriff nimmt. Die Exstirpation der tuberkulösen Niere darf meines Erachtens nur bei guter Funktion der steinhaltigen Niere vorgenommen werden. Im entgegengesetzten Falle wäre zuerst aus der anderen steinhaltigen Niere der Stein zu entfernen, vorausgesetzt, daß er durch die Pyelotomie herausgeholt werden kann.

Schließlich sei noch auf die Nieren, bzw. die Solitärniere mit doppeltem Nierenbecken hingewiesen, an denen nur ein zu einem Nierenbecken gehöriger Teil der Niere tuberkulös erkrankt ist und operativ entfernt werden soll. Hier kommt die Resektion dieses Teils in Betracht.

Sind beide Nieren tuberkulös, so erscheint mir im allgemeinen jede radikale Operation als aussichtslos. Nur wenn die Tuberkulose in der einen Niere sehr weit vorgeschritten und in der anderen noch im Beginn ist, darf die schwer erkrankte Niere entfernt werden, weil es immerhin möglich ist, daß die Entfernung des schwer erkrankten Organs günstig auf die zurückbleibende Niere einwirkt.

In einer Reihe von Fällen kommen aber die Patienten in einem bereits weit vorgeschrittenen Stadium der tuberkulösen Erkrankung der Niere und Blase zu uns. Leider ist dann oft der Ureterkatheterismus und eine funktionelle Prüfung der einzelnen Nieren und die Feststellung, ob nur eine und welche Niere tuberkulös, und ob die andere Niere andersartig erkrankt ist, nicht mehr möglich. In solchen Fällen müßte man sich mit dem zystoskopischen Nachweis der Indigocarminausscheidung aus jeder einzelnen Niere begnügen. Ist aber bei einer allzu hohen Reizbarkeit und zu geringer Kapazität der Blase auch die Zystoskopie nicht anwendbar, dann muß man auf anderem Wege die Leistungsfähigkeit der einzelnen Nieren festzustellen suchen.

Man kann in diesem Falle zunächst so vorgehen, daß man die Blase durch Sectio alta eröffnet und von hier aus die Niere katheterisiert. Dieses Verfahren hat zweierlei Nachteile: Einmal gelingt es auch dann nicht immer, in der schwer veränderten Blase die Ureteren aufzufinden, andererseits bleibt vielfach nach dieser Operation eine sehr schwer zu heilende tuberkulöse Blasenfistel zurück, die dem Patienten starke Beschwerden verursacht.

Man hat ferner vorgeschlagen, die eine Niere operativ freizulegen, das Bauchfell zu eröffnen und mit der in die Bauchhöhle eingeführten Hand die andere Niere abzutasten. Aber abgesehen davon, daß auf diese Weise kleine tuberkulöse Herde an der Nierenoberfläche durch Palpation allein kaum zu erkennen sein würden, würden selbst erhebliche tuberkulöse Veränderungen in der Niere vorhanden sein können, ohne daß die Nierenoberfläche davon ergriffen ist.

Man kam dann dazu, beide Nieren operativ freizulegen. Aber auch diese Methode führt nicht zu eindeutigen Ergebnissen, da wie eben gezeigt, selbst eine schwer tuberkulös erkrankte Niere an der Oberfläche gesund aussehen kann.

Einen sicheren Anhaltspunkt gäbe schon die Palpation des oberen Teiles des Ureters, denn dieser zeigt bei tuberkulöser Veränderung vielfach knotige, „rosenkranzartig" aneinander gereihte Verdickungen.

Sind solche Veränderungen an beiden Ureteren vorhanden, dann wäre allerdings zweifelhaft, welche der beiden Nieren schwerer tuberkulös erkrankt ist. In einem solchen Befund wird man aber stets eine Kontraindikation für eine Nephrektomie sehen müssen.

Eine andere Methode, in den geschilderten Fällen die Nierenfunktion zu prüfen, ist folgende: Man legt nur eine Niere operativ frei. Israel empfahl, an der vermutlich gesunden Niere am oberen Teil des Ureters eine kleine Incision zu machen, von dort aus einen Ureterkatheter in das Nierenbecken einzuführen, gleichzeitig durch einen in die Blase eingeführten Katheter den Harn aus der anderen Niere aufzufangen und, nachdem man auf diese Weise den Harn aus beiden Nieren gewonnen hat, den Ureterschlitz zu schließen. Ich lege in solchen Fällen, wie es Steinthal und Casper tun, die wahrscheinlich kranke Niere operativ frei, klemme den Ureter ab und prüfe den inzwischen aus der anderen Niere entleerten Harn funktionell mittels Indigocarmin und Phloridzin.

Ferner sei noch darauf aufmerksam gemacht, daß eine tuberkulöse Erkrankung auch bei an sich anomal gelagerten oder gestalteten Nieren vorkommen kann. Die Kenntnis der verschiedenen anatomischen Möglichkeiten und ihrer klinisch-diagnostischen Merkmale wird auch hier in der Regel zur richtigen Diagnose verhelfen. Vor einiger Zeit beobachtete ich einen Fall von Tuberkulose einer kongenital heterotopen Niere, einer Beckenniere. Aber auch die andere Niere war so schwer tuberkulös erkrankt, daß eine Exstirpation nicht in Betracht kam.

Endlich sei noch auf die Nieren bzw. die Solitärniere mit doppeltem Nierenbecken hingewiesen, an denen nur der zu einem Nierenbecken gehörige Teil der Niere tuberkulös erkrankt ist. In solchen Fällen kommt nur die Entfernung des erkrankten Teils der Niere in Betracht. Verwiesen sei in dieser Hinsicht auf das früher Gesagte (s. S. 52).

2. Die operative Behandlung.

Als Operationsmethode kommt bei der Nierentuberkulose im wesentlichen die Nephrektomie in Betracht. Alle Versuche, Operationen an der tuberkulösen Niere unter Erhaltung des Ganzen oder eines Teils des Organs auszuführen (Nephrotomie, Resektion), haben nur zu Mißerfolgen geführt. Nur bei Hufeisenniere käme eventuell die Resektion in Betracht. Handelt es sich doch hier um zwei ursprünglich gesonderte Nieren, die am unteren Pol miteinander verwachsen sind.

Ferner kommt in Fällen doppelseitiger Nierentuberkulose oder einseitiger Nierentuberkulose kombiniert mit schwerer Erkrankung der anderen Niere, wobei eine Nephrektomie kontraindiziert ist, gelegentlich eine konservative Operationsmethode in Frage. So können wir z. B. bei vorgeschrittener Lungentuberkulose dazu genötigt sein, die stark geschwollene, sehr druckschmerzhafte Lendengegend zu incidieren, etwaige para- oder perinephritische Abscesse zu eröffnen und eventuell die Nephrotomie vorzunehmen, letzteres wenn Fieber, Hämaturie und hochgradige Blasenbeschwerden bestehen.

Die Nephrektomie bei Nierentuberkulose bietet in vielen Fällen besondere Schwierigkeiten.

Durch die Verwachsung der schwielig veränderten Kapsel mit der Umgebung kann leicht eine Verletzung des anliegenden Darms, besonders des Kolons, in seltenen Fällen des Duodenums erfolgen. Dadurch kann es zur Bildung einer Darmfistel kommen. Auch das mit der Niere stark verwachsene Peritoneum kann leicht eingerissen werden. Wenn dabei gleichzeitig tuberkulöser Eiter in die Peritonealhöhle eindringt, kann dies zu einer langwierigen, oft tödlich endenden tuberkulösen Peritonitis führen. An sich schon hat das Ausfließen einer geringen Menge tuberkulösen Sekretes aus der verletzten Niere in die Wundhöhle schädliche Folgen. Die Wundheilung wird außerordentlich stark verzögert, und von der Wunde aus kann das tuberkulöse Virus im Körper verbreitet werden. Man muß also bei der Exstirpation der tuberkulösen Niere besonders vorsichtig sein und eine Verletzung der Niere zu verhüten suchen. Das hat bei der tuberkulösen Pyonephrose besonders dann Schwierigkeit, wenn die Nierenwand nicht allein mit der Umgebung verwachsen, sondern stark verdünnt ist. Zuweilen ist die Nierenwand papierdünn. Oft kommt dies am oberen Pol vor, der hoch unterhalb des Rippenbogens gelegen, nur im Dunkeln ausgehülst werden kann.

Alle diese Gefahren werden am ehesten bei der extraperitonealen lumbalen Nephrektomie vermieden, die daher bei der Exstirpation der tuberkulösen Niere die Operation der Wahl ist. Sie wird von den meisten Chirurgen angewendet. Nur einige französische Chirurgen bevorzugen bei sehr stark vergrößerter Niere die transperitoneale Operationsmethode, weil sie einen bequemeren Zugang zum Nierenstiel bietet. Sind starke Verwachsungen der verdickten Fettkapsel mit der Umgebung vorhanden, so ist zuweilen eine Verletzung des angrenzenden Darms oder des Peritoneums nicht anders zu verhüten, als daß die Niere subkapsulär entfernt wird. Das ist erfreulicherweise nur selten notwendig, denn die subkapsuläre Entfernung der Niere bringt besondere Gefahren der Läsion des Organs und der Infektion der Umgebung und des ganzen Organismus mit sich. Schon bei der extrakapsulären Luxation der tuberkulösen Niere muß man möglichst eine stärkere Quetschung des Organs zu vermeiden suchen, damit nicht das infektiöse Virus der Niere in die Blutbahn gelangt und eine weitere Verbreitung der Erkrankung im Organismus verursacht. Bei der subkapsulären Exstirpation ist aber eine stärkere Quetschung des tuberkulösen Organs kaum zu umgehen, und die Gefahr einer Inokulation des tuberkulösen Virus in die Blutbahn größer als bei der extrakapsulären Entfernung der Niere.

Die Versorgung des Nierenstiels erfolgt so, wie es im Kapitel über die Nephrektomie geschildert ist. Bemerkt sei nur: WILDBOLZ unterbindet bei Nierentuberkulose zuerst die Gefäße und erst zum Schluß den Ureter. ZUCKERKANDL geht in gleicher Weise vor, wendet aber noch die Vorsichtsmaßregel an, daß er die Nierenwunde verschließt, bevor er den Ureter durchtrennt.

Nach Exstirpation der tuberkulösen Niere sind alle noch etwa zurückgebliebenen Reste der Capsula adiposa zu entfernen, in denen, wenn auch nur mikroskopisch nachweisbar, Tuberkelbacillen vorhanden sein können, die die Wunde infizieren. Es ist dies auch nicht weiter verwunderlich, wenn man den kontinuierlichen Zusammenhang der Blut- und Lymphzirkulation der Niere und der Kapsel berücksichtigt. Die tuberkulösen Infektionskeime können meines Erachtens, wie bereits oben bemerkt, gleichzeitig in die Niere und in die Kapsel gelangen. Sie können aber auch sehr leicht, wie man sich vorstellen kann, bei der unvermeidlichen Kompression der Niere während der Exstirpation aus dem Organ in die Kapsel hineingepreßt werden.

Gelingt es, die Niere vollkommen intakt zu entfernen, so kann eine Naht der Muskelschichten mittels Catgut angelegt werden. Nur nach dem Ureterstumpf hin wird ein Vioformgazestreifen eingelegt, und dann werden die Hautränder mit einigen verhältnismäßig weit voneinander gelegenen Nähten vereinigt. War aber bei der Operation das Eindringen von infektiösem Material nicht zu verhüten, so darf die Wunde nicht vernäht, sondern muß locker tamponiert werden. Ich lasse die Wunde auch sonst stets etwas offen, denn die Kapsel ist oft nicht mit Sicherheit vollkommen zu entfernen.

Die Versorgung des Ureterstumpfes wird von den einzelnen Autoren sehr verschieden ausgeführt. Es hat sich nämlich gezeigt, daß gerade am Ureterstumpf leicht eine tuberkulöse Fistel entsteht, von der aus gelegentlich die ganze Wundfläche infiziert wird.

Um dies zu verhüten, haben einige Autoren vorgeschlagen, den Ureter bis in seine Einmündung in die Blase zu entfernen. Andere wiederum tragen den Ureter nur so weit ab, daß er ohne Spannung in die äußere Hautwunde eingenäht und hier nachträglich mit antituberkulösen Mitteln behandelt werden kann. Noch andere Autoren setzen den Ureter 8—10 cm vom Ostium pelvicum entfernt ab und versenken ihn nach Unterbindung und Verschorfung der freien Öffnung in die Tiefe.

Alle diese Methoden haben aber nicht die Bildung von Ureterfisteln zu verhüten vermocht. Die meisten Chirurgen wenden jetzt die einfache Versenkung des Ureters an. Besonders beachtenswert ist meines Erachtens der Vorschlag von WILDBOLZ, den Ureter so weit abzutragen, als er bei der Freilegung der Niere von dem umliegenden Gewebe isoliert worden ist. Er weist mit Recht auf die große Gefahr der Nekrose hin, welcher gerade dieser nicht gut ernährte Teil des Ureters bietet. Auch in denjenigen Fällen, in denen der Ureter so lang gelassen wurde, daß er ohne Spannung in die äußere Hautwunde eingenäht werden konnte, bildete sich sehr häufig sekundär eine Nekrose, die eine Infektion der Umgebung und Bildung einer Fistel zur Folge hatte.

Vor Ligatur des Ureters empfiehlt es sich, die Schleimhaut des Ureters zu zerstören und damit eine Quelle weiterer Infektion zu beseitigen. KOCHER empfiehlt zu diesem Zwecke Jodtinktur. Wie ISRAEL verwende ich Einspritzung von reiner, flüssiger Carbolsäure.

Nach der Exstirpation der tuberkulösen Niere ist folgendes zu beachten: Die Beschwerden, die vor der Operation bestanden haben, hängen ab von dem Grade der Ausbreitung der Erkrankung auf die Blase. Allerdings ist zu bemerken, daß, wie bereits oben erwähnt, auch bei völlig normalem Blasenbefund Blasenbeschwerden vorhanden sein können. Diese sind dann auf einen renovesicalen Reflex oder auf die Reizung durch den aus der Niere herabfließenden tuberkulösen Harn zurückzuführen. Jedenfalls wird hieraus erklärlich, daß in solchen Fällen sehr bald nach der Nephrektomie die Blasenbeschwerden vollkommen schwinden.

Aber auch dann, wenn bereits einzelne Herde in der Umgebung des Ureterostiums vorhanden sind, werden die Blasenbeschwerden gewöhnlich auffallend geringer. Die Schmerzen sind oft schon in den ersten Tagen nach der Operation erheblich gemindert, wo eine Rückbildung der tuberkulösen Herde noch gar nicht stattgefunden haben kann. Diese Rückbildung ist bei der guten Heilungstendenz der Blase im Gegensatz zur Niere ebenfalls sehr bald zu beobachten. Eine lokale Behandlung der Blase ist in solchen Fällen nicht nötig. Immerhin erscheint es zweckmäßig, den Rückgang der Beschwerden therapeutisch durch gute Ernährung und eine allgemeine antituberkulöse Behandlung (klimatische und Sonnenbehandlung) zu unterstützen. Wo auf diese Weise eine Heilung oder wenigstens erhebliche Besserung der Beschwerden nicht erzielt wird, ist eine lokale Behandlung angebracht.

Es kommt dabei in Betracht Spülung mit warmer Carbollösung, die man bei der starken Schmerzhaftigkeit, die sie verursacht, zunächst nur in 1%iger und steigend bis 6%iger Lösung verwendet. Ferner gebraucht man 6 ccm und steigend bis 30 ccm einer Sublimatlösung von 1:10000 bis 1:3000. Auch werden Instillationen mit 5%igem Guajacolöl oder Gomenolöl in Verbindung mit Anästhesin gemacht. Ferner wird 3%iges Jodoformöl eingespritzt, bzw. der Patient mit Höhensonne bestrahlt.

Bei fortbestehender Eiterung und Schmerzen handelt es sich zuweilen um eine Eiterung, die vom restierenden Ureterstumpf in die Blase abgesondert wird. Ist in diesem Fall durch konservative Behandlung keine Besserung zu erzielen, so käme die Ureterektomie in Frage.

Bei der Nachbehandlung ist ferner folgendes zu berücksichtigen:
Ist bei der Exstirpation der tuberkulösen Niere das Eindringen von
tuberkulösem Sekret in die Operationswunde nicht zu verhüten gewesen, dann tritt sehr bald hohes Fieber von irregulärem Charakter
auf. In der Wunde findet sich wässeriger, weißlicher, nicht übelriechender
Eiter, ein zerrissen aussehendes Gewebe und blaßgraue hydropische
Granulationen. Die Behandlung mit Jodoformglycerin und Jodtinktur
führt oft nicht zur Heilung, und es bedarf einer gründlichen Auskratzung,
die gewöhnlich mehrfach wiederholt werden muß, um die Infektion
zu beseitigen. Dieser geringfügige Eingriff kann aber gelegentlich eine
Meningitis zur Folge haben.

Vom versenkten Ureterstumpf aus tritt oft, falls er tuberkulös infiziert
war, nach einer Zeit eine Eiterung auf, die entweder spontan durchbricht
oder wegen starker Fiebererscheinungen zur Öffnung der Wunde zwingt.
Man behandelt sie mit Einspritzung von Jodtinktur oder Jodoform.
Eine Auskratzung erscheint nicht angezeigt, weil auch hier gelegentlich
danach das Auftreten von Meningitis beobachtet worden ist, vor allem
aber deswegen, weil die Fistel gewöhnlich dem Patienten keine erheblichen
Störungen bereitet und nach klinischen Erfahrungen sich nach einiger
Zeit von selbst schließt.

3. Konservative Therapie.

Die konservative Behandlung kommt zunächst nur dann in Frage,
wenn wegen beiderseitiger Nierentuberkulose oder aus anderen Gründen
eine Operation nicht mehr Erfolg verspricht. Außerdem dient sie zur
Unterstützung der Nephrektomie. Dauernde Bettruhe ist nicht erforderlich, aber der Patient muß sich jeder körperlichen Anstrengung
enthalten. Vor allem ist es notwendig, die Nierentätigkeit zu entlasten.
Eine strenge Nierendiät ist nicht notwendig. Man gebe eine gemischte
Kost mit wenig Salzen, viel Milch und Eier und Fleisch in mäßiger
Menge. Zu vermeiden sind gewürzte Speisen und alkoholische Getränke,
die eine Hyperämie der Harnorgane verursachen können. Eine reichliche Zufuhr von Flüssigkeiten beeinflußt das Allgemeinbefinden der
Patienten vielfach günstig. Die damit verbundene Belastung der
Nieren kann in Kauf genommen werden, denn ein verdünnter Urin reizt
die tuberkulösen Schleimhäute der ableitenden Harnwege nicht so stark
wie ein konzentrierter. Kleinere Mengen arsenhaltiger oder alkalisch-
erdiger Brunnen sind nützlich. Als ein weiteres Kampfmittel gegen die
Nierentuberkulose ist die Klimatotherapie anzusehen. Im allgemeinen
kommen Orte der warmen gemäßigten Zone in Betracht. Besonders
übt die warme, trockene Wüstenluft Algeriens und Ägyptens oft einen
heilsamen Einfluß aus.

Die medikamentöse Heilung der Nierentuberkulose ist ebenfalls vielfach versucht worden. Alle chemischen Heilmittel, die man im Kampf gegen die Lungentuberkulose angewendet hat, sind auch gegen die Nierentuberkulose ins Feld geführt worden. Es hat sich aber gezeigt, daß von allen diesen Mitteln nur Kreosot- und Jodpräparate die Nierentuberkulose günstig beeinflussen können. Ein abschließendes Urteil über den Wert der medikamentösen Therapie kann zur Zeit nicht gefällt werden, weil noch nicht genügendes statistisches Material vorliegt.

Was die spezifische Behandlung der Nierentuberkulose mit Tuberkulin betrifft, so wollen einige Autoren damit günstige Erfolge, sogar Heilung erzielt haben. Die meisten Autoren sind jedoch auf Grund ihrer Erfahrung zur Ablehnung dieser Behandlung gekommen. Es sind sogar Schädigungen festgestellt worden. In der Blase bildeten sich neue Tuberkelherde, oder in anderen Fällen waren latente tuberkulöse Herde in anderen Organen florid geworden. In einer Reihe von Fällen ist von verschiedenen Autoren eine letal endende Meningealtuberkulose beobachtet worden.

Einige Autoren haben die Nierentuberkulose mit Röntgenstrahlen behandelt und auch Besserung beobachtet. Ein abschließendes Urteil über den Nutzen der Röntgentherapie bei Nierentuberkulose läßt sich auf Grund der wenigen Publikationen nicht fällen.

Dank der Fortschritte, die auf dem Gebiete der Nierendiagnostik und der verfeinerten operativen Technik gemacht worden sind, ist nicht allein die Operationsmortalität gesunken, sondern auch die Spättodesfälle sind wesentlich seltener geworden.

Während nach SCHMIEDENs Sammelstatistik aus den Jahren 1880 bis 1890 kurz nach der Nephrektomie 35,6% Todesfälle zu verzeichnen waren, ist die Operationsmortalität nach den neueren Sammelstatistiken von LEGUEU und CHEVASSU auf 5,9% und von BOECKEL auf 5,8% gesunken. Mit diesen Zahlen stimmen auch die Ergebnisse der Einzelstatistiken und meine Erfahrungen im wesentlichen überein.

Auch die tuberkulöse Meningitis, die auch nach der operativen Inangriffnahme irgendeines anderen tuberkulös erkrankten Organs öfters beobachtet wird und insbesondere bei Nierentuberkulose früher verhältnismäßig häufig vorkam, tritt jetzt nach der Nephrektomie im allgemeinen weniger oft auf.

Die Fernmortalität nach der Nephrektomie ist ebenfalls erheblich gesunken. Eine genauere Statistik läßt sich nicht erheben, weil eine große Zahl der Patienten nicht dauernd beobachtet werden kann. Man muß bei den an Nierentuberkulose Erkrankten berücksichtigen, daß es sich um Individuen handelt, die eine besondere allgemeine Disposition für Tuberkulose haben. Man hat nach der Nephrektomie häufig das Aufbrechen von tuberkulösen Herden an anderen Organen beobachtet. Geschah dies kurz nach der Operation, so war die Annahme berechtigt, daß bereits vor der Operation latente Herde vorhanden waren, die erst später manifest geworden sind. Besonders ist dies bei einer nach der Operation sich zeigenden tuberkulösen Erkrankung der zweiten Niere zu beachten. Man hegte früher, als noch die Anschauung von der aufsteigenden Entstehungsweise der Nierentuberkulose herrschte, die Besorgnis, daß die Nephrektomie schon deswegen wenig angezeigt sei, weil sehr bald danach doch von der Blase aus eine tuberkulöse Infektion der zweiten Niere eintreten würde. Zweifellos wird aber nach dem übereinstimmenden Urteil der Autoren durch die Nephrektomie das Auftreten einer tuberkulösen Erkrankung der zweiten Niere im wesentlichen vermindert.

Aber auch längere Zeit nach der Nephrektomie können noch an verschiedenen anderen Organen tuberkulöse Erkrankungen auftreten. Immerhin berechnet ISRAEL aus 1023 Nephrektomien, die er aus persönlichen Berichten von 21 Chirurgen zusammengestellt hat, im ganzen eine Spätmortalität von 14,2%. Dabei ist hervorzuheben, daß ISRAEL die in den ersten 6 Monaten nach der Operation erfolgten, 12,9% betragenden Todesfälle als Operationsmortalität angesehen hat.

Die meisten Todesfälle kommen in den ersten 2 Jahren nach der Operation vor, und etwa $^3/_4$ aller dieser Fälle schon im ersten Jahre. Vergleicht man diese Statistik mit den persönlichen Statistiken der einzelnen Chirurgen, so ergibt die Gesamtmortalität nach Nephrektomie etwa 25%. 75% der Nephrektomierten sind noch lange nach der Operation am Leben geblieben, und über die Hälfte der Nephrektomierten können als geheilt angesehen werden. Das bedeutet einen außerordentlichen Fortschritt, denn bei der konservativen, nicht operativen Behandlung dürfte, wie bereits bemerkt, eine Heilung zu den größten Seltenheiten gehören, und innerhalb der ersten Krankheitsjahre sind von den Patienten ungefähr 60% gestorben.

Immerhin sind die Nephrektomierten doch noch lange Zeit nach der Operation als minder widerstandsfähig zu betrachten. Denn Menschen mit nur einer Niere sind größeren Gefahren ausgesetzt als die mit beiden. Bemerkenswert sind die experimentellen Untersuchungsergebnisse von WILDBOLZ, nach denen der Verlust einer Niere die Widerstandsfähigkeit des Organismus gegen Gifte, die ziemlich unverändert im Harn den Körper verlassen, herabsetzt.

Häufig werden Ärzte vor die Frage gestellt, ob einer Patientin, der eine tuberkulöse Niere entfernt worden ist, die Verheiratung gestattet werden kann. Eine dreijährige Karenzzeit nach der Operation halte ich für notwendig, doch müssen die Patienten sich nicht nur in dieser Zeit vollkommen wohl gefühlt haben, sondern es muß auch durch das Tierexperiment das Fehlen von Tuberkelbacillen im Harn einwandsfrei festgestellt werden.

Zehntes Kapitel.

Nierentumoren.

I. Geschwülste des Nieren-Gewebes.

Im Vordergrund des klinischen Interesses stehen die primären, malignen Nierentumoren. Es sind Carcinome, Sarkome, Hypernephrome und Mischgeschwülste.

Die Carcinome entwickeln sich zunächst in der Mitte oder am einen Pol der Niere, mehr an der Vorder-, als an der Hinterwand des Organs. Die Carcinome treten entweder als Knoten auf, und zwar solitär oder multipel, und sind nicht gleichmäßig groß und hart, oder sie verbreiten sich infiltrierend im Nierengewebe.

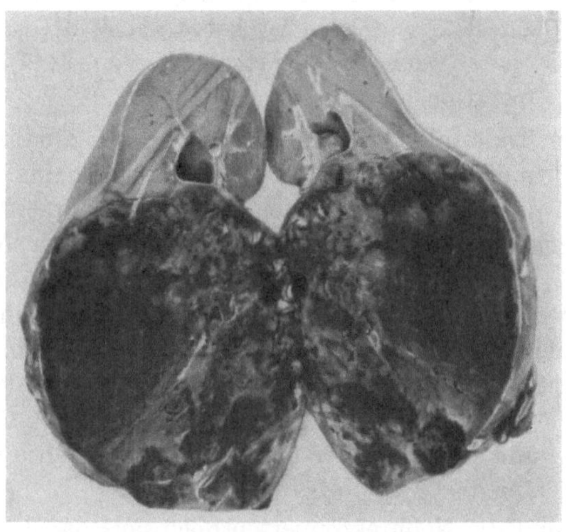

Abb. 70. Maligner Tumor, der die Niere bis auf den oberen Pol durchsetzt.

Während die Knoten, soweit sie die Nierenoberfläche überragen, bei guten Palpationsbedingungen nachweisbar sind, ist dies bei den im Inneren der Niere liegenden Tumorknoten und ferner bei der infiltrierenden Form nicht möglich.

Die infiltrierende Form verursacht wohl eine Vergrößerung und gelegentlich auch eine Verhärtung des Organs. Die Vergrößerung ist aber oft nicht so beträchtlich, daß sie als etwas Pathologisches erkannt werden könnte. Dahingegen kann die festere Konsistenz auf eine bösartige Geschwulst hinweisen.

Die Carcinomknoten sind oft scharf abgegrenzt und das angrenzende Nierengewebe ist makroskopisch hinsichtlich Form und Struktur normal. Daraus erklärt sich die Tatsache, daß bei Nierentumoren die *Funktion der kranken Niere* bisweilen *normal ist.*

Die infiltrierende Geschwulst verbreitet sich gewöhnlich sehr bald auf die Nierenkapsel, teils kontinuierlich, teils auf dem Wege der Blut- oder Lymphbahn und weiterhin auf die anliegenden Organe, das Kolon, Duodenum, Magen, Leber, Milz. Während die *Tumoren*, die zunächst *abgegrenzt* und noch nicht in die Kapsel hineingewachsen sind, *respiratorisch verschieblich sind*, ist dies bei der *infiltrierenden Form* infolge der Verwachsungen mit der Umgebung schon frühzeitig *nicht* der Fall.

Wenn nur der subcostal gelegene und nicht palpable Teil der Niere vom Tumor durchsetzt ist, dann kann zwar die Niere im ganzen verlängert sein, der palpable Teil der Niere sich aber vollkommen normal anfühlen.

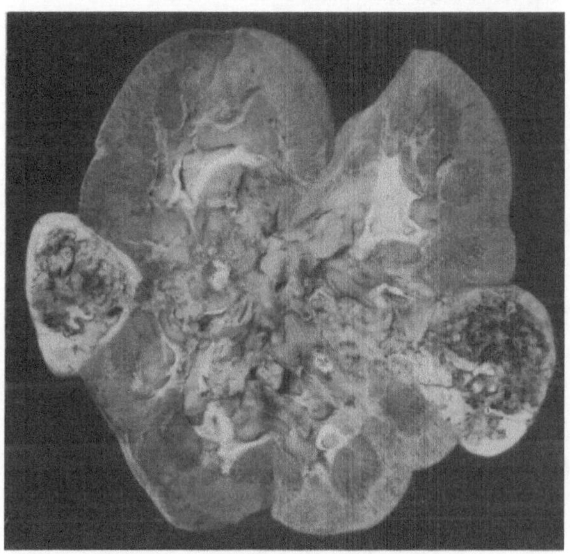

Abb. 71. Hypernephrom der Niere.

Das Hineinwachsen der Tumoren in die benachbarten Organe, so insbesondere in das Duodenum oder Kolon kann ileusartige Erscheinungen verursachen, die das Krankheitsbild dann ganz besonders beherrschen, wenn der primäre Tumor in der Niere selbst keine Beschwerden hervorruft.

Die Sarkome kommen selten vor. Sie entspringen entweder von der Innenwand der Kapsel oder vom dürftigen Bindegewebe in der Umgebung der Gefäße. Sie sind ebenso wie die Carcinome knotenförmig, oder diffus infiltrierend. Die Knoten sind selten abgekapselt und gehen meistens allmählich in das gesunde Gewebe über. *Die Differentialdiagnose zwischen Carcinom und Sarkom der Niere dürfte vor der Operation kaum zu stellen sein.*

Eine weitere Geschwulstart sind die **Hypernephrome**, die fast nur bei **Männern**, und gewöhnlich erst nach dem vierzigsten Lebensjahr vorkommen, zunächst oft lange Zeit gutartig sind, dann aber bösartig werden, durch die Tunica fibrosa in die Kapsel oder zapfenartig in das Becken hineinragen. Sie verbreiten sich metastatisch in die Lungen, Knochen und verursachen schließlich Amyloid der inneren Organe.

Die Hypernephrome entstehen aus versprengten Teilen der Nebenniere und liegen in der Rinde der Niere. Sie sind zunächst ebenfalls von einer derben Kapsel umgeben, gehen später jedoch ohne scharfe Grenzen in das benachbarte Gewebe über, sind faust- bis mannskopfgroß, glatt oder höckerig, auf dem Durchschnitt sind sie dunkelbräun-

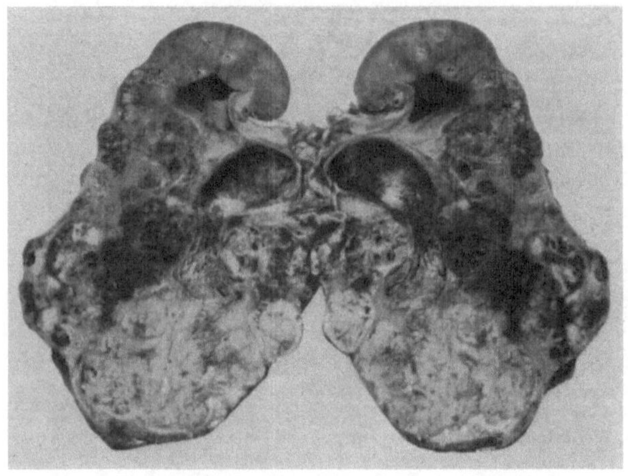

Abb. 72. Nierencarcinom.

lich gefärbt. Die kubisch oder polygonal angeordneten Zellen enthalten Fett, Pigment, Glykogen.

Eine gut charakterisierte Form der Nierentumoren sind schließlich die **Mischgeschwülste**, die bei **Kindern**, vornehmlich in den ersten zwei Jahren, selten über das achte Lebensjahr hinaus vorkommen. Sie entstehen aus den Resten des WOLFFschen Körpers oder Teilen des Mesoderms. Sie wachsen sehr rasch, werden häufig sehr groß, aber, was sie besonders charakterisiert — *sie wachsen nur innerhalb ihrer Kapsel*, sie wuchern nicht wie die anderen bösartigen Nierentumoren in das anliegende Gewebe, sondern verdrängen dies nur. So erklärt sich die *außerordentliche respiratorische Verschieblichkeit* der tumorhaltigen Kinderniere, der schleichende Verlauf der ganzen Krankheit, der zunächst auf das Allgemeinbefinden des Kindes nicht störend einwirkt, bei dem Appetit, Schlaf und Ernährungszustand verhältnismäßig gut sind.

Bei diesen Geschwülsten tritt im Gegensatz zu anderen keine Hämaturie auf, und Metastasen zeigen sich erst in einem sehr späten Stadium.

Diagnose. Ein wesentliches Merkmal der Nierentumoren sind die eigenartigen Blutungen. Bei völligem Wohlbefinden des Patienten wird der Harn plötzlich stark blutig. Zuweilen ist dies nur bei einer Harnentleerung der Fall, häufiger während einiger oder mehrerer Tage; und ebenso plötzlich wird der Harn wieder vollkommen klar. Nach mehr oder weniger langer Zeit, zuweilen erst nach Jahren, erneuert sich die Hämaturie. Öfters stellt sich dabei starke Kolik ein, und danach zeigen sich im Harn scheibenförmige oder regenwurmartige Blutgerinnsel, die manchmal über 10 cm lang sind.

Intermittierende Blutungen mit plötzlichem Auftreten und Verschwinden kommen wohl auch bei Blasentumor und Prostatahypertrophie vor. Die langen regenwurmartigen Gerinnsel aber und die vorangegangene Nierenkolik beweisen, daß die Blutung aus der Niere stammt.

Aber auch wenn keine kolikartigen Schmerzen in der Nierengegend vorangegangen, keine Blutgerinnsel im Harn vorhanden sind, kann die Blutung von der Niere stammen. Dies muß man annehmen, wenn sich zystoskopisch ein Blasentumor oder Prostatahypertrophie nicht nachweisen läßt.

Ein weiteres wesentliches Merkmal für maligne Nierengeschwülste ist ihr palpatorischer Nachweis. Oft kommen sie erst dann zur Beobachtung, wenn sie bereits so groß sind, daß sie die Lendengegend und die seitliche vordere Bauchwand vorwölben. Man sieht dann häufig die Umgrenzung des Tumors und seine Mitbewegung bei der Atmung. Diese Mitbewegung weist darauf hin, daß der Tumor nicht mit der Umgebung, oder nur mit dem Zwerchfell verwachsen ist. Fehlt aber die respiratorische Verschieblichkeit des Tumors, dann spricht dies für eine ausgedehnte Verwachsung der Niere mit der Umgebung.

Bei maligner Nierengeschwulst fühlt man oft kuglige Vortreibungen von verschiedener Größe, verschieden weit voneinander entfernt, gewöhnlich hart, nur zuweilen weich, fast fluktuierend, auf Druck nicht schmerzhaft. Ähnliche bucklige Vortreibungen zeigen sich wohl öfter bei eitrigen Prozessen in der Niere, insbesondere bei Tuberkulose, wobei die Entzündung auf die Fettkapsel übergegriffen hat. Das Fehlen der übrigen typischen Merkmale für Pyonephrose oder Tuberkulose aber wird die Diagnose auf Nierentumor lenken.

Bei malignem Tumor sind oft in der Lendengegend dumpfe, drückende Schmerzen oder nur ein Gefühl von Spannung vorhanden, das durch Druck auf die tumorhaltige Niere noch gesteigert wird, Beschwerden, die offenbar durch Spannung der Tunica fibrosa infolge erhöhten intrarenalen Druckes verursacht werden. Solche Schmerzen kommen auch bei anderen Nierenerkrankungen vor und sind im allgemeinen diagnostisch nur insoweit zu verwerten, als sie auf den Sitz des Tumors hinweisen, wenn auch gelegentlich einmal der Schmerz auf der gesunden Seite empfunden wird. Andauernde starke Schmerzen aber in einer Nierengegend erwecken den Verdacht auf einen malignen Nierentumor, der bei seinem schrankenlosen Wachstum die Tunica fibrosa durchbrochen hat und auf anliegende Nervenstränge drückt.

Sind in einem Falle alle drei erwähnten Merkmale, nämlich die eigenartige Hämaturie, der nachweisbare Tumor und die kolikartigen oder dauernden heftigen Schmerzen in der Nierengegend vorhanden, so ist die Diagnose eines malignen Nierentumors leicht zu stellen. Leider ist dann gewöhnlich die Erkrankung schon soweit vorgeschritten, daß eine Heilung durch Operation kaum noch zu erwarten ist.

Aber allein schon der Nachweis des Tumors und die eigenartige Hämaturie genügen im allgemeinen zur Annahme eines malignen Tumors, allerdings unter der Voraussetzung, daß der Tumor in der letzten Zeit sich vergrößert hat. Denn Hypernephrome können, wie wir oben gesehen haben, viele Jahre gutartig sein und dann erst bösartig werden. In praxi wird man aber auch dann, wenn keine akute Vergrößerung des Tumors vorangegangen war, an die Möglichkeit denken müssen, daß der Tumor bereits bösartig geworden ist, und dementsprechend therapeutisch handeln.

Bei der infiltrierenden Form des malignen Nierentumors ist das Nierengewebe verhärtet, und dies kann vielfach palpatorisch nachgewiesen werden.

Sind aber an der Niere weder Knoten, noch eine Verhärtung des Gewebes nachweisbar, dann kann trotzdem ein Tumor in der Niere vorhanden sein. Der Tumor kann ausschließlich den subkostal gelegenen Teil der Niere einnehmen und darum zunächst nicht fühlbar sein. Oftmals gelingt es jedoch nach mehrfach wiederholter Palpation, besonders bei Halbseitenlage des Patienten, die Niere weiter nach oben hin als zuvor abzutasten, und dann die scharfe Grenze zwischen dem normal glatten Nierengewebe und dem unebenen harten Tumor festzustellen.

Aber selbst wenn die Niere in voller Ausdehnung palpabel, und kein Tumor an ihr nachweisbar ist, kann doch ein solcher in ihrem Inneren vorhanden sein. Können wir ja doch oft selbst an der operativ freigelegten Niere einen in ihrem Inneren liegenden Körper von harter Konsistenz wie einen Stein palpatorisch nicht nachweisen, den wir dann, gestützt auf den Röntgenbefund, doch als vorhanden annehmen und nach Eindringen in die Tiefe der Niere vorfinden und entfernen.

In einer Reihe von Fällen wird also von den erwähnten drei wesentlichen Merkmalen der malignen Nierentumoren nur die eigenartige

Hämaturie vorhanden sein. Hat man Gelegenheit, den Patienten während der Hämaturie zu untersuchen, dann sieht man zystoskopisch aus dem einen Ureterostium Blut hervorsprudeln. Damit wäre sichergestellt, aus welcher Niere die Blutung stammt.

Kommt der Patient kurze Zeit nachdem die Hämaturie aufgehört hat, zur Beobachtung, dann findet man gelegentlich an dem Ureter-Ostium, aus dem das Blut sich entleert hat, Auflockerung und Schwellung des Gewebes vor. Man wird auch zweckmäßig mittels Ureterkatheters aus beiden Nieren Harn abfangen. Findet sich in dem aus einem Ureter gewonnenen Harn frisches Blut, so ist damit nichts Krankhaftes erwiesen. Das Blut kann aus einer bei der Einführung des Ureterkatheters erfolgten frischen Verletzung der Schleimhaut des Ureters stammen, oder die Blutung kann durch eine kongestive Hyperämie verursacht worden sein. Nur der Befund ausgelaugter roter Blutkörperchen würde einen Anhaltspunkt dafür geben, daß aus dieser Niere die Blutung erfolgt war.

Wenn sich aber auch aus dem anderen Ureterostium Blut entleert, dann könnte wohl die Blutung aus der zweiten Niere ebenfalls durch einen in dieser vorhandenen Tumor verursacht sein. Mit größerer Wahrscheinlichkeit dürfte es sich aber dann in keiner von beiden Nieren um Tumor handeln, sondern um eine beiderseitige Nephritis.

Finden sich Zylinder im Harn, dann weist dies auf Nephritis hin, wenngleich allerdings auch bei Nierentumor Zylinder im Harn vorhanden sein können, die dann aus dem erhalten gebliebenen, dem Tumor angrenzenden Nierengewebe stammen. Sind aber im Harn zahlreiche gekörnte oder gar Blutzylinder vorhanden, so können diese nur von einer Nephritis, nicht aber von einem Nierentumor stammen.

Die Blutung aus der Niere könnte ferner durch einen Stein verursacht sein, aber hierbei tritt die Blutung überaus selten in derselben Stärke wie bei Nierentumor ein, und auch dann gewöhnlich nicht plötzlich, sondern nachdem sie erst in geringer Stärke begonnen hat. Bei Nierenstein wird die Blutung durch körperliche Anstrengung, Heben von Lasten, längeres Gehen usw. gesteigert, oder wenn sie noch nicht vorhanden ist, ausgelöst. Allerdings kommt dies auch bei Nierentumor vor, aber doch nicht so regelmäßig und so ausgesprochen wie bei Nierenstein.

Bei starker Nierenblutung muß man auch an Tuberkulose der Niere denken. Sie kommt — wie in zwei von mir beobachteten Fällen — besonders bei Tuberkulose der Papillenspitzen vor. Aber bei Tuberkulose sind noch die anderen für sie charakteristischen Merkmale vorhanden, auf die wir oben hingewiesen haben.

Die Angaben des Patienten allein dürfen wir nicht als beweisend für das Vorhergehen einer Blutung aus den Harnwegen ansehen. Von Laien wird nämlich häufig der Urin für blutig gehalten, wenn es nur eine dunkelbraune, ins Rötliche schimmernde Färbung hat. Vielfach

wird auch das rötlich gefärbte Harnsediment (Harnsäure) irrtümlich
für Blut gehalten.

Andererseits aber wird manchmal einer bei vollem Wohlbefinden
des Patienten auftretenden kurzdauernden Hämaturie — zuweilen
nur bei einer Harnentleerung — so wenig Bedeutung beigemessen,
daß der Patient spontan dem Arzt nichts davon mitteilt. Besonders ist
dies bei Frauen der Fall, die die Hämaturie für eine Begleiterscheinung
der menstruellen Blutung ansehen.

Schließlich ist der Fall zu betrachten: Die Hämaturie fehlt, in
der Lendengegend ist aber ein Tumor vorhanden, bei dem
man nicht sogleich mit Sicherheit entscheiden kann, ob er der Niere oder
einem angrenzenden Organ (Leber, Milz, Ovarium, Pankreas, Appendix)
angehört. Besonders schwierig ist die Differentialdiagnose, wenn der
Tumor sich von der Nierengegend aus nach der Bauchhöhle hin verbreitet. Hinsichtlich der einzelnen differentialdiagnostischen Merkmale
sei auf S. 92—96 verwiesen. Hier sei nur noch auf die Bedeutung der
Lagebeziehung des Kolons zur Niere hingewiesen.

Wie wir früher gesehen haben, verläuft das Colon ascendens
normal neben dem inneren Rand des unteren rechten Nierenpols oder
über den unteren Nierenpol hinweg nach oben, nach Bildung der Flexura
renalis, an der linken Niere dagegen zieht das Colon transversum
zuweilen auch über oder unterhalb des unteren Nierenpols, öfter über
die Mitte, gewöhnlich aber über den oberen Pol der Niere hin; das
fixierte Colon descendens aber verläuft stets am äußeren Rand der
linken Niere nach unten.

Füllt man das Kolon mit Luft, dann wird es dem Auge und der
Palpation zugänglich gemacht, und man kann seine Lage zum Tumor
bestimmen. Noch besser gelingt dies, wenn man nach Füllung des
Kolons mit einer schattengebenden Substanz im Röntgenbild die Lage
des Darms zur Niere beobachtet. Aber nicht immer ist im Röntgenbild
der Schatten der Niere zu sehen. Ich gehe also gewöhnlich in folgender
Weise vor: Zunächst versuche ich nach Füllung des Darms mit Luft
mit dem Auge bzw. durch Betastung die Lage des Kolons zum Tumor
zu bestimmen. Wird das Colon ascendens durch den Tumor nach
vorn oder medialwärts gedrängt, dann ist ein Nierentumor anzunehmen. Man kann auch weiter folgern: Der Tumor liegt sicher am
unteren Nierenpol, möglicherweise nimmt er aber auch einen mehr
oder weniger großen Teil der übrigen Niere ein.

Ist das Colon ascendens nach unten gedrängt, ohne daß an
der Niere durch Palpation ein Tumor nachweisbar ist, so könnte die
Niere pathologisch verlängert sein, und zwar durch einen im oberen
Nierenpol gelegenen, nicht palpablen Tumor, der durch das Zwerchfell
an seinem weiteren Wachstum nach oben behindert ist und die Niere
im ganzen nach unten gedrängt hat.

Aus der Lage des beweglichen Colon transversum zum Tumor
kann bei seinen mannigfaltigen Lagebeziehungen zur Niere nicht in allen
Fällen ein sicherer Schluß gezogen werden. Wenn allerdings das aufgeblähte Kolon vom Tumor nach vorn gedrängt wird, dann gehört
der Tumor wahrscheinlich der Niere an.

Alle Fälle von Tumor der linken Niere aber sind durch die Lage
des Colon descendens zum Tumor zu erkennen, und zwar insofern,
als das Colon descendens stets der Außenseite der linken Niere anliegt.

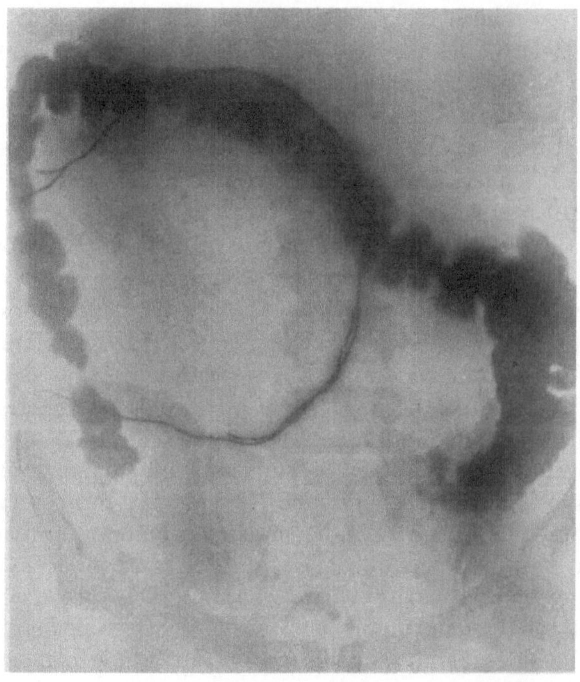

Abb. 73. Lage des Colons zum Tumor. Colon mit Baryumlösung gefüllt. Metallring
um die Grenzen des Tumors. Lage des Tumors zum Colon.

Wir sehen also, daß die allgemein verbreitete Ansicht: Bei Nierentumor wird das aufgeblähte Kolon nach vorn oder medialwärts gedrängt,
nur für Tumoren der rechten Niere bzw. des unteren Teils der rechten
Niere zutrifft, nicht aber für Tumoren der linken Niere.

Gelingt es nicht, nach Füllung des Darms mit Luft die Lage des
Tumors zu bestimmen, dann lasse ich den Darm mit der üblichen Baryumlösung füllen und danach eine Röntgenaufnahme machen. So wertvoll
die Kenntnis der Lagebeziehung des Colon descendens zur Niere ist,
so ist sie doch allein nicht maßgebend für die Diagnose. Abb. 73 stammt

von einem von mir beobachteten Fall. Das Colon descendens liegt zum Tumor, wie sonst zur Niere. Der Befund der weiteren Untersuchung in dem betreffenden Fall, besonders die Ergebnisse der funktionellen Prüfung der linken Niere im Vergleich zu denen der rechten Niere sprachen aber dafür, daß der Tumor nicht der Niere angehörte. Es wurde ein Cystom des Mesenterium oder des Pankreas angenommen. Die Operation ergab ein Cystom des Pankreas.

Die Diagnose eines Nierentumors wird besonders schwierig; wenn es sich um einen Tumor einer kongenital heterotopen bzw. Hufeisen- niere handelt. In diesem Falle zieht, wie oben gezeigt worden ist, das Colon ascendens nach Bildung der Flexura renalis nicht am medialen, sondern am äußeren Rand der Niere entlang, und an der linken Niere ist das Colon descendens von dem äußeren Rande der Niere weiter nach außen als gewöhnlich entfernt.

Hat die Untersuchung ergeben, daß der Tumor zur Niere gehört, dann ist zu entscheiden, ob es ein Tumor des Nierengewebes oder ausschließlich der Nierenkapsel ist.

Wenn palpatorisch ein Tumor in der Nierenkapsel nachweisbar ist, dann kann man wegen der Seltenheit primären Tumoren in der Nieren- kapsel von vornherein annehmen, daß es ein maligner Tumor des Nieren- parenchyms ist, der sekundär auf die Kapsel übergegriffen hat. Nur wenn die Untersuchung des mittels Ureterkatheters aus der Niere der erkrankten Seite aufgefangenen Harns physikalisch und chemisch und auch in Hinsicht auf die Nierenfunktion dieselben Ergebnisse bringt, wie die des Harns der anderen, gesunden Niere, dann kann man mit Wahrscheinlichkeit einen Tumor der Nierenkapsel annehmen.

Es gibt nun aber Fälle von malignen Nierentumoren, in denen keines der erwähnten Merkmale vorhanden ist, weder Hämaturie, noch Schmerzen, noch ein nachweisbarer Tumor. Da aber das frühzeitige Erkennen des malignen Tumors von lebenswichtiger Bedeutung ist, hat man sich besonders bemüht, noch weitere Merkmale herauszufinden.

In manchen Fällen von Nierentumor treten längere Zeit überhaupt keine Beschwerden auf, die den Patienten veranlassen, ärztlichen Rat nachzusuchen, und wenn Beschwerden sich zeigen, dann sind es solche, die nicht ohne weiteres auf Nierentumor hinweisen.

Israel hat auf das Vorkommen von kleinen, weißlichen oder gelb- lichen, von einzelnen Erythrocyten, Eiterkörperchen, Epithelien, zu- weilen Körnchenkugeln durchsetzten Gerinnseln von der Form und Größe einer Made im Harn aufmerksam gemacht, die er sogar für patho- gnomonisch für Nierentumor ansieht. Die eigenartigen Gebilde stammen offenbar von dem Tumorgewebe, das in einen Kelch oder in das Becken hineinragt.

Ferner tritt bei Nierentumor bisweilen auf derselben Seite eine Variococele auf, die auch bei horizontaler Lage des Patienten nicht schwindet.

Weiterhin hat man sich bemüht, mittels Pyelographie die Diagnose zu fördern. Da der Tumor oft in das Becken bzw. in die Kelche hineinragt, weicht dann im Röntgenbilde die Form des Beckens und der Kelche von der Norm ab. Auch kann durch einen Tumor, besonders am unteren Teil der Niere, der Ureter aus seiner normalen Lage verdrängt sein.

So wertvoll nun alle diese Merkmale insgesamt für die Diagnose sind, so ist darum noch nicht jedes einzelne beweisend. Andererseits können sie bei Vorhandensein eines malignen Tumors sämtlich fehlen oder durch Erkrankung anderer Organe verursacht sein. Die abnorme Gestaltung des Beckens bzw. die Verschiebung des Ureters kann auch durch maligne Tumoren der der Niere anliegenden Organe herbeigeführt sein. Ferner kann auch bei malignem Tumor der Niere ihre Funktion normal oder ungefähr normal bleiben. Das fand sich in 6 von mir beobachteten Fällen, in denen am operativ entfernten Organ ein nur kleiner Tumor vorhanden, das übrige Nierengewebe aber annähernd normal war.

Schließlich hat man Störungen allgemeiner Art als Begleiterscheinungen der malignen Nierentumoren festgestellt. Dahin gehören im Beginn der Erkrankung das Gefühl von Mattigkeit, schlechter Appetit, besondere Abneigung gegen Fleischnahrung, zunehmende Blässe, Abmagerung. In manchen Fällen treten Fieberanfälle von mehr oder weniger langer Dauer auf. Diese Störungen sowohl wie die des Allgemeinbefindens sind offenbar verursacht durch Resorption des Tumorvirus, nicht etwa infolge von Nekrosen im Tumor, da hierbei, wie ISRAEL gezeigt hat, volles Wohlbefinden des Patienten und normale Temperatur bestehen kann.

So wertvoll aber diese Merkmale im gesamten Krankheitsbilde des Einzelfalles gelegentlich sind, so sind sie allein zu allgemeiner Art, um einen Hinweis auf einen Nierentumor zu bilden.

Gelegentlich wird der maligne Nierentumor erst an einer an einem anderen Organ auftretenden Metastase erkannt. So habe ich an einem Patienten, der bis dahin keinerlei Beschwerden hatte, die auf einen Nierentumor hinwiesen, Ileus beobachtet, der durch Kompression des Kolon von seiten des malignen Nierentumors entstanden war. Wie manche Extremität ist mit der Diagnose Sarkom amputiert, bzw. exartikuliert worden, und nachher ergab die mikroskopische Untersuchung ein Hypernephrom, das eine Metastase eines primären Hypernephroms der Niere war. Auch in anderen Knochen (Manubrium sterni, Rippen, Becken, Wirbelkörper) sind solche Metastasen festgestellt worden. Verhältnismäßig häufig kommen Metastasen von malignem Nierentumor auch in einer Lunge und Pleura vor, die dann leicht zu einer irrtümlichen Diagnose, wie Tuberkulose führen.

Therapie. Als Behandlungsmethode kommt allein die Nephrektomie in Betracht. In manchen Fällen ist der Tumor vom übrigen gesund erscheinenden Nierengewebe so scharf abgegrenzt, daß man daran denken könnte, sich mit der Resektion zu begnügen. Es ist jedoch davon abzusehen, da gewöhnlich sich schon Tumorkeime im gesund aussehenden Gewebe finden.

Eine große Ausdehnung des Tumors verbietet nicht die Entfernung der erkrankten Niere, denn, wie die Erfahrung gezeigt hat, bieten zuweilen große Tumoren eine bessere Prognose als kleine, insofern als bei jenen sich keine Metastasen finden, beim kleinen Tumor Metastasen bereits vorhanden sein können.

Erscheint die vollständige Entfernung des Tumors durch Verwachsungen mit der Umgebung von vornherein unmöglich, so wird man natürlich davon Abstand nehmen. Leider zeigt sich diese Unmöglichkeit oft erst bei der Operation. Ebenso hat man sich bei Thrombose der Vena cava zu verhalten.

Eine isolierte Metastase verbietet allerdings nicht absolut die Nephrektomie, denn in der Literatur findet sich ein von SCUDDER beschriebener Fall, in dem zunächst ein Oberarm mit der Diagnose Sarkom des Humerus exartikuliert wurde. In Wirklichkeit aber fand sich ein Hypernephrom. Die Exstirpation der erkrankten Niere wurde vom Patienten verweigert, und trotzdem lebte er noch fünf Jahre, und bei der Sektion fand sich keine andere Metastase.

II. Geschwülste des Nierenbeckens.

Primäre Tumoren des Nierenbeckens sind selten. Die meisten Tumoren sind epithelialer Natur, und zwar teils gutartige, echte Papillome, teils bösartige Geschwülste. Diese treten entweder als Papillome oder als echte Carcinome auf. Von den Geschwülsten der Bindesubstanzen hat man Angiosarkome, Lymphosarkome, Myxome, Rhabdomycsarkome und Endotheliome beobachtet. Überaus selten sind die epithelialen Tumoren des Nierenbeckens mit Verhornung der Epithelien, die Cholesteatome und die Cancroide. Einen Fall der letzten Art habe ich beobachtet. Seine klinischen Hauptmerkmale waren einmal hochgradige Hydronephrose mit vorübergehenden Einklemmungserscheinungen infolge Behinderung des Harnabflusses durch den Tumor, ferner ein stark schüppchenartiges Sediment im mittels Ureterkatheters aus der Niere gewonnenen Harn, das mikroskopisch aus zahlreichen, dicht aneinander gelagerten, von Epithelperlen durchsetzten Zellmassen bestand. Bei der Operation zeigte sich, daß der Tumor bereits durch das Nierenbecken hindurch auf den Dickdarm übergegriffen hatte.

Die gutartigen Papillome sind meistens multipel, kommen zuweilen in beiden Nierenbecken vor und verbreiten sich öfters in den Ureter bis in die Blase.

Die Symptome der Nierenbeckentumoren sind meistens die eines Tumors in der Nierengegend. Zum eigentlichen Tumor tritt die Hydro- oder Hämatonephrose hinzu. Infolge Schwellung des Tumors kommt es zur Sekretretention und Vergrößerung der Niere. Die Aufhebung des Harnabflusses ist jedoch gewöhnlich nur vorübergehend, und dadurch wird der intermittierende Charakter der Hydronephrose bedingt. Es bestehen meistens andauernd leichte, drückende Schmerzen in der Lendengegend, die bei akuter Harnretention sich zu Koliken steigern. Häufig besteht Hämaturie. Im Harnsediment finden sich öfters Zotten oder Gruppen von zum Teil verhornten Epithelzellen. Bei Malignität des Tumors treten die Zeichen einer Kachexie hinzu.

Diagnose. Für die Diagnose ist der Befund von Zotten in dem mittels Ureterkatheters gewonnenen Harn beweisend für den gleichartigen Tumor innerhalb der Niere. Das Vorhandensein der geschilderten aus Epithel- zellen bestehenden Schüppchen wird die Aufmerksamkeit auf einen Tumor im Nierenbecken lenken. Finden sich im Sediment verhornte Epithelzellen, so muß man an ein Cholesteatom oder Cancroid denken. Allgemeine Kachexie spricht für Malignität.

Die spezielle Diagnose kann häufig erst während der Operation gestellt werden. In dem oben erwähnten Falle war bei dem eigenartigen oben beschriebenen Sediment des mittels Ureterkatheters aus der Niere gewonnenen Harns und der Kachexie des Patienten die Diagnose bereits vor der Operation zu stellen.

Papillome können, auch wenn sie gutartig sind, durch häufige Blu- tungen den Patienten sehr schwächen. Sie können ferner zu hoch- gradiger Hydronephrose mit allen ihren Gefahren führen. Sie haben schließlich eine große Neigung, nach ihrer etwaigen operativen Ent- fernung zu rezidivieren. Es kommt also auch bei gutartigen Nierenbecken- tumoren die Nephrektomie in Frage. Erweist sich der Tumor als malign, so ist stets sofort die Nephrektomie vorzunehmen. Besteht auch nur der Verdacht, daß sich die Tumoren auch im Ureter befinden, so ist dieser in seiner ganzen Ausdehnung mit zu entfernen.

III. Geschwülste der Nierenkapsel.

In der Nierenkapsel kommen sowohl gutartige wie bösartige Ge- schwülste vor. Die gutartigen (Lipome, Fibrome, Myxome) gehen zu- meist von der Fettkapsel, die bösartigen (Sarkome, Myxosarkome, Liposarkome) gewöhnlich von den Fascien aus. Auch die gutartigen Geschwülste, besonders die Lipome, sind als ernste Erkrankungen anzusehen, da sie eine große Wachstumstendenz haben und daher sich zu riesigen Geschwülsten entwickeln können, die häufig durch Verdrängung der Nachbarorgane zu schweren Folgeerscheinungen führen. Die Niere selbst wird dabei gewöhnlich nicht oder nur wenig verlagert, ist aber zuweilen von den Geschwulstmassen so sehr umwuchert, daß sie öfter bei der Operation nicht erkannt und versehentlich mit dem Tumor entfernt wurde. Das Nierengewebe ist im allgemeinen wenig verändert. Nur wenn die Geschwulstmassen den Ureter komprimieren, kann sich eine Hydronephrose entwickeln. Nicht selten treten in den Tumoren der Nierenkapsel Erweichungsvorgänge auf.

Besondere Beachtung verdienen die Lagebeziehungen des Tumors zum Kolon. Wenn auch der Tumor, da er abgekapselt ist, mit dem Kolon nicht verwächst, so wuchern doch oft einzelne Geschwulstlappen zwischen die Gefäße des Kolon hinein. Daher sind bei der Operation solcher Geschwülste die Kolongefäße der Gefahr ausgesetzt, für die Gefäße des Tumors gehalten und unterbunden zu werden. Auf diese Weise ist es nicht selten zu Gangrän des Kolon, zuweilen mit tödlichem Ausgang gekommen. Beim Wachsen breitet sich die Geschwulst im allgemeinen nach der Bauchhöhle aus und kann schließlich einen großen Teil der Bauchhöhle einnehmen.

Das Wachstum der Geschwülste erfolgt sehr langsam, oft viele Jahre hindurch. Zunächst treten keine Beschwerden auf. Erst wenn die Geschwulst sehr groß geworden ist, zeigen sich Symptome. Durch die Verdrängung des Zwerchfells nach oben können Atmungsbeschwerden eintreten. Durch Verdrängung der Därme kann es zu chronischer Obstipation, ja gelegentlich sogar zu Ileus kommen. Ferner können durch Druck auf die Vena cava Ödeme eintreten. Als Folge der Erweichungsvorgänge in den Tumoren kann sich Fieber einstellen. Endlich kann bei starkem Wachstum selbst gutartiger Geschwülste Kachexie auftreten. Die Konsistenz der Geschwulst ist sehr verschieden, oft wird Fluktuation vorgetäuscht.

Diagnose. Die Diagnose einer Nierenkapselgeschwulst wird im allgemeinen für sehr schwierig gehalten, und bei dem seltenen Vorkommen von Nierenkapselgeschwülsten wird sehr oft nicht an sie gedacht. Sie ist auch fast niemals vor der Operation gelungen. Ich konnte allerdings in einem Falle die Diagnose stellen und durch die Operation bestätigen. Es handelte sich um eine diffuse Knotenbildung an der Oberfläche der Niere, die etwa 2 Fingerbreit bis oberhalb des Hilus fühlbar war. Die Funktion der Niere war ebenso gut, wie die der anderen Niere. Wenn auch bei nicht ausgedehntem Nierentumor die Funktion der Niere nicht beeinträchtigt zu sein braucht, so sprach doch bei der diffusen Verbreitung des Tumors die gute Funktion der Niere dafür, daß es sich um keinen vom Nierenparenchym ausgehenden Tumor handelte. Es war ein multilokuläres Lymphangiom der Tunica fibrosa, das auch die Fettkapsel durchsetzte.

Prognose. Die Prognose der Nierenkapselgeschwülste, und zwar auch der gutartigen ist wegen ihrer starken Wachstumstendenz und der dadurch verursachten Folgeerscheinungen ernst. Ohne Operation kann in gewissen Fällen schließlich der Tod an Kachexie eintreten. Auch die Operation bietet, da sie gewöhnlich in einem vorgeschrittenen Stadium erfolgt, eine ernste Prognose. Bei gutartigen Tumoren gelang bisher die Erhaltung der Niere nur in einem Drittel der Fälle; in den übrigen Fällen wurde die Niere unabsichtlich mitentfernt (vgl. oben), oder sie konnte nicht vom Tumor isoliert werden. In einigen Fällen mußte die Niere herausgenommen werden, da die Nierenstielgefäße bei der Operation versehentlich unterbunden worden waren.

Therapie. Als Behandlung kommt nur die Exstirpation des Tumors in Frage, bei gutartigen Tumoren möglichst mit Erhaltung der Niere, bei bösartigen unter gleichzeitiger Entfernung des Organs. Bei sehr großem gutartigen Tumor ist stückweise Entfernung des Tumors (Morcellement) empfohlen worden, da die Gefahr der Blutung dabei verhältnismäßig sehr gering ist. Da die Tumoren bisher kaum jemals vor der Operation als zur Niere gehörig erkannt worden sind, wurde der operative Eingriff fast stets transperitoneal vorgenommen, und darauf ist meines Erachtens auch zum Teil der schlechte Erfolg vieler Operationen zurückzuführen. NEUMANN entfernte in einem Falle, nachdem die Laparotomie die retroperitoneale Lage des Tumors ergeben hatte, den Tumor auf retroperitonealem Wege. Dieses Vorgehen erscheint mir angebracht, falls nicht schon vorher die richtige Diagnose gestellt worden ist.

IV. Cystische Geschwülste der Niere.

Die Cystengeschwülste der Niere können leicht mit malignen Tumoren verwechselt werden. Unter den cystischen Geschwülsten sind zunächst

1. die cystischen Nieren (polycystische Degeneration der Niere)

zu nennen. Hierbei finden sich im Nierenparenchym zahlreiche kleinere und größere Cysten mit kolloidem Inhalt, die den größten Teil des Organs einnehmen und bei weiterem Fortschreiten das Parenchym der Niere bis auf wenige Reste zum Schwinden bringen. Gewöhnlich sind beide Nieren befallen. In einem Teil der Fälle tritt die Affektion schon während des fötalen Lebens auf und verursacht dann meist ein Absterben der Frucht. Klinische Erscheinungen zeigen sich nur in denjenigen Fällen, bei denen die Erkrankung erst im Verlauf des späteren Lebens in Erscheinung tritt, und zwar kann die Erkrankung in jedem Lebensalter manifest werden. Aber auch dann handelt es sich wohl um eine kongenitale Anlage. Dafür spricht die Tatsache, daß die Erkrankung familiär und hereditär auftritt. Vielfach findet sich gleichzeitig Cystenbildung in der **Leber**, zuweilen auch in der **Milz**, dem **Ovarium**, den **Neben-hoden** und anderen Organen. Die Cystennieren sind häufig im ganzen stark vergrößert, so daß sie den Eindruck von malignen Tumoren machen.

Was die Anatomie anlangt, so sind die Nieren überall von Cysten durchsetzt und bestehen im vorgeschrittenen Stadium nur aus größeren und kleineren Cysten, während von dem eigentlichen Nierenparenchym makroskopisch nichts mehr nachweisbar ist. Die einzelnen Cysten sind rundlich und durch schmale Septa voneinander getrennt. Das Nieren-becken mit Kelchen fehlt oft bis auf einige Bindegewebszüge. In Fällen aber, in denen die Cysten durchwegs klein sind, sind Kelche und Becken vorhanden. Zuweilen stehen Cysten durch gerade Harnkanälchen mit dem Nierenbecken in Verbindung.

Diagnose. Die Cysten ragen an der Nierenoberfläche hervor. Daher ist die Cystenniere **palpatorisch** als solche erkennbar, um so mehr, als die Fettkapsel bei der Cystenniere sehr spärlich entwickelt ist. In ausgesprochenen Fällen findet man auf beiden Seiten vergrößerte Nieren, an deren Oberfläche halbkuglige Prominenzen bis zur Apfelgröße fühlbar sind. Differentialdiagnostisch kommen maligne Tumoren, Echinokokkus, Hydronephrose und primäre Tumoren der Nierenkapsel in Frage. Gegen maligne Tumoren spricht die Doppelseitigkeit der Affektion, denn beiderseitige maligne Nierentumoren kommen überaus selten vor, und wenn sie vorhanden sind, dann ist die zweite Niere erst längere Zeit nach der ersten Niere vom Tumor befallen, so daß gleich große maligne Nierentumoren auf beiden Seiten kaum je vor-kommen. Auch Nierenechinokokken kommen nur ganz ausnahmsweise doppelseitig vor. Dieses differentialdiagnostische Moment ist aber nicht immer vorhanden, da es auch Fälle von Cystenbildung gibt, die nur auf einer Seite zu ausgesprochener Tumorbildung führen.

Von Hydronephrose ist die Cystenniere durch die zahlreichen Vor-wölbungen an der Nierenoberfläche gut zu unterscheiden.

Zu bemerken ist, daß es auch Fälle gibt, in denen, wie in einem von mir beobachteten Fall, Cysten sich nur in der Nierenkapsel finden.

Was die klinischen Erscheinungen der polycystischen Niere anlangt, so verläuft sie oft jahrelang ohne Symptome, und auch nach Auftreten der ersten klinischen Erscheinungen vergehen oft noch viele Jahre, bis die Krankheit zum Exitus letalis führt. Klinisch verläuft die Erkrankung wie in einem von mir beobachteten Falle, in vielen Fällen unter dem Bilde der Schrumpfniere (Hypertrophie und Dilatation des linken Ven-trikels, erhöhter Blutdruck, Polyurie mit geringem spezifischen Gewicht des Harns, geringen Eiweißmengen). Zuweilen tritt nicht nur mikro-skopisch, sondern auch makroskopisch erkennbare Hämaturie auf. In einigen Fällen stellt sich ohne alle Vorboten plötzlich Urämie ein. In anderen Fällen weisen keine Störungen auf eine Erkrankung der Niere hin, vielmehr stellen sich Verdrängungserscheinungen der Nachbarorgane

(Magen, Darm, Kolon, insbesondere Colon descendens) ein, und zwar Erbrechen, Anorexie oder es treten Zirkulationsstörungen, Herzklopfen und Schwindelgefühl auf. Zuweilen stellen sich Koliken und „entzündliche Anfälle" (PAYR) ein, die mit Schmerzen, Fieber, zuweilen Schüttelfrost, Erbrechen und schnell auftretender Geschwulst einhergehen.

Die richtige Diagnose ist nur selten gestellt worden. Die Feststellung kugliger Vorwölbungen an vergrößerten Nieren, gleichzeitiger Nachweis solcher Vorwölbungen an anderen Organen, insbesondere der Leber, ferner die oben geschilderten der Schrumpfniere eigentümlichen Krankheitserscheinungen haben mich in 4 Fällen zur richtigen Diagnose geführt. Ein weiteres Merkmal der Cystenniere ist die schlechte Funktion beider Nieren. Dies Merkmal ist besonders zur Abgrenzung der Cystenniere gegen primäre Tumoren und Cysten der Nierenkapsel zu verwerten. Bei den reinen Kapseltumoren ist die Nierenfunktion gewöhnlich nicht beeinträchtigt.

Zuweilen tritt Infektion in der Cystenniere auf, wodurch das ganze Organ vereitern und es zu allgemeiner Kachexie kommen kann.

Behandlung. So lange noch keine der geschilderten Komplikationen eintritt, wird man sich auf eine allgemeine diätetische Behandlung beschränken, wie sie bei chronischer Nephritis angezeigt ist. Chirurgisches Eingreifen erfordern unter Umständen die Komplikationen. Die sehr seltene Vereiterung der ganzen Niere oder lebensgefährliche Hämaturie (GARRÈ) gebietet die Exstirpation des Organs. Hat man in der Meinung, daß es sich um einen malignen Tumor handelt, die Niere freigelegt, und findet man eine Cystenniere vor, so schließe man lieber die Wunde, falls nicht die gleich zu besprechende Ignipunktur nach PAYR angezeigt ist. Die Palliativoperationen (Punktion der Cysten, Entkapselung, Nierenspaltung, Resektion der am schwersten veränderten Teile der Niere) haben sich sämtlich nicht bewährt. Die von PAYR empfohlene Ignipunktur besteht in der Eröffnung möglichst vieler Cysten an der freigelegten Niere durch einfachen bzw. Kreuzschnitt mittels Galvanokauters. Durch den Eingriff wird das Organ erheblich kleiner und weicher. Wenn es infolgedessen zu beweglich geworden ist, wird die Niere an die 12. Rippe oder den Musc. quadratus lumbor. angenäht. Selbstverständlich wird, wie PAYR selbst hervorhebt, durch diese Operation die Erkrankung nicht geheilt, sondern es werden nur ihre Folgen in günstigen Fällen viele Jahre hindurch in Schach gehalten.

2. Solitäre Cysten des Nierengewebes.

Während bei der sog. Cystenniere das Organ fast vollständig von Cysten durchsetzt ist, gibt es Fälle von Cystenbildung in der Niere, in denen noch eine erhebliche Menge von Parenchym erhalten ist. Hierher gehören die multiplen Cysten in der Schrumpfniere, die kein beson-

deres klinisches Interesse haben. Zu unterscheiden von diesen sind die
sog. Solitärcysten der Niere. Sie kommen überaus selten vor. Es handelt
sich dabei nicht immer um eine einzige Cyste, sondern es können zuweilen
auch mehrere Cysten, wenn auch in geringer Zahl, vorhanden sein. Sie
entwickeln sich zumeist in der Rindensubstanz. Im Präparat Abb. 74
erstreckt sich dagegen die Cyste auf ein größeres Gebiet eines Markkegels und schneidet, worauf ich hier besonders hinweisen möchte, in
der Hälfte eines Markkegels ab, entsprechend dem Versorgungsgebiet
des arteriellen Astes der Nierenarterie. Die Cysten sind meist erbsengroß,
zuweilen auch haselnußgroß und sind nur dann zufällige Sektions-
befunde. Klinische Bedeutung haben nur die allerdings sehr seltenen
Fälle, in denen die Cyste eine besondere Größe erreicht. Man hat Cysten

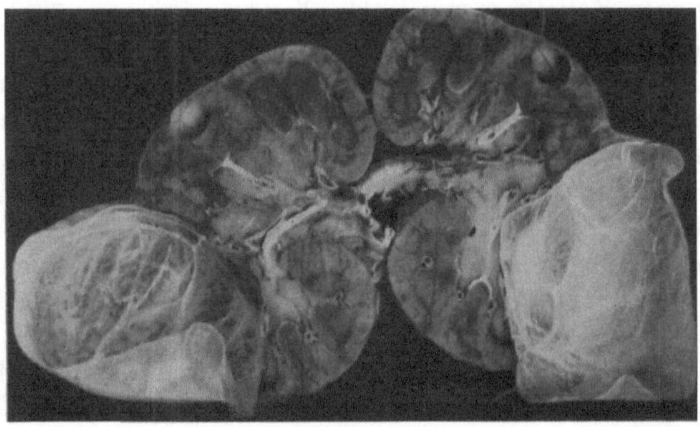

Abb. 74. Niere mit Solitärcyste.

von Faustgröße, in einzelnen Fällen sogar von über Manneskopfgröße
beobachtet. Die Wand der Cysten ist dünn, glatt und von zahlreichen
Gefäßen durchzogen. Ihr Inhalt ist wässerig, klar, leicht gelblich,
zuweilen bräunlich durch alte Blutungen; er enthält neben Eiweiß
Harnstoff, Harnsäure, Xanthin, Cholestearin u. a. Wenn die Cyste
eine bedeutende Größe erreicht, kann sie die Nachbarorgane verdrängen und auf sie drücken. Objektiv äußert sie sich in der Vergrößerung des Bauchumfanges, subjektiv in zuweilen von Erbrechen
begleiteten Schmerzanfällen. Die Diagnose ist vor der Operation wohl
kaum jemals gestellt worden. Die Solitärcyste ist zumeist als Hydronephrose angesehen worden. Bei der heutigen Entwicklung der funktionellen Nierendiagnostik und Pyelographie dürfte eine solche Verwechslung meistens zu vermeiden sein.

　　Solitärcystennieren wurden auch gelegentlich für Echinokokkuscysten der Niere gehalten. Allerdings ist eine solche Verwechslung nur
bei geschlossenem und nicht bei perforiertem Echinokokkus der Niere

möglich, bei dem noch keine für den Echinokokkus charakteristischen
Bestandteile mit dem Urin ausgeschieden werden.

Therapie. Man hat früher an der operativ freigelegten Niere die
Cyste gespalten und tamponiert. Diese Methode hat sich nicht bewährt,
da häufig danach Fisteln zurückblieben, die bisweilen die sekundäre
Nephrektomie notwendig machten. Bessere Ergebnisse hatte die Enu-
kleation der Cyste oder auch nur die Abtragung der die Nierenoberfläche überragenden Cystenwand. Gute Erfolge ergab die Resektion
des die Cyste enthaltenden Teils der Niere.

3. Atherom-Cysten der Niere.

Überaus selten kommen in der Niere Atheromcysten vor, die vor
der Operation nicht als solche zu erkennen sind und während der Operation in einzelnen Fällen schwer von erweichten Hypernephromen
und Glaserkittnieren zu unterscheiden waren. Als Operationsmethode
käme Resektion bzw., bei Durchsetzung der ganzen Niere mit den Cysten,
die Nephrektomie in Betracht.

4. Echinococcus der Niere.

Wie in anderen Organen, besonders in der Leber, so kommen auch in
der Niere, allerdings viel seltener, Echinokokkuscysten vor. Ihre Entstehungsweise kann als bekannt vorausgesetzt werden. Sie bilden sich
zumeist entweder in der Nierenrinde, und zwar vorzugsweise in der Gegend
der Nierenpole, oder in der Nierenkapsel und greifen dann weiter
auf die Niere über. Ferner kann sich der Echinokokkus außerhalb der
eigentlichen Niere in den Nierenhüllen ansiedeln. Die Echinokokkuscysten sind verschieden groß und können die Größe eines Mannskopfs
erreichen. Durch das Wachstum der Cyste kann das Nierenparenchym
bis auf mehr oder weniger große Reste verschwinden. Die Cyste besteht
aus einer bindegewebigen Hülle und der eigentlichen Echinokokkusblase,
in deren Innerem Skolices, Tochter-Enkelblasen usw. enthalten sind.
Die bindegewebige Kapsel wird allmählich dicker und kann teilweise
verkalken. Die Cysten brechen zumeist in die Kelche oder in das Becken
durch. Danach gelangt der Inhalt der Echinokokkusblase (Skolices,
Tochterblasen usw.) mit dem Urin nach außen. Auf diese Weise kann
sogar nach RIBBERT Heilung eintreten. Selten erfolgt der Durchbruch
des Echinokokkussackes in die angrenzenden Höhlen (Pleura, Peritoneum)
oder in den Darm. Der Durchbruch in das Nierenbecken ist zumeist
von pyelitischen Erscheinungen begleitet. Im Anschluß an die Perforation tritt häufig Vereiterung des Echinokokkus ein. Im weiteren
Verlauf bildet sich in der Niere selbst Eiterung, die zumeist das
Organ vernichtet.

Diagnose. Im Beginn verläuft die Echinokokkuserkrankung ganz symptomlos. Objektive und subjektive Erscheinungen zeigen sich erst, wenn der Sack eine gewisse Größe erreicht hat.

Man fühlt in der Lendengegend bzw. in der seitlichen vorderen Bauchgegend eine harte, selten prall elastische Geschwulst, von kugliger Form, die meist respiratorisch wenig verschieblich ist. Die Zugehörigkeit der Cyste zur Niere wird durch die in früheren Kapiteln angegebenen Merkmale erwiesen. Als Echinokokkus ist die Cyste erst zu diagnostizieren, wenn nach Durchbruch des Echinokokkus in die Harnausführungsgänge der charakteristische Inhalt des Sackes im Harn erscheint. Ausnahmsweise kann auch ein Leberechinokokkus in das Nierenbecken durchbrechen und dann seinen Inhalt mit dem Harn entleeren. Diese Möglichkeit muß man in jedem Falle in Betracht ziehen. Deutliches Hydatidenschwirren ist nur sehr selten wahrgenommen worden. Die Punktion zu diagnostischen Zwecken ist zu verwerfen, da danach Entleerung des eiterhaltigen Inhalts des Sackes in die Bauchhöhle mit tödlich endender Peritonitis beobachtet worden ist. Die Punktion käme höchstens unmittelbar vor der Operation in Frage und darf dann nur extraperitoneal vorgenommen werden.

Erhebliche subjektive Erscheinungen macht der Nierenechinokokkus erst bei seinem Durchbruch in das Nierenbecken. Dieser ist von heftigen Schmerzen, Fieber, zuweilen Schüttelfrost und Erbrechen begleitet. Die Schmerzen können den Charakter von Nierenkoliken annehmen. Die Niere schwillt dabei in kurzer Zeit stark an.

Die Erkrankug kann sich über viele, bis 30 Jahre erstrecken, ehe sich Beschwerden einstellen. Es kann sogar durch Schrumpfung und Absterben der Cyste klinische Heilung eintreten.

In etwa einem Drittel der Fälle wird der Echinokokkus zur Todesursache, besonders ist dies der Fall, wenn rasch wachsende Cysten durchbrechen und vereitern.

Die *Behandlung* des Nierenechinokokkus ist eine chirurgische. Man geht zweckmäßig nicht transperitoneal, sondern retroperitoneal vor. Die einfachste Methode ist die Incision und Einnähung des Sackes in die Hautwunde. Die Heilerfolge sind gut, der Heilungsverlauf erstreckt sich aber oft über viele Monate. Bei transperitonealem Vorgehen wäre die Operation zweckmäßig zweizeitig auszuführen. Zunächst wird das die Cystenwand bedeckende Peritoneum in die Bauchwunde eingenäht, um die übrige Peritonealhöhle abzuschließen, und in einer zweiten Sitzung wird die Cyste incidiert. Nach der Operation wäre aber eine Hernienbildung zu erwarten. Darum sollte man meines Erachtens, wenn man auf Grund einer irrtümlichen Diagnose die Laparotomie gemacht hat, und es sich dann herausstellt, daß es sich um einen Echinokokkus der Niere handelt, die Bauchwunde schließen und zugleich bzw. in einer zweiten Sitzung retroperitoneal vorgehen.

5. Pararenale Cysten.

In der Umgebung der Niere kommen oft Cysten verschiedenartigen Charakters und Ursprungs vor. Man kann sie einteilen:

1. In Blutcysten, die aus Blutergüssen meist nach Verletzungen in der Nierenfettkapsel entstehen.

2. Epithelhaltige Cysten, die mit dem Nierenbecken kommunizieren und deren Wandung von einem derben, teilweise verkalkten Bindegewebe gebildet wird. Ob diese Cysten kongenital angelegt oder traumatisch entstanden sind, ist noch nicht festgestellt. Therapeutisch käme zunächst die Excision des Sackes und der Verschluß der nach dem Nierenbecken hin führenden Öffnung in Betracht. Wenn dies nicht gelingt, bleibt nur die Nephrektomie übrig.

3. Lymphcysten im pararenalen Gewebe ohne direkte Verbindung mit der Niere. Hierher gehört wohl der von mir beobachtete Fall von multilokulärem Lymphangiom der Nierenkapsel, das ich durch Dekapsulation der Niere entfernte.

4. Fälle von Dermoidcysten in der Umgebung der Niere und mit ihr verwachsen.

Die Behandlung aller dieser Arten von Cysten besteht in ihrer möglichst vollständigen Entfernung auf retroperitonealem Wege.

V. Nierenaneurysma.

Mit den eigentlichen Nierencysten kann das sehr selten vorkommende Nierenaneurysma leicht verwechselt werden, da es fast dieselben Krankheitserscheinungen macht, und die für ein Aneurysma charakteristischen Merkmale, wie starke pulsatorische Geräusche usw., meistens nicht nachweisbar sind. Zuweilen allerdings kann man ein traumatisch entstandenes Aneurysma vermuten, wenn nach einem Trauma in der Nierengegend ein Tumor und dauernde Hämaturie geringen Grades vorhanden ist. Wenn man die Diagnose nicht vor der Operation stellen kann, so kann das Aneurysma bei der Operation erkannt werden, wenn man beim Einschneiden des Tumors auf einen geschichteten Tumor kommt.

Ihrer Entstehung nach unterscheidet man die traumatisch und die spontan auf arteriosklerotischer Grundlage entstandenen Aneurysmen. Die traumatischen Aneurysmen können bis mannskopfgroß werden, die spontan entstandenen sind höchstens apfelgroß. Das Aneurysma liegt außerhalb der Niere, wenn es vom Stamm der Nierenarterie ausgeht, mit der Niere in einer Kapsel, wenn es zu einem im Hilus der Niere verlaufenden Ast der Nierenarterie gehört, endlich innerhalb des Nierenparenchyms selbst, das es zum Teil verdrängt oder vernichtet, wenn es von einer innerhalb des Nierengewebes verlaufenden Arterie stammt.

Die Behandlung kann nur eine operative sein, und zwar käme beim Aneurysma der Hauptarterien die Excision des Sackes mit nachfolgender Gefäßnaht in Betracht. In den bisher aus der Literatur bekannten einzelnen Fällen wurde das Aneurysma mitsamt der ganzen Niere entfernt. Ohne Operation ist die Prognose sehr ungünstig. Viele Fälle verlaufen tödlich infolge von Perforation des Aneurysmas in das Peritoneum, das retroperitoneale Gewebe oder in das Nierenbecken.

Elftes Kapitel.

Die Erkrankungen der Ureteren.

I. Verletzungen der Ureteren.

Die Verletzungen des Ureters lassen sich in zwei Gruppen einteilen, in subcutane und offene Verletzungen. Subcutane Ureterverletzungen sind sehr selten. Sie entstehen durch schwere Bauchquetschungen, wie z. B. durch Überfahren. Entweder tritt dadurch sofort eine Kontinuitätstrennung des Ureters ein, oder es entsteht eine Wandnekrose des Ureters, die nach längerer oder kürzerer Zeit zur Zerstörung der Ureterwand an umschriebener Stelle mit ihren Folgeerscheinungen führt. In beiden Fällen kommt es bald nach der Verletzung, bzw. später zu einer fluktuierenden Anschwellung in der Lendengegend oder etwas weiter unten. Die Urinmenge ist bei vollkommener Zerreißung des Harnleiters auffallend vermindert, weniger bei unvollständiger Ruptur. Hierbei besteht als Merkmal Blut im Harn, jedoch in geringerer Menge als bei Nierenverletzung. Zumeist schwindet der Blutgehalt des Harns in wenigen Tagen. Als weiteres Symptom einer Ureterzerreißung sind zu nennen: Von der Lendengegend aus nach vorn und unten sich hinziehende Schmerzen, und nach dem etwaigen Hinzutreten einer Infektion die bei Phlegmone auftretenden Allgemeinerscheinungen. Kleine Verletzungen des Ureters können spontan heilen, jedoch besteht immer die Gefahr einer sekundären Narbenverengerung des Ureters mit ihren Folgeerscheinungen (Hydronephrose, Pyelonephritis, Pyonephrose). Bei stärkeren Zerreißungen des Ureters kommt es in der Regel zur Harninfiltration, und im weiteren Verlauf sicher zum Verschluß des Ureters mit den bekannten schweren Schädigungen der Niere.

Diagnose. Die Differentialdiagnose zwischen subcutaner Verletzung des Ureters und derjenigen der Niere ist schwer zu stellen. Diese Frage ist jedoch für die Therapie zumeist nicht sehr wichtig, da die Folgeerscheinungen bei Nieren- und Ureterverletzungen wesentlich dieselben sind (Harninfiltration, Phlegmone, Pyelonephritis, Pseudohydronephrose) und die gleiche Behandlung erfordern. Zunächst wird man sich abwartend verhalten. Kommt es zur Harninfiltration oder zur lumbalen Phlegmone, so ist eine ausgedehnte Spaltung des Infiltrats mit Vordringen in die Uretergegend erforderlich, um die Art und den Umfang der Verletzung festzustellen. Das weitere Verhalten hängt davon ab, ob die Ureterwunde spontan ohne Verlegung des Ureterlumens heilt, oder ob eine Ureterfistel entsteht. In letzterem Falle käme später eine operative Beseitigung der Ureterfistel in Betracht. Direkte (offene) Verletzungen des Ureters kommen zumeist bei operativen Eingriffen, insbesondere gynäkologischen Operationen und schweren geburthilflichen Eingriffen vor. Nach schweren Entbindungen kann auch sekundär infolge von Drucknekrose einigeTage nach der Entbindung eine Ureterfistel entstehen.

Die Behandlung der Ureterverletzungen hängt davon ab, ob wir es mit einer frisch entstandenen Verletzung zu tun haben, oder ob schon längere Zeit seit Eintritt der Verletzung vergangen ist. Bei frischer Verletzung des Ureters ist wiederum die Behandlung je nach der Art der Verletzung und der Weite des Ureters an der Verletzungsstelle verschieden. Bei frischer Verletzung der Ureterwand, ohne vollständige Durchtrennung des Ureters, ist die Naht zulässig, wenn die Wundränder nicht besonders stark gequetscht sind. Die Naht wird

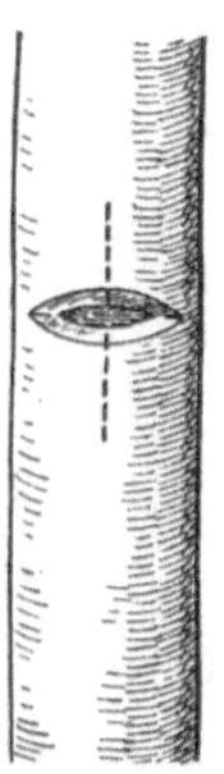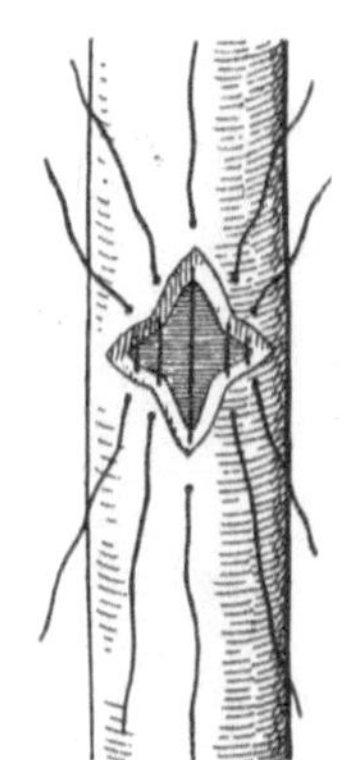

Abb. 75. Abb. 76.
Naht bei querer Wandverletzung
des Ureters.

mit möglichst dünnem Catgut nur durch die Serosa und die Muskularis gelegt, nicht aber durch die Mucosa, um eine Stenosierung und spätere Steinbildung an der Nahtstelle zu verhüten. Bei intraperitonealen Verletzungen des Ureters ist das Peritoneum über der ersten Nahtreihe zu vernähen.

Bei kleiner Längswunde an normal weitem Ureter sind zur Verhütung der Stenosierung zweckmäßig die Wundränder in querer Richtung zu vernähen, wie bei der Pyloroplastik nach Mikulicz-Heineke. Bei weiterem Lumen des Ureters kann man sich auf eine Längsnaht beschränken. Bei quer oder schräg verlaufender Wunde am Ureter setzt man zweckmäßig nach Tietze auf die Mitte jedes Wundrandes einen etwa $^1/_2$ cm langen Längsschnitt auf und vernäht die so erweiterten Wundränder in querer Richtung, wodurch eine Verengerung des Ureterlumens verhütet wird (Abb. 75 und 76).

Sind die Wundränder stark gequetscht, so empfiehlt sich die Anlegung der Naht nicht, sondern nach Excision des gequetschten Teils ist eine Ureterplastik vorzunehmen. Diese Ureterplastiken sind auch bei den nun zu besprechenden vollständigen Durchtrennungen des Ureters anzuwenden. Die Retraktion der Ureterenden nach querer Durchtrennung des Ureters setzt ihrer Vereinigung auch nach Resektion der stark gequetschten Teile im allgemeinen keine besonderen Schwierigkeiten entgegen, weil die Ureteren einer großen Längsdehnung fähig sind, und sich die getrennten Enden leicht aneinander bringen und ohne Spannung miteinander vereinigen lassen. Natürlich findet diese Vereinigung eine Grenze, wenn ein übermäßig großer Defekt auszugleichen

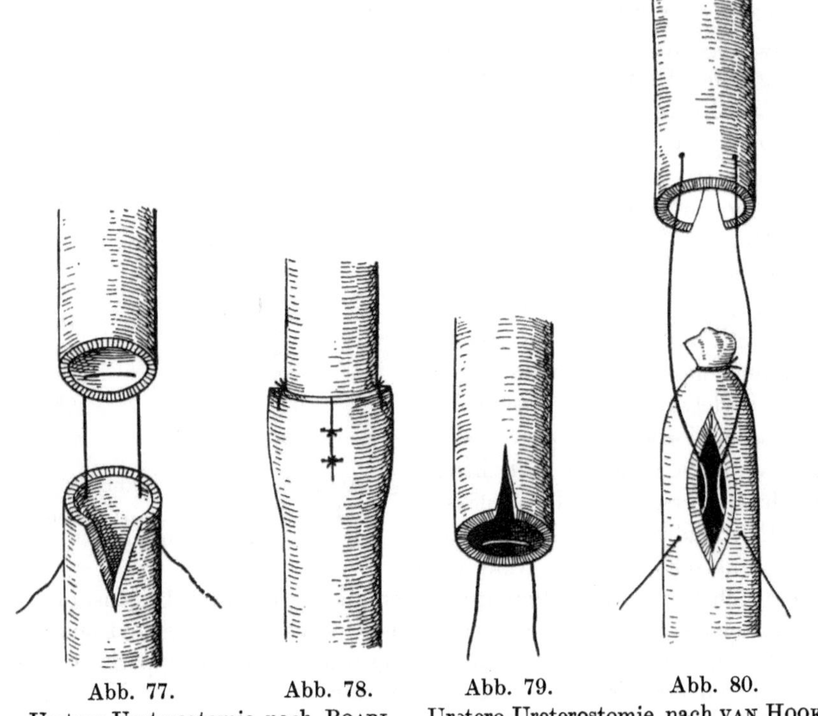

Abb. 77.   Abb. 78.   Abb. 79.   Abb. 80.

Uretero-Ureterostomie nach BOARI.   Uretero-Ureterostomie nach VAN HOOK.

ist. Selbst bei Defekten von 8 cm Länge gelang die Vereinigung der Ureterenden in mehreren in der Literatur erwähnten Fällen.

Zur Vereinigung der Ureteren sind alle Methoden angewandt worden, die auch bei der Darmresektion ausgeführt werden („End zu End, End zu Seit, Seit zu Seit und Invagination"). Bei einfacher querer Durchtrennung des Ureters, wobei dieser seine normale Länge behalten hat, hat sich am meisten die Vereinigung der Ureterenden durch Invagination bewährt. Nach Abklemmung des renalen Ureterendes, etwa 1 cm oberhalb des Wundrandes, erweitert man den vesicalen Wundrand durch einen Längsschnitt von ungefähr 3—4 mm. Nun wird durch das renale Ende, etwa $^1/_2$ cm oberhalb des Wundrandes, eine Fadenschlinge quer durchgeführt. Die beiden Enden der Fadenschlinge werden von innen nach außen, etwa 5 mm vom Wundrande entfernt, durch die Wand des vesicalen Ureterendes durchstochen. Durch Zug an den beiden Enden des Fadens wird das renale Ureterstück in das vesicale hineingezogen und durch Anziehen und Knüpfen der Fadenenden werden beide miteinander vereinigt. Darauf wird der Längsschnitt am vesicalen Ureterende durch zwei Knopfnähte vernäht, wobei die eine Naht die invaginierte Ureterwand mitfaßt. Außerdem wird der Rand des vesicalen Endes durch zwei einander gegenüberliegende Nähte mit der Wand des invaginierten Ureterteils verbunden (Boari) (Abb. 77 und 78).

Ein weiteres Verfahren ist die Uretero-Ureterostomie nach van Hook. Zunächst Abbindung des distalen Ureterendes. In dessen Wand Längsincision doppelt so lang wie der Durchmesser des Ureters. Spaltung des proximalen Ureterendes etwa 6 mm lang. Ein Faden wird in U-Form in den Ureter gegenüber der Incisionsstelle gelegt. Die Fadenenden werden durch die Anastomosenöffnung am distalen Ureterteil von innen nach außen eingeführt. Zug an den Fadenenden und Invagination des proximalen in den distalen Ureterteil (Abb. 79 und 80). Naht der Längsincision am distalen Ureterteil.

Das eben angegebene Invaginationsverfahren hat aber den Nachteil, daß dadurch der Ureter verkürzt wird.

Wenn bei ausgedehntem Defekt die Invaginationsmethode nicht möglich ist, kommt die End-zu-Endvereinigung in Betracht. Hierbei ist es zweckmäßig wie wir es bei der Naht einer transversal verlaufenden Wunde ohne Kontinuitätstrennung oben beschrieben haben, je einen kleinen Längsschnitt auf die queren Wundränder aufzusetzen, um möglichst eine Verengerung des Ureterlumens zu verhüten. Da bei jeder Ureternaht mit ihrer Insuffizienz zu rechnen ist, wird die Wunde nicht vollkommen verschlossen, sondern nachdem vorher noch das Peritoneum vernäht ist, ein Drain bis in die Nähe der Nahtstelle gelegt.

II. Ureterfisteln.

Ureterfisteln, die nach operativen oder andersartigen Verletzungen, oder nach einer nicht gelungenen Ureternaht aufgetreten sind, erfordern, im Falle sie nicht spontan, bzw. nach längerem Liegen eines Katheters im Ureter zur Heilung gelangen, einen operativen Eingriff. In jedem Falle ist vorher eine eingehende diagnostische Feststellung des Sitzes der Fistel notwendig, besonders auch in denjenigen Fällen, in denen der Patient erst geraume Zeit nach Entstehung der Fistel in Behandlung tritt und keine Auskunft über die näheren Umstände bei ihrer Entstehung geben kann. In solchen Fällen ist zunächst festzustellen, ob es sich um eine Harnfistel handelt, und wenn dieses festgestellt ist, ist

differentialdiagnostisch zu ermitteln, ob es sich um eine Ureter-
oder Blasenfistel handelt.

Nach Kriegsverletzungen habe ich mehrfach in der Lenden- bzw. Uretergegend Fisteln beobachtet, aus denen sich wässerige Flüssigkeit entleerte.
Nach intramuskulärer Indigocarmininjektion wurde zystoskopisch aus
beiden Ureterostien nach 8—14 Minuten die Entleerung blauer Flüssigkeit beobachtet, während die aus der Fistel sich entleerende Flüssigkeit
ungefärbt blieb. Es handelte sich, wie die weitere Untersuchung ergab,
um Liquorausfluß nach Rückenmarkverletzung. In anderen Fällen
handelte es sich um eine in der Uretergegend liegende Fistel mit serös
eitriger Absonderung. Nach Einführung einer Sonde in die Fistel und
eines schattengebenden Katheters von der Blase aus in den Ureter,
ergab die Röntgenphotographie einwandsfrei, daß keine Harnfistel
vorlag. Diese Beispiele zeigen, daß wir mit unseren gegenwärtigen Hilfs-
mitteln (Zystoskopie, Ureterenkatheterismus, Röntgenphotographie)
meistens in der Lage sind, Harnfisteln von andersartigen Fisteln zu
unterscheiden.

Ist eine Harnfistel festgestellt, dann ist in vielen Fällen noch weiter
zu bestimmen, ob es sich um eine Ureter- oder Blasenfistel handelt.
Wenn sich nach Füllung der Blase mit Milch oder Methylenblaulösung
aus der Fistel entsprechende Flüssigkeit entleert, dann liegt eine Blasenfistel vor. In entgegengesetztem Falle ist eine Ureterfistel anzunehmen.
Die Diagnose wird durch die zystoskopische Untersuchung noch gesichert.
Man erkennt eine Blasenfistel an der Einziehung der Blasenwand mit
frischen bzw. älteren entzündlichen Veränderungen. Handelt es sich
um eine Ureterfistel, dann entleert sich aus dem Ostium vesicale des
Ureters keine oder nur wenig Flüssigkeit, und Ureterkontraktionen sind
gewöhnlich nicht zu beobachten.

Für die operative Behandlung ist es wieder erforderlich, den
Verlauf der Fistel bis zu ihrem Ausgangspunkt vom Ureter festzustellen.
Zu diesem Zwecke habe ich in vielen Fällen einen schattengebenden
Katheter in den Ureter und eine Metallsonde in die Fistel eingeführt.
Das danach gemachte Röntgenbild zeigt die Lagebeziehung des im Ureter
liegenden Katheters zu der Sonde in der Fistel. Gelingt die Einführung
einer Sonde in die Fistel nicht, so kann man eine schattengebende Flüssig-
keit in die Fistel einspritzen.

Bei Behandlung der Ureterfisteln muß man je nach der Lage
der Fisteln verschieden vorgehen. Bei Fisteln im obersten Teil des
Ureters kommt die Einpflanzung des Ureters in das Nierenbecken in
Betracht, wie es oben S. 104 bei der Behandlung der Hydronephrose
näher beschrieben worden ist. Befindet sich die Fistel im mittleren Teil
des Ureters, so ist nach Resektion des die Fistel enthaltenden Ureterteils die Vereinigung der verbleibenden Ureterenden nach einer der bei den
frischen Verletzungen des Ureters geschilderten Methoden auszuführen.

Ist jedoch nach der Resektion der Ureterdefekt so groß, daß die beiden Ureterenden nicht miteinander vereinigt werden können, so bleibt nichts anderes übrig, als das renale Ureterende in eine hierfür anzulegende Öffnung zu implantieren. Als Ort der Implantation kommt in Betracht: der Ureter der anderen Seite, die Haut, die Blase und der Darm.

Die Implantation des renalen Ureterendes in den anderen Ureter erfolgt nach einer der Methoden wie sie bei der Darmresektion zur Vereinigung der Darmenden gebräuchlich sind, und zwar entweder als End- zu Seit- oder als Seit- zu Seitvereinigung.

Im ersten Falle wird das renale Ende des durchschnittenen Ureters, nachdem noch an einer Stelle der durchschnittenen Wand eine etwa 6 mm lange Längsincision angelegt wurde, in den seitlich eröffneten gesunden Ureter invaginiert und durch Naht befestigt. Die Seit- zu Seitvereinigung erfolgt nach Art der gleichartigen Enteroanastomose. Die Operation ist mit Erfolg ausgeführt worden (MONARI, FABRI u. a.), ohne daß dadurch eine Stenose entstand. So rationell diese Methode auch erscheint, ist sie nicht unbedenklich, da sie im Falle des Mißlingens die Gefahr der Schädigung der anderen Niere in sich schließt.

Die Implantation des Ureters in die Haut erfolgt gewöhnlich in der Lendengegend als lumbale Ureterostomie. Dabei wird der Ureter zunächst durch einen Lumbalschnitt freigelegt, nach der Resektion der fistulösen Partie das vesicale Ureterende unterbunden, und das renale Ende abgeklemmt. Das renale Ureterende wird durch zwei diametral einander gegenüberliegende Längsschnitte in zwei Läppchen gespalten, dann wird der Ureter in die Lendenwunde hineingezogen und die beiden Läppchen in der Weise mit der Haut vernäht, daß die Schleimhaut die Haut etwas überragt. ROVSING empfiehlt zur sicheren Verhütung der Stenosenbildung den Ureter noch ein kleines Stück weit aus der Wunde herausragen zu lassen. Nach der Operation wird für 8—10 Tage ein Dauerkatheter in den eingenähten Ureter gelegt. Nach eingetretener Heilung kommt vor die Hautöffnung ein Harnreciepent.

Für die Implantation des Ureters in die Blase sind verschiedene extra- und intraperitoneale Methoden angegeben worden (NOVARO, BAZY, MONARI, F. KRAUSE, SAMPSON, WITZEL, KÜMMELL u. a.). Am meisten hat sich die von SAMPSON angegebene Modifikation der intraperitonealen Methode KRAUSES bewährt. Der Ureter wird isoliert, ober- und unterhalb der Fistel abgeklemmt und unterhalb der Abklemmung unterbunden. Nach Durchschneidung des Ureters an der Stelle der Fistel wird das vesicale Ureterende nach Kauterisation der Schleimhaut abgebunden. Das Ende des renalen Teils des Ureters wird durch zwei einander diametral gegenüberliegende, etwa 4 mm lange Längsschnitte gespalten. Durch jeden der beiden so entstandenen Lappen wird je ein Catgutfaden U-förmig durchgeführt. Die beiden Fadenenden werden mit krummen

Nadeln versehen. Nunmehr wird die Blase an der hinteren seitlichen Wand durch einen Metallkatheter vorgestülpt und hier von außen her inzidiert. Durch den so entstandenen Schlitz werden die Fadenenden durchgezogen und durch die Blasenwand von innen nach außen geführt. Beim Anziehen der beiden Fäden wird der Ureter in die Blase hineingezogen, und zwar so weit, daß die beiden Lappen in ganzer Ausdehnung der inneren Blasenwand dicht anliegen. Alsdann werden die Fäden geknüpft. Zwischen Blasen- und Ureterwand können dann noch einige Sicherungsnähte angelegt werden.

Kroenig begnügt sich damit, nur den einen Lappen des gespaltenen Ureterendes mit der Blasenwand zu vernähen.

Die Implantation des Ureters in den Darm kommt nur dann in Betracht, wenn das renale Ureterende zu kurz ist, um in die Blase eingepflanzt zu werden. Die Operation hat sich nicht bewährt, weil sie auch bei anfänglich gut verlaufenden Fällen später durch aufsteigende Infektion zu Pyelonephritis, in den meisten Fällen mit tödlichem Ausgang geführt hat.

Ist keine der beschriebenen Methoden anwendbar, dann ist die zum verletzten Ureter gehörige Niere zu entfernen.

Die operative Behandlung der Ureterscheidenfistel erfolgt am besten nach einer der eben beschriebenen abdominalen Methoden in Beckenhochlagerung. Das danach zurückbleibende vesicale Ureterende wird dann exstirpiert, und die Wundöffnung bis auf den Grund mit einer tiefführenden Naht geschlossen.

III. Verengerungen der Ureteren.

Verengerungen am Ureter können durch verschiedene Ursachen hervorgerufen werden. Die physiologischen Engen des Ureters sind in manchen Fällen so stark ausgeprägt, daß schon eine entzündliche Schwellung der Schleimhaut zur Verlegung der Harnleiterlichtung hinreicht. Die Entzündung der Ureterschleimhaut kann von einer infektiösen Erkrankung der Blasenschleimhaut fortgeleitet sein. Da überdies der eiterhaltige Harn eine größere innere Reibung besitzt, kommt es um so leichter zur Behinderung des Harnabflusses. In anderen Fällen ist die Entzündung descendierend von einer Pyelitis auf den Ureter übergegangen. In allen solchen Fällen kommt zuerst die Behandlung der primären Erkrankung in Betracht. In vielen Fällen wird die Einführung eines Katheters in den Ureter von der Blase aus zweckmäßig sein, um den Harnabfluß erst zu ermöglichen. Gleichzeitig wird dadurch die durch die entzündliche venöse Stauung in der Niere verursachte Schwellung der Nierenbecken- und Ureterschleimhaut zur Rückbildung gebracht. Ferner können Verengerungen der Harnleiterlichtung entstehen als Folge von Verletzungen der Ureterwand, durch

Neubildungen an der Innenwand des Ureters, endlich als Folgen von Entzündungen an jeder Stelle des Ureters. Die Verletzung der Ureterwand erfolgt zumeist durch herabwandernde scharfkantige Steine. Auch Verletzungen der Ureterwand, bzw. Durchtrennungen des Ureters von außen, wie sie z. B. bei gynäkologischen Operationen beabsichtigt oder unbeabsichtigt, insbesondere bei Uterusexstirpationen, vorkommen, aber auch bei schweren Bauchtraumen zuweilen eintreten, führen, wenn die Naht nicht sofort angelegt wird oder nicht gelingt, sekundär zu narbigen Verengerungen und chronischen Entzündungen des Ureters. Abgesehen von den eigentlichen Stenosen des Ureterlumens kann der Harnabfluß auch durch periureteritische Entzündungsprodukte verhindert werden, die den Ureter komprimieren oder knicken. In solchen Fällen genügt die scharfe oder stumpfe Lösung der Adhäsionen, um das Hindernis zu beseitigen.

Die Diagnose einer Stenose des Ureters läßt sich mittels Röntgenphotographie stellen, nachdem man von der Blase aus in den Ureter eine schattengebende Flüssigkeit (25%ige Bromnatriumlösung) injiziert hat. Der Ureter erscheint dann auf der Röntgenplatte als ein helles Band, das an einer oder mehreren Stellen mehr oder weniger hochgradige Einschnürungen hat.

Die genaue Diagnose ergibt sich dann auch, soweit die Anamnese nicht schon Anhaltspunkte liefert, bei der operativen Freilegung des Ureters. Findet man nur periureteritische Stränge, so löst man diese zunächst, inzidiert dann nach ALBARRAN proximalwärts am freigelegten Teil des Ureters und führt einen dicken Katheter (Charr. 13 oder 14) in den Ureter vom Ureterschnitt aus ein, nach dem Becken hin, um festzustellen, ob der Ureter in seiner ganzen Länge normal durchgängig ist. Findet man hier eine Stenose, so inzidiert man den Ureter dicht oberhalb der Stenose, wenn nicht schon vorher die Niere oder das Nierenbecken eröffnet worden ist. In diesem Falle führt man den Katheter vom Nieren- bzw. Beckenschnitt aus in den Ureter ein.

Wenn der Ureter nach Beseitigung der Adhäsionen frei von narbigen Veränderungen erscheint, dann inzidiert man den Ureter einige Zentimeter dicht unterhalb des Nierenbeckens und führt von hier aus einen dicken Katheter in den Ureter ein. Dieser Katheter soll als Verweilkatheter 7—14 Tage im Ureter verbleiben. Er muß, um den Harnabfluß zu ermöglichen, durch die Blase und die Urethra bis über das Orific. ext. geführt werden. Dies erreicht man mit Hilfe des vor der Operation zystoskopisch in den Ureter eingeführten dünnen Katheters (Nr. 6). Dieser wird nach oben geschoben, bis er in das konische und abgerundete Ende des dicken Katheters (Nr. 10—14) hineingelangt und vermöge der Reibung fest in ihm stecken bleibt. Zieht man nun den dünnen Katheter nach außen, so wird der dicke Katheter in die Blase und durch die Urethra bis nach außen gezogen. Wenn vor der Operation kein

Katheter zystoskopisch in den Ureter eingeführt worden war, dann wird der dicke Katheter von oben bis in die Blase geschoben. Nach Füllung der Blase mit etwa 200 g sterilen Wassers wird das Katheter-Ende mit einem kleinen Lithotriptor gefaßt und durch die Urethra bis vor das Orific. extern. gezogen. Die Incisionsstelle des Ureters wird darauf vernäht. Ich mache dies nicht und beschränke mich nur darauf, nach dem Vorschlag von ISRAEL den Ureter nach Entfernung der entzündlichen Verwachsungen in Peritoneum einzuhüllen.

Handelt es sich um eine wirkliche Verengerung des Ureterlumens, dann inzidiert man in Längsrichtung oberhalb der verengten Stelle und verlängert den Schnitt noch über die Stenose hinaus. Der Längsschnitt wird dann in querer Richtung durch paramukös angelegte Nähte mit möglichst dünnem Catgut verschlossen. Man legt in der oben beschriebenen Weise einen Verweilkatheter Nr. 12 oder 13 in den Ureter ein. Ein Drain wird bis in die Nähe der Nahtstelle eingeführt. Diese Behandlungsweise empfiehlt sich jedoch nur, wenn die strikturierte Stelle des Ureters kurz ist. Bei Strikturen von größerer Längsausdehnung reseziere man die verengte Stelle des Ureters und vereinige die danach verbleibenden Ureterenden nach der oben beschriebenen Invaginationsmethode.

IV. Die cystische Dilatation und der Prolaps des Ureters.

Von chirurgischem Interesse sind die cystische Dilatation und der Prolaps des Blasenendes des Ureters. Die klinischen Symptome beider Mißbildungen sind ziemlich die gleichen. Sie beruhen auf der Erschwerung der Urinentleerung infolge mehr oder weniger vollständiger Verlegung der Ureterlichtung. Ferner kann in beiden Fällen durch Vergrößerung der Cyste, bzw. des Prolapses, auch das andere Ureterostium, ferner sogar das Ostium internum der Urethra verlegt werden. Als subjektive Symptome zeigen sich vermehrter Harndrang, verbunden mit erschwerter Harnentleerung, bis zur vollständigen Retention. In anderen Fällen besteht Harnträufeln. Allmählich kommt es zur Erweiterung des Ureters und Hydronephrose und zuweilen zur Infektion.

Die Diagnose ist nur zystoskopisch zu stellen. Bei der Uretercyste sieht man in der Gegend der Uretermündung eine glatte, rundliche, von blasser Schleimhaut überzogene Vorwölbung, die sich periodisch vergrößert und verkleinert. An einer Stelle ihrer Oberfläche sieht man öfter eine kleine Öffnung, aus der sich Flüssigkeit entleert, worauf die Geschwulst sich verkleinert. Ähnlich ist das zystoskopische Aussehen des Ureterprolapses. Hier erkennt man aber immer das Ureterostium etwa in der Mitte der Vorwölbung.

Wenn die oben geschilderten Symptome in höherem Grade auftreten und vor allem, wenn es zur Schädigung der Niere gekommen ist, dann ist ein Eingriff erforderlich. Bei der cystischen Erweiterung des unteren Ureterendes sind wir heute, durch die Ausbildung der zystoskopischen endovesicalen Behandlung imstande, ohne die Blase zu eröffnen, die Cyste durch einfache galvanokaustische Spaltung zu beseitigen. Bei dem überaus seltenen Prolaps des Ureters dürfte wohl, nach Abtragung des Prolapses, eine der oben erwähnten Methoden der Ureterimplantation in Betracht kommen.

V. Ureteritis.

Die Entzündungen der Ureteren sind meistens fortgeleitet von Erkrankungen der Blase oder des Nierenbeckens. Primäre Entzündungen der Ureteren sind überaus selten und daher in den meisten Fällen nicht zu diagnostizieren. Die Symptome sind bei allen Arten der Uretererkrankungen gewöhnlich dieselben wie bei Sekretverhaltung in der Niere. Es treten Nierenkoliken auf, der Harn ist oft blutig und eiterhaltig. Bei langem Bestehen der Entzündung kann es zu starker Verdickung und Erweiterung des Ureters kommen, ferner zur Verwachsung mit der Umgebung. Therapeutisch kommt in derartig schweren Fällen nur die Nephrektomie in Frage.

Eine besondere Form der Ureteritis wurde von ISRAEL u. a. als Ureteritis bacterica membranacea beschrieben. Sie beruht auf bakterieller Infektion und geht mit hohem Fieber und Koliken einher. Die Niere und Blase sind gar nicht oder nur unbedeutend an der Erkrankung beteiligt. Der Harn enthält Eiter, Fibrinmassen und außerdem aus Bakterienrasen bestehende Membranen. In einem Falle von STERN und VIERTEL wurden Staphylokokken als Krankheitserreger nachgewiesen. In diesem Falle gelang es nach Anlegung einer Ureterfistel in der Leistengegend durch Ätzung mit Chlorkalklösung die Erkrankung zur Heilung zu bringen. Die Fistel schloß sich dann spontan.

Von sekundären Entzündungen sind die gonorrhoischen und tuberkulösen die häufigsten. In manchen Fällen von chronischer proliferierender Ureteritis läßt sich die Krankheitsursache nicht ermitteln. Es kommt hier zur Ausbildung von Schwielen in der Umgebung des Ureters, und seine Wand selbst wird verdickt. Die Schleimhaut ist entzündlich verändert, häufig auch an einzelnen Stellen injiziert. Dabei ist in einem Teil der Fälle das Ureterlumen erweitert, in einem anderen Teil aber mehr oder weniger, zuweilen sogar bis zum vollständigen Verschluß, verengt. Dann kommt es zu den Folgen der Harnretention, der Hydronephrose. Der verdickte Ureter ist zuweilen von den Bauchdecken, gewöhnlich von der Vagina oder dem Mastdarm aus zu fühlen.

Eine seltene Form der Ureteritis ist die Ureteritis cystica. Bei ihr kommt es zur Ausbildung multipler, stecknadelkopf- bis kleinerbsengroßer Cysten in der Harnleiterschleimhaut. Die Affektion ist einseitig oder beiderseitig, ist ausschließlich auf den Ureter beschränkt oder greift auf Nierenbecken und Blasenschleimhaut über. Das Ostium vesicale erscheint klaffend. Die Diagnose der Ureteritis cystica ist nur beim zystoskopischen Befund von Cysten in der Blasenwand vermutungsweise zu stellen.

VI. Neubildungen des Ureters.

Primäre Neubildungen im Ureter sind selten. Am häufigsten handelt es sich um Papillome, die entweder vereinzelt oder multipel, zuweilen gleichzeitig auch im Nierenbecken vorkommen. Sie verursachen Stauungen im proximalen Teil der Harnausführungsgänge und Hydronephrose und offenbaren sich hauptsächlich durch Koliken und gelegentlich durch Anurie.

Die Diagnose ist nur zystoskopisch zu stellen, wenn wie in je einem von ISRAEL, ALBARRAN und mir beobachteten Fall ein Papillom am Ostium vesicale des Ureters sichtbar ist. Für die Beantwortung der Frage aber, ob es sich nur um einen solitären oder um multiple Tumoren im Ureter handelt, ist damit nichts gewonnen. In manchen Fällen bringt vielleicht der Ureterenkatheterismus oder die Pyelographie weitere Aufschlüsse, ohne allerdings zu einer sicheren Diagnose zu führen.

Für die Behandlung lassen sich daher nicht gut allgemeine Regeln aufstellen, um so weniger, als derartige Fälle nur überaus selten beobachtet worden sind. In der Regel wird man Niere und Ureter so weit als angängig freilegen und von dem jeweiligen Befund das weitere Vorgehen abhängig machen. In den wenigen Fällen, in denen der Versuch der partiellen Resektion des den Tumor enthaltenden Ureterteils mit nachfolgender Implantation des restierenden Ureters in die Lendengegend gemacht worden ist, wurde doch später die Exstirpation der zugehörigen Niere notwendig. Vereinzelt sind primäre Carcinome und Sarkome des Ureters beobachtet worden. Im Falle einer rechtzeitigen Diagnose kommt bei den malignen Uretertumoren nur ihre Exstirpation mitsamt der zugehörigen Niere in Betracht.

Zwölftes Kapitel.

Chirurgische Behandlung der Nephritis.

Wie verschiedene innere Erkrankungen, so ist auch die Nephritis in neuerer Zeit operativ in Angriff genommen worden. Man ging von der Erfahrung aus, daß in einem Falle eine Anurie bei einem Kinde nach

Nierenspaltung aufhörte (HARRISON). Diesen Erfolg erklärte man sich in der Weise, daß eine glaukomartige Drucksteigerung in der Niere die Anurie verursacht hatte und durch die Nierenspaltung beseitigt wurde.

Die intrarenale Drucksteigerung kann entstehen durch Störungen der von mir geschilderten physiologischen Vorrichtungen, die dazu dienen, den Blut- und Sekretionsdruck in der Niere zu regulieren. Neben gewissen anatomischen Vorrichtungen (allmähliche Volumenabnahme der Nierenvenen nach den größeren Zweigen und dem Hauptstamme zu, Einschnürungen an den Einmündungsstellen der Venenzweige in die größeren Venen u. a.) kommen hier in Betracht: 1. die mehr oder weniger große Elastizität der Tunica fibrosa, 2. die Kapselgefäße, Arterien und Venen, die aus dem Hauptstamm und den Nebenästen bzw. Zweigen entspringen, in die Fettkapsel führen und hier mit den übrigen Gefäßen der Fettkapsel, die von den Vasa lumbalia, phrenica usw. herkommen, anastomosieren (s. S. 13 u. 16).

Die Kapselgefäße sind meines Erachtens *ventilartige Vorrichtungen zur Erhaltung des physiologischen Gleichmaßes der Zirkulation der Niere.*

Vor allem ist also die *Elastizität der Tunica fibrosa* von Bedeutung für den Ausgleich der Druckschwankungen in der Niere. Bei nicht hinreichender Elastizität kann es durch Anschwellung des Nierenparenchyms zu so hochgradiger Drucksteigerung in der Niere kommen, daß die normale Funktion der Niere gestört wird, und durch Spannung der Tunica fibrosa gleichzeitig kolikartige Schmerzen ausgelöst werden. Wenn also die Elastizität der Tunica fibrosa, sei es infolge zu starker akuter Anschwellung des Nierenparenchyms (wie bei entzündlicher, toxischer, kongestiver Hyperämie), sei es infolge krankhafter Veränderungen der Tunica fibrosa selbst, wie ich sie bei venöser Stauung, Hydronephrose, interstitieller Nephritis, Arteriosklerose vorgefunden habe, für den genannten Zweck nicht ausreicht, dann ist zu erwarten, daß die *Dekapsulation* der Niere, d. h. die Entfernung der Tunica fibrosa mindestens vorübergehend Abhilfe schafft. Aus diesem Grunde und unter Berücksichtigung der Ergebnisse experimenteller Untersuchungen habe ich darum in Übereinstimmung mit anderen Autoren zur Beseitigung der durch übermäßige Steigerung des intrarenalen Drucks verursachten hochgradigen Oligurie bzw. Anurie, falls die interne Behandlung sich als vergeblich erwiesen hat, die Dekapsulation empfohlen. Diese hatte auch in der Tat, wie andere und eigene Beobachtungen gezeigt haben, für einige Zeit den erstrebten Erfolg, die normale Nierenfunktion wieder herzustellen.

Die Dekapsulation war seiner Zeit von EDEBOHLS zu dem Zwecke angegeben worden, die chronische Nephritis durch arterielle Hyperämisierung der Niere zu heilen, indem er nachgewiesen zu haben glaubte, daß nach Entfernung der Tunica fibrosa in den neu entstandenen bindegewebigen Adhäsionen neugebildete Arterien in großer Zahl in die Niere hineinführen und sie mit frischem arteriellen Blut versorgen. Die Angaben EDEBOHLS geben aber sowohl in anatomischer, wie in klinischer Hinsicht keine genügende Grundlage für diese Auffassung. Die Ergebnisse von Tierversuchen zeigten mir, daß den Patienten durch die Dekapsulation in gewissem Maße geschadet wird. Durch die Entfernung der Kapsel werden Kapselgefäße zerrissen, die, wie oben dargelegt worden ist, zur Erhaltung des physiologischen Gleichmaßes der Zirkulation und des Sekretionsdruckes in der Niere notwendig sind. Ferner entsteht nach der Dekapsulation an Stelle der entfernten Tunica fibrosa eine verhältnismäßig dicke, starre, fibröse Gewebsschicht, die überaus arm an elastischen Fasern und daher bei weitem weniger als die normale Tunica fibrosa fähig ist, sich den physiologischen Druckschwankungen in der Niere anzupassen.

Es fragte sich aber, ob nicht doch in gewissen Fällen die Dekapsulation günstig wirken könnte. Experimentell stellte ich folgendes fest: Um überhaupt die Kapsel abziehen zu können, muß man sie spalten. Das ist ohne Verletzung der oberflächlichen Parenchymschicht nicht möglich. Ist nun die retroperitoneal freigelegte und luxierte Niere im Zustande venöser Stauung, dann blutet es aus dem Einschnitt verhältnismäßig stark. Reponiert man die Niere, dann hört die Blutung in der Regel bald auf. Beim Abziehen der Tunica fibrosa von den Wundrändern der luxierten Niere kommt es leicht zu einem tieferen Einriss in das Parenchym und dadurch zu stärkerer Blutung. Zieht man nun die Kapsel etwas von der Oberfläche ab, dann quillt das Nierenparenchym aus dem Kapselspalt heraus — ein Zeichen der Druckentlastung —, und nach weiterem Abziehen der Kapsel sprießen aus der Nierenoberfläche zahlreiche kleine Bluttröpfchen heraus. Die Nierenoberfläche sieht oft so aus, als wenn sie von blutigen Schweißtröpfchen bedeckt wäre. Diese Erscheinung habe ich kurz mit Blutschwitzen der Niere oder Aderlaß bezeichnet. Zwischen den Bluttröpfchen wurde das Auftreten sehr kleiner Tröpfchen wässeriger Flüssigkeit beobachtet (s. Abb. 27).

Macht man nun diese Untersuchung an der nicht luxierten normalen Niere und zieht die Tunica fibrosa von den Incisionsrändern etwas ab, dann quillt das Parenchym aus dem Kapselspalt nicht hervor; und wird die Tunica fibrosa weiter ganz abgezogen, so sickern nur wenige kleine Bluttröpfchen hervor; die Nierenoberfläche sieht glänzend aus, zuweilen bietet sie das Aussehen, als wenn sie mit kleinsten Tautröpfchen beschlagen wäre; der hinüberstreichende Finger wird naß, und die Niere gewinnt eine feucht glänzende Oberfläche.

Zur Feststellung der Art und Herkunft dieser wässerigen Tröpfchen spritzte ich intramuskulär Indigocarminlösung ein. Danach wurde der Harn blau, die wässerigen Tröpfchen blieben aber ungefärbt. Die wässerige Flüssigkeit stammte also nicht aus den Harnkanälchen, sondern aus den interkanikulären Räumen, wie auch mikroskopisch die Harnkanälchen im allgemeinen unverletzt sich erwiesen.

Aus diesen Versuchen geht hervor, daß *durch die Dekapsulation* in Fällen von *venöser Stauung* der Niere eine *Druckentlastung* und eine *Blut- und Lymphentziehung* aus der Niere herbeigeführt wird. Damit können auch gleichzeitig toxische Produkte aus der Niere herausgeschafft werden.

Diese experimentellen Untersuchungsergebnisse lassen sich klinisch verwerten: Vor allem kommt die Dekapsulation für diejenigen Fälle in Frage, bei denen die Störung der Nierenfunktion mit großer Wahrscheinlichkeit auf eine abnorm große intrarenale Drucksteigerung zurückzuführen ist. Das sind zunächst Fälle von oft mit Koliken einhergehender Hämaturie, die gelegentlich so profus ist, daß man von Massenblutung spricht, Fälle, in denen man Stein, Tuberkulose oder Tumor nicht nachweisen kann, und die man als Angioneurose der Niere, Néphralgie hématurique oder essentielle Nierenblutung bezeichnet hat. Allerdings ist die Differentialdiagnose in solchen Fällen oftmals recht schwierig.

Überdies ist eine Spontanheilung derartiger „essentieller Nierenblutung" öfter beobachtet worden. Man wird sich daher im allgemeinen zunächst abwartend verhalten.

Was die übrigen Nierenerkrankungen anlangt, so wird im allgemeinen in allen denjenigen Fällen von einer Dekapsulation ein Erfolg zu erwarten sein, in denen eine so starke Schwellung des Nierenparenchyms besteht, daß die Tunica fibrosa nicht hinreichend gedehnt wird und es dadurch zu hochgradiger intrarenaler Drucksteigerung kommt. Klinisch zeigt sich dies in Anurie bzw. hochgradiger Oligurie, mit starkem Albumengehalt des Harns. Hierher gehören z. B. die Nephrose, gewisse Formen von toxischer Nephritis, wie sie nach Vergiftung mit Sublimat, Canthariden usw. beobachtet werden. Bei chronischer Nephritis verspreche ich mir dagegen von der Dekapsulation keinen Erfolg, abgesehen von den Fällen, in denen akute intrarenale Drucksteigerung zur Anurie führt.

Ferner wurde in einzelnen Fällen von Eklampsie nach der Dekapsulation Heilung beobachtet. Es handelt sich dabei meines Erachtens wahrscheinlich um solche Fälle, bei denen die Operation im Stadium übermäßig starker intrarenaler Drucksteigerung ausgeführt worden war. In vielen Fällen wurde allerdings mit der Dekapsulation bei Eklampsie kein Erfolg erzielt. Möglicherweise war in diesen Fällen keine intrarenale Drucksteigerung vorhanden.

Schließlich könnte man noch in Fällen von einseitigen multiplen Nierenabscessen die Dekapsulation für angezeigt halten, da auch hier häufig infolge der entzündlichen Veränderungen in der Umgebung der Abscesse eine intrarenale Drucksteigerung besteht. In derartigen

Fällen wurde früher allgemein die Niere exstirpiert. Einzelne Chirurgen
haben von der Nephrotomie eine günstige Wirkung gesehen. Da durch
die Nierenspaltung nur eine verhältnismäßig geringe Zahl aller vorhandenen Abscesse eröffnet werden kann, so kann in solchen Fällen der
günstige Erfolg der Nephrotomie im wesentlichen auf der durch den
Schnitt verursachten Entspannung der Niere und der dadurch ermög-
lichten Ausschwemmung von toxischen Entzündungsprodukten beruhen.
Die gleiche Wirkung kann man meines Erachtens von der Dekapsulation
erwarten, zumal da die Abscesse vornehmlich in der Rinde sitzen. In
einem Falle von multiplen Abscessen in einer Solitärniere (die andere
Niere war vorher — es handelte sich um einen Fall von Rückenmark-
schuß — exstirpiert worden) habe ich durch die Dekapsulation zwar
keine Heilung, aber doch eine erhebliche Besserung erzielt. Erwähnt sei
jedoch noch ein anderer Fall, bei dem ich mich nach der Dekapsulation
zu einer sekundären Nephrektomie genötigt sah, ebenso wie mehrfach nach
der Nephrotomie der Niere später doch noch exstirpiert werden mußte.

Technik der Dekapsulation und Skarifikation.

Die Ausführung der Dekapsulation der Niere ist sehr einfach. Die Niere
wird in der früher beschriebenen Weise freigelegt. Es empfiehlt sich meines
Erachtens zunächst, an der nicht vorgelagerten Niere festzustellen,
ob diese geschwollen ist, da durch die Luxation, wie oben gezeigt worden
ist, leicht künstlich eine Stauung und damit eine Schwellung der Niere
herbeigeführt werden kann. Auch die Operation selbst führe ich gewöhnlich an der nicht luxierten Niere aus. Die Tunica fibrosa wird an der
Konvexität der Niere auf eine kleine Strecke eingeschnitten. Eine
Hohlsonde wird durch die kleine Öffnung zwischen Nierenparenchym
und Tunica fibrosa vorgeschoben. Die Kapsel wird auf der Hohlsonde
gespalten, darauf mit den Fingern von der Nierenoberfläche abgelöst
und mit der Schere abgetragen. *Ich ziehe jedoch einen Teil der Tunica
fibrosa nicht ab, weil dann nach der Heilung nur der dekapsulierte Teil
der Niere von einer unnachgiebigen narbigen Schwarte umgeben ist, für
den übrigen nicht dekapsulierten Teil aber die physiologisch nachgiebige,
elastische Kapsel erhalten bleibt, wodurch ein Ausgleich der physiologischen
Druckschwankungen in der Niere ermöglicht wird.* Vielfach sind zwischen
der Tunica fibrosa und dem Nierenparenchym Adhäsionen vorhanden,
die bei der Dekapsulation zusammen mit oberflächlichen Teilen des
Nierenparenchyms eingerissen werden, wodurch es zu Blutungen kommt.
Für solche Fälle also, in denen Adhäsionen in ausgedehntem Maße vorhanden sind, habe ich empfohlen, die *Dekapsulation durch multiple kleine
Einschnitte in die Nierenkapsel zu ersetzen (Skarifikation der Niere).*
Nach Ausführung der Dekapsulation bzw. Skarifikation wird in

aseptischen Fällen die Bauchwunde vernäht, in septischen Fällen offen gelassen und drainiert.

Einige Chirurgen dekapsulieren beide Nieren in einer Sitzung oder auch zweizeitig, und zwar mit einem Intervall von 8—14 Tagen. Ich dekapsuliere zunächst nur eine Niere, erforderlichenfalls nach einigen Tagen auch die zweite.

Angioneurose der Niere.

Bei dem großen Interesse, das noch heute die seit etwa 30 Jahren hart umstrittene Frage der Angioneurose als Ursache von Nierenblutungen und Koliken bietet, sei hierüber kurz zusammenfassend folgendes gesagt: In allen Fällen von Nierenblutungen und Koliken, in denen man einen Stein, Tumor oder tuberkulösen Herd in der Niere als Krankheitsursache vermutete, an der operativ freigelegten Niere aber nichts davon vorfand, nahm man als Ursache der Erkrankung Störungen der Gefäßnerven der Niere an und bezeichnete die Krankheit als Angioneurose der Niere. Andere nannten die Erkrankung Néphralgie hématurique, essentielle Nierenblutung, renale Hämophilie. In manchen Fällen wurden in kleinen, aus der operativ freigelegten Niere herausgeschnittenen Gewebsscheibchen entzündliche Veränderungen vorgefunden. In der entzündlich veränderten Niere sollte — so wurde angenommen — infolge von Kongestion plötzliche Drucksteigerung auftreten, der die Tunica fibrosa nicht hinreichend nachgeben kann. Dadurch entstehe Kolik und Blutung.

Dagegen habe ich bereits in der Diskussion zum Vortrage von SENATOR im Jahre 1902 nachgewiesen, daß man selbst *in einer in zwei Schalen zerlegten Niere leicht einen in einem der vom Schnitt nicht getroffenen kleinen Kelche verborgen liegenden Stein übersehen kann.* Dieser vermag, wenn er auch noch so klein ist, die schwersten Koliken, Hämaturie und entzündliche Veränderungen in dem benachbarten Nierengewebe zu verursachen. Auch im Röntgenbild können sehr kleine Steine dem Nachweis entgehen. Man kann also mit Sicherheit das Vorhandensein eines kleinen Steins nur an einer sezierten Niere ausschließen.

Es sind nun in früherer Zeit in einigen Fällen von Hämaturie und Koliken die Nieren operativ entfernt worden, und man hat auch hinterher in ihnen keinen Stein vorgefunden. Auch eine andere Erkrankung, die die Koliken und Hämaturie hätte verursachen können, war nicht nachweisbar. Ich möchte für diese Fälle auf eine von mir angegebene Erklärung hinweisen, die meines Erachtens am nächsten liegt, in gewissem Maße anatomisch begründet ist und eine Erklärung für den Verlauf und eine Grundlage für die Therapie der Erkrankung gibt.

Bei intermittierender Hydronephrose kann besonders nach einem Anfall der Harn mehr oder weniger stark blutig sein. Das Orificium pelvicum oder eine physiologische Enge des Ureters sind zuweilen so eng, daß schon eine geringe Anschwellung der Schleimhaut infolge entzündlicher oder kongestiver Störungen den Kanal verlegen kann. Nun sind die Kelche dem Becken homologe Teile des Harntraktus. Sie sind histiogenetisch, histiologisch, morphologisch und funktionell gleichwertig dem Becken. Die Kelche stellen gewissermaßen die Becken der Renculi dar. Gelegentlich ist nun, wie ich weiter habe feststellen können, *der eine oder andere Kⁱlchhals so eng, daß eine geringe Anschwellung seiner Schleimhaut zur Verlegung des Lumens hinreicht* (s. Abb. 6c.). Es kann dann im Kelch ebenso leicht wie im Becken mit engem Ostium uretericum zu einer *Stauung und sekundären Hämaturie kommen, mit entzündlichen Veränderungen der Umgebung.* Die partielle Hydronephrose kann so klein und so circumscript sein, daß sie leicht übersehen werden kann.

Auf Grund dieser Überlegungen glaube ich zu der Ansicht berechtigt zu sein, daß bei einer erheblichen Zahl der als Angioneurose der Niere beschriebenen Fälle die beobachteten Krankheitserscheinungen durch andere Veränderungen in der Niere, wie ich sie oben angegeben habe, verursacht worden sind.

Erwähnt sei noch folgendes: In manchen Fällen von intermittierender Blutung aus anscheinend gesunden Nieren findet man, wie neuerdings auch L. CASPER hervorgehoben hat, in den Zeiten zwischen den Blutungen bei sehr genauer Untersuchung mit feinsten Proben Spuren von Eiweiß, vereinzelte rote Blutkörperchen und Zylinder. Daraus kann man schließen, daß es sich in solchen Fällen um Blutungen bei chronischer Nephritis handelt. Einen chirurgischen Eingriff erfordern solche Fälle nicht.

Sachverzeichnis.

Jahresbericht über die gesamte Urologie und ihre Grenzgebiete. Zugleich bibliographisches Jahresregister der Zeitschrift für urologische Chirurgie und Fortsetzung des Urologischen Jahresberichtes. Herausgegeben und redigiert von Professor Dr A. v. Lichtenberg.
Erster Band. Bericht über das Jahr 1921. (609 S.) 1922.
35 Goldmark / 8.35 Dollar
Zweiter Band. Bericht über das Jahr 1922. (573 S.) 1924.
42 Goldmark / 10 Dollar

H. Kümmell zu seinem 70. Geburtstag gewidmete Festschrift der Zeitschrift für urologische Chirurgie. (Zehnter Band.) Redigiert von A. v. Lichtenberg und F. Voelcker. Mit 136 Textabbildungen. (578 S.) 1922. 42 Goldmark / 10 Dollar

Zeitschrift für urologische Chirurgie. Zugleich Fortsetzung der Folia Urologica, begründet von J. Israel, A. Kollmann, G. Kulisch, P. Wagner. Herausgegeben von J. Israel-Berlin, H. Kümmell-Hamburg, A. v. Lichtenberg-Berlin, F. Voelcker-Halle a. S., H. Wildbolz-Bern. Redigiert von A. v. Lichtenberg und F. Voelcker.
Erscheint in zwangloser Folge, in einzeln berechneten Heften, die zu Bänden vereinigt werden.

Der Darmverschluß und die sonstigen Wegstörungen des Darmes. Von Professor Dr. W. Braun, Chirurgischer Direktor und Dr. W. Wortmann, ehemaliger Oberarzt am Städtischen Krankenhause im Friedrichshain Berlin. Unter Mitarbeit von Dr. N. Brasch, Oberarzt am Städtischen Krankenhause im Friedrichshain Berlin. Mit 315 Abbildungen. (731 S.) 1924.
60 Goldmark; gebunden 62 Goldmark / 14.30 Dollar; gebunden 14.80 Dollar

Die gynäkologische Operationstechnik der Schule Ernst Wertheims. Herausgegeben von Professor Dr. Wilhelm Weibel, Primararzt an der Rudolfstiftung in Wien. Mit 300 Abbildungen. (265 S.) 1923.
Gebunden 30 Goldmark / Gebunden 7.20 Dollar

Topographische Anatomie dringlicher Operationen. Von J. Tandler, o. ö. Professor der Anatomie an der Universität Wien. Zweite, verbesserte Auflage. Mit 56 zum großen Teil farbigen Abbildungen im Text. (122 S.) 1923. Gebunden 10 Goldmark / Gebunden 2.40 Dollar

Grundriß der gesamten Chirurgie. Ein Taschenbuch für Studierende und Ärzte. Allgemeine Chirurgie. Spezielle Chirurgie. Frakturen und Luxationen. Operationskurs. Verbandlehre. Von Professor Dr. Erich Sonntag, Vorstand des Chirurgisch-Poliklinischen Instituts der Universität Leipzig. Zweite, vermehrte und verbesserte Auflage. (957 S.) 1923.
Gebunden 14 Goldmark / Gebunden 3.35 Dollar

Treves-Keith, Chirurgische Anatomie. Nach der sechsten englischen Ausgabe übersetzt von Dr. A. Mülberger. Mit einem Vorwort von Geh. Med.-Rat Professor Dr. E. Payr, Direktor der Chir. Universitäts-Klinik zu Leipzig und mit 152 Textabbildungen von Dr. O. Kleinschmidt und Dr. C. Hörhammer, Assistenten an der Chir. Universitäts-Klinik zu Leipzig. (486 S.) 1914. Gebunden 12.60 Goldmark / Gebunden 3 Dollar

Anatomie des Menschen. Ein Lehrbuch für Studierende und Ärzte. Von **Hermann Braus,** o. ö. Professor an der Universität, Direktor der Anatomie Würzburg. In drei Bänden.

Erster Band: **Bewegungsapparat.** Mit 400 zum großen Teil farbigen Abbildungen. (846 S.) 1921.

Gebunden 16 Goldmark / Gebunden 3.85 Dollar

Zweiter Band: **Eingeweide.** (Einschließlich periphere Leitungsbahnen. I. Teil.) Mit 329 zum großen Teil farbigen Abbildungen. (704 S.) 1924.

Gebunden 18 Goldmark / Gebunden 4.30 Dollar

Lehrbuch der Differentialdiagnose innerer Krankheiten. Von Professor Dr. **M. Matthes,** Geheimem Medizinalrat, Direktor der Medizinischen Universitätsklinik in Königsberg i. Pr. Vierte, durchgesehene und vermehrte Auflage. Mit 109 Textabbildungen. (721 S.) 1923.

Gebunden 20 Goldmark / Gebunden 4.80 Dollar

Differentialdiagnose, anhand von 385 genau besprochenen Krankheitsfällen lehrbuchmäßig dargestellt. Von Dr. **Richard C. Cabot,** Professor der Klinischen Medizin an der Medizinischen Klinik der Havard-Universität, Boston Zweite, umgearbeitete und vermehrte Auflage nach der 12. Auflage des Originals von Dr. **H. Ziesché.** leitender Arzt der Inneren Abteilung des Joseph-Krankenhauses zu Breslau. Erster Band. Mit 199 Textabbildungen. (614 S.) 1922.

16.70 Goldmark; gebunden 20 Goldmark / 4 Dollar; gebunden 4.80 Dollar

Die Erkrankungen der Milz, der Leber, der Gallenwege und des Pankreas. Von H. Eppinger, O. Groß, N. Guleke, H. Hirschfeld, E. Ranzi. (Aus „Enzyklopädie der klinischen Medizin." Spezieller Teil.)

Die Erkrankungen der Milz. Von Privatdozent Dr. med. **Hans Hirschfeld,** Berlin. Mit 16 zum größten Teil farbigen Textabbildungen. — Die hepatolienalen Erkrankungen. (Pathologie der Wechselbeziehungen zwischen Milz, Leber und Knochenmark.) Von Professor Dr. **Hans Eppinger,** Wien. Mit einem Beitrag: **Die Operationen an der Milz bei den hepato-lienalen Erkrankungen.** Von Professor Dr. **Egon Ranzi,** Wien. Mit 90 zum größten Teil farbigen Textabbildungen. (699 S.) 1920. 23.50 Goldmark / 5.60 Dollar

Die Erkrankungen des Pankreas. Von Dr. **O. Groß,** a. o. Professor an der Universität Greifswald und Chefarzt der Med. Abteilung des Bürger-Hospitals in Saarbrücken und Dr **N. Guleke,** o. ö. Professor und Direktor der Chirurgischen Universitätsklinik in Jena. Mit 66 zum großen Teil farbigen Textabbildungen. (391 S.) 1924.

27 Goldmark; gebunden 33 Goldmark / 6.45 Dollar; gebunden 7.20 Dollar

Der Verband. Lehrbuch der chirurgischen und orthopädischen Verbandbehandlung. Von Professor Dr. med. **Fr. Härtel,** Oberarzt der Chirurgischen Universitätsklinik zu Halle a. S., und Privatdozent Dr. med. **Fr. Loeffler,** leit. Arzt der Orthopäd. Abteilung der Chirurgischen Universitätsklinik zu Halle a. S. Mit 300 Textabbildungen. (292 S.) 1922.

3.50 Goldmark; gebunden 11.50 Goldmark / 2.30 Dollar; gebunden 2.75 Dollar

Grundriß der Wundversorgung und Wundbehandlung, sowie der Behandlung geschlossener Infektionsherde. Von Dr. **W. von Gaza,** Privatdozent, Assistent an der Chirurgischen Universitätsklinik Göttingen. Mit 32 Abbildungen. (290 S.) 1921.

10 Goldmark; gebunden 13 Goldmark / 2,40 Dollar; gebunden 3,10 Dollar

Der chirurgische Operationssaal. Ratgeber für die Vorbereitung chirurgischer Operationen und das Instrumentieren für Schwestern, Ärzte und Studierende. Von **Franziska Berthold,** Viktoriaschwester, Operationsschwester an der Chirurgischen Universitätsklinik Berlin. Mit einem Geleitwort von Geh. Medizinalrat Prof. Dr. **August Bier.** Zweite, verbesserte Auflage. Mit 314 Textabbildungen. (190 S.) 1923. 4.20 Goldmark / 1 Dollar